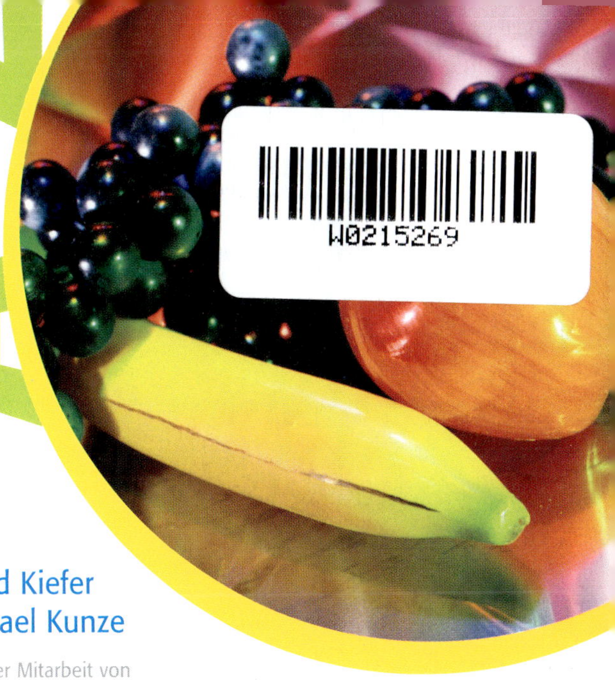

Ingrid Kiefer
Michael Kunze

unter Mitarbeit von
Birgit Dieminger
Bettina Meidlinger

Die Kalorien-Fibel

5.000 Nahrungsmittel

Sondertabellen: Vitamine, Mineralstoffe

ISBN 978-3-7088-0382-1

Werte nach dem Bundeslebensmittelschlüssel (BLS) unter Mithilfe des ernährungswissenschaftlichen Programms EWP®

Autoren: Univ.-Doz. Mag. Dr. Ingrid Kiefer
Univ.-Prof. Dr. Michael Kunze
Institut für Sozialmedizin der Medizinischen Universität Wien,
Rooseveltplatz 3, 1090 Wien

Grafik, technische Bearbeitung: Hubert Liebenberger, Kneipp-Verlag GmbH

Coverbild: Photo Disc

Druck: Druckerei Theiss, A-9431 St. Stefan

12. erweiterte Auflage

Wien, Sept. 2008

Inhalt

SONDERTABELLEN:

Vorwort

Mit der Kalorien-Fibel 1 gibt es eine Kalorientabelle, die sich von allen üblichen Kalorientabellen unterscheidet. Diese sind vielfach zu kompliziert, unübersichtlich, helfen kaum beim Einkaufen, beim Vergleichen von Nahrungsmitteln oder beim Überprüfen von Rezepten.

Mit dieser Kalorien-Fibel kann man ganz leicht ermitteln, wie viele Kalorien bestimmte Nahrungsmittel haben. Darüber hinaus gibt sie aber auch Auskunft darüber, wie hoch der Anteil an den Energie liefernden Nährstoffen Eiweiß, Fett und Kohlenhydrate in den jeweiligen Lebensmitteln ist. Besonders vorteilhaft ist aber, dass die Nährwertangaben immer pro Portion oder Stück oder Packung angegeben sind. Man isst im Allgemeinen einen Apfel oder einen Keks und nicht 100 g davon. Damit muss man nicht mühevoll alle Produkte abwiegen und dann auch noch berechnen. Diese »Arbeit« haben die Autoren bereits für Sie erledigt. Zum besseren Vergleich der einzelnen Produkte werden aber auch immer die Energie- und Fettangaben pro 100 g angegeben.

Zusätzlich zu diesen wichtigen Informationen enthält diese Kalorien-Fibel auch noch sehr genaue Tabellen über alle Vitamine, Mineralstoffe, Ballaststoffe und sekundäre Pflanzeninhaltsstoffe.

Damit wird diese Tabelle ein perfekter Helfer auf dem Weg zu einer ausgewogenen Ernährung, da Sie Ihre Lebensmittel gesundheitsbewusster auswählen können. Sie leistet so einen wertvollen Beitrag zur Förderung Ihrer Gesundheit. Ergänzt wird diese Tabelle durch die Kalorien-Fibel II, die insgesamt über 2.000 Nährwert-berechnete Speisen enthält.

Univ.-Prof. Dr. Michael Kunze

Univ.-Doz. Mag. Dr. Ingrid Kiefer

Was sollen wir essen?
Zusammensetzung unserer Nahrung

Durch die Nahrung führen wir dem Körper eine Vielzahl von Lebensmitteln zu, die sich in ihrer Zusammensetzung unterscheiden.

Lebensmittel liefern die Nährstoffe Eiweiß, Fett, Kohlenhydrate und die Wirkstoffe Vitamine, Mineralstoffe und Ballaststoffe sowie Geschmacks- und Aromastoffe. Eiweiß, Mineralstoffe und Wasser werden als Bausteine, Fett und Kohlenhydrate hauptsächlich als Brennstoffe verwendet.

Eiweiß

Eiweiß dient dem Körper als Aufbausubstanz und lässt sich durch keinen anderen Nährstoff ersetzen. 8 von 20 Eiweißbausteinen (Aminosäuren) müssen mit der Nahrung zugeführt werden, da der Körper sie nicht selbst aufbauen kann.

Eiweiß dient im Organismus in erster Linie als Gerüstsubstanz, findet sich aber auch in Körperflüssigkeiten, im Blut und Muskelfarbstoff. Ein Eiweißmangel führt zur Störung der körperlichen und geistigen Entwicklung, Leistungsfähigkeit und Widerstandskraft gegen Infektionen sinken.

Die empfohlene Eiweißzufuhr für den Erwachsenen liegt bei durchschnittlich 0,8 g pro kg Körpergewicht (Normalgewicht) pro Tag. Einen erhöhten Bedarf haben Kinder, Jugendliche, Schwangere, Stillende und Schwerarbeiter. Ein Gramm Eiweiß liefert 4,1 kcal. Eiweißreich sind sämtliche Milchprodukte, Fisch, Fleisch und das Ei. Aber auch pflanzliche Lebensmittel liefern Eiweiß, zum Beispiel Getreideprodukte, Kartoffeln und Hülsenfrüchte. Jedoch ist zu berücksichtigen, dass pflanzliches Eiweiß auf Grund seiner Zusammensetzung nicht so hochwertig ist wie tierisches Eiweiß. Tierisches Eiweiß ist dem körpereigenen Eiweiß ähnlicher und kann deshalb in größerem Ausmaß in Körpereiweiß umgebaut werden. Durch die Kombination verschiedener Eiweißquellen erreicht man aber eine Ergänzung. Gute Kombinationen sind Kartoffeln und Ei, Milch und Weizenmehl oder Kartoffeln, Bohnen und Mais oder Ei.

10 bis 15 % der Nahrungsenergie sollten in Form von Eiweiß konsumiert werden.

Zwei Drittel des täglich zugeführten Eiweißes sollten aus pflanzlicher Kost (Getreide, Kartoffeln, Hülsenfrüchte) und ein Drittel aus tierischer Kost bestehen.

Fett

Fette bestehen chemisch gesehen aus einer Verbindung von Glyzerin mit Fettsäuren.

Man unterscheidet je nach Sättigungsgrad zwischen gesättigten und ungesättigten Fettsäuren. Gesättigte Fettsäuren haben in ihrem chemischen Aufbau der Kohlenstoffkette keine Doppelbindung. Demgegenüber haben ungesättigte Fettsäuren eine (einfach ungesättigte Fettsäuren), zwei (zweifach ungesättigte Fettsäuren) oder mehrere Doppelbindungen (mehrfach ungesättigte Fettsäuren).

Man unterscheidet:

- Fette mit einem hohen Gehalt an gesättigten Fettsäuren, z. B. alle tierischen Fette und Kokosfett,
- Fette mit einem hohen Gehalt an einfach ungesättigten Fettsäuren, z. B. Olivenöl oder Erdnussöl,
- Fette mit einem relativ hohen Anteil an mehrfach ungesättigten Fettsäuren, z. B. Distelöl, Sonnenblumenöl, Sojaöl oder Maiskeimöl.

Fett dient dem Körper zur Energiebereitstellung. 1 g liefert 9,3 kcal, also doppelt so viel wie Eiweiß oder Kohlenhydrate. Fett stellt aber auch die essentiellen Fettsäuren, die vom Körper nicht aufgebaut werden können, zur Verfügung und durch Fett können die fettlöslichen Vitamine (A, D, E, K) erst vom Magen-Darm-Trakt in den Organismus aufgenommen werden. Fett ist auch ein Geschmacksverbesserer und erhöht den Genuss. Fettreiche Speisen schmecken besonders gut und fein. 38 % der täglichen Fettzufuhr stammen aus Fettquellen wie Speiseöl, Speisefett, Butter und Schmalz. Die restlichen 62 %, die so genannten unsichtbaren Fette, stammen aus Fleisch und Fleischprodukten, Milch und Milchprodukten, Eiern und Nüssen.

30 % der Nahrungsenergie sollten höchstens in Form von Fett zugeführt werden. Täglich sollten nicht mehr als 24 Gramm als Streichfett konsumiert werden.
30 % der Nahrungsenergie sind bei einer Energiezufuhr von 2.000 kcal/Tag rund 65 g Fett, bei 1.500 kcal/Tag 48 g Fett.

Kohlenhydrate

Kohlenhydrate sind wesentliche Bestandteile unserer Nahrung. Rund 55 % der zugeführten Energie sollten aus Kohlenhydraten stammen. Sie sind unentbehrlich für den Ablauf des normalen Stoffwechsels. Zu ihren speziellen Aufgaben zählen zum Beispiel die Energielieferung für die Nerven- und Gehirnzellen. Die Verwertung der Kohlenhydrate im Organismus erfolgt verschieden schnell.

Man unterscheidet:

- Kohlenhydrate, die rasch aufgenommen werden, z. B. Zucker, Traubenzucker, ausgemahlenes Getreide sowie Obstsäfte,
- Kohlenhydrate, die langsam aufgenommen werden, etwa aus ballaststoffreichen Produkten wie Obst, Gemüse und Vollkornprodukten,
- Kohlenhydrate, die vom menschlichen Organismus nicht oder nur schwer abbaubar sind (Ballaststoffe).

Nach ihrer chemischen Struktur werden die Kohlenhydrate eingeteilt in:

- **Einfachzucker (Monosaccharide):** einfache Zucker, die nicht weiter zerlegt werden können. Zu ihnen gehören zum Beispiel Traubenzucker (Glukose) oder Fruchtzucker (Fruktose). Sie stehen für den Organismus ganz schnell zur Verfügung.
- **Zweifachzucker (Disaccharide):** zusammengesetzte Zucker, die für die weitere Verwendung im Organismus erst gespalten werden müssen. Typische Disaccharide sind der »Haushaltszucker« (Saccharose) oder der Milchzucker (Maltose).
- **Vielfachzucker (Polysaccharide):** Zuckerketten, die über 2.000 Zuckerbestandteile haben können. Zu ihnen gehören die Stärke, aber auch die Zellulose.

Die häufigsten Kohlenhydrate in Nahrungsmitteln sind Glukose, Fruktose und Saccharose, die vor allem in Früchten, Gemüse und Honig vorkommen. Glukose spielt im Stoffwechsel des Körpers eine zentrale Rolle.

Gehirn, Nierenmark und die roten Blutkörperchen decken ihren Energiebedarf ausschließlich aus Glukose. Der Körper kann Glukose aber nur in begrenzten Mengen speichern, daher ist es erforderlich, dem Körper Glukose zur Verfügung zu stellen. Man muss aber nicht Glukose (Traubenzucker) essen, vorteilhafter ist der Konsum der komplexen Form der Kohlenhydrate – der Stärke. Stärkehaltige Nahrungsmittel sind Getreide, Getreideprodukte, Obst und Gemüse. Diese Nahrungsmittel liefern nicht nur notwendige Energie, sondern auch viele Vitamine, Mineralstoffe und Ballaststoffe und andere Pflanzeninhaltsstoffe, die vorbeugend gegen viele Krankheiten wirken. Polysaccharide sollten den Hauptteil unserer Nahrung ausmachen oder einfacher gesagt: Mehr pflanzliche Nahrungsmittel! Kohlenhydrate liefern wie das Eiweiß pro Gramm 4,1 kcal.

55 bis 60 % der täglichen Nahrungsenergie sollten in Form von Kohlenhydraten konsumiert werden.

Ballaststoffe

Ballaststoffe sind Bestandteile von Zellwänden, die zur Energieverwertung im menschlichen Verdauungstrakt nicht oder kaum herangezogen werden. Sie sind für den menschlichen Organismus in mehrerlei Hinsicht von besonderer Bedeutung: Sie regeln die Darmtätigkeit, indem sie im Darm wie ein Schwamm wirken. Sie saugen sich mit Wasser voll, quellen auf und sorgen so für ein ausreichendes Volumen des Darminhaltes bis in die unteren Darmabschnitte. Der dadurch ausgelöste mechanische Druck regt auf natürliche Weise die Darmbewegung an und wirkt so einer Verstopfung entgegen. Aber Achtung: Wird zu wenig getrunken, können sich die Ballaststoffe nicht vollsaugen und aufquellen und als Folge besteht sogar die Gefahr einer schlimmen Verstopfung.

Weitere wichtige Funktionen:

- Ballaststoffe helfen mit, Schadstoffe und mögliche Krebs erregende Stoffe schneller auszuscheiden.
- Sie verzögern die Magenentleerung, wodurch der Sättigungseffekt der Nahrung erhöht wird.
- Sie binden im Darm Gallensäuren, wodurch dem Körper auf natürliche Weise Cholesterin entzogen und zugleich der Cholesterinspiegel gesenkt wird.

Wichtig ist bei den Ballaststoffen auch der richtige Umgang, da es bei unvermittelt hoher Ballaststoffzufuhr zu Blähungen oder Völlegefühl kommen kann. Das kann man aber weitgehend vermeiden, wenn man ballaststoffreiche Kost langsam aufbaut oder zum Beispiel ballaststoffreiche Brot- und Backwaren nicht ofenfrisch verzehrt, sondern mindestens einen Tag lagert.

Täglich sollte man mindestens 30 g Ballaststoffe, davon 50 % lösliche und 50 % unlösliche essen.

Vitamine und Mineralstoffe

Vitamine sind lebensnotwendige Stoffe, die vom Körper nicht aufgebaut werden können, sondern mit der Nahrung zugeführt werden müssen. Sie werden nur in sehr kleinen Mengen benötigt. Sie haben im Körper vielfältige Aufgaben zu erfüllen, unter anderem sind sie verantwortlich für Abwehrreaktionen, Verhütung von Krankheiten, sie sind Bestandteile von Hormonen und Enzymen und damit wieder unentbehrlich für den Ablauf aller Lebensvorgänge.

Vitamine werden nach ihrer Löslichkeit in fettlösliche und wasserlösliche Vitamine eingeteilt.

Fettlöslich bedeutet, dass für die Aufnahme aus dem Magen-Darm-Trakt in den Organismus Fett vorhanden sein muss (aber bereits geringe Mengen Fett reichen aus!). Fettlöslich sind die Vitamine A, D, E und K, wasserlöslich hingegen die Vitamine der B-Gruppe und das Vitamin C.

Bei einer Vitaminunterversorgung (Hypovitaminose) zeigen sich unter anderem bereits deutliche Störungen im Wohlbefinden sowie eine herabgesetzte Leistungsfähigkeit und Widerstandsfähigkeit gegen Infektionskrankheiten. Meist sind die Symptome der leichten Unterversorgung sehr unspezifisch.

Fehlt ein Vitamin gänzlich, treten schwere Mangelerscheinungen, so genannte Avitaminosen, auf, die zum Tode führen können. Daneben kann es durch eine große Vitaminzufuhr (Hypervitaminose) auch zu Erkrankungen kommen. Bekannt sind Hypervitaminosen bei Vitamin A und D, die aber meist auf Grund von falschen Dosierungen von Vitaminpräparaten entstehen.

Mineralstoffe sind anorganische Nahrungsbestandteile, die auch nicht vom Körper produziert werden können. Sie dienen unter anderem als Baustoffe für Knochen und Zähne, steuern Enzymreaktionen, regeln den Wasserhaushalt und beeinflussen die Nervenaktivität.

Je nach Vorkommen und Bedarf unterscheidet man Mengen- und Spurenelemente.

Zu den Mengenelementen zählen alle Mineralstoffe, deren Gesamtanteil im Körper über 10 g liegt und die in größerer Menge (über 1 g pro Tag) benötigt werden. Zu ihnen zählen Kalzium, Natrium, Kalium, Phosphor, Magnesium und Chlor.

Spurenelemente sind im Körper nur in Spuren enthalten. Ihr täglicher Bedarf liegt unter 1 g. Zu den für den Körper unentbehrlichen Spurenelementen zählen Eisen, Jod, Fluor, Kupfer,

Mangan, Selen, Kobalt, Chrom, Zink, Vanadium und Silizium. Die übrigen Spurenelemente sind entweder ohne physiologische Bedeutung und dadurch für den Körper entbehrlich, z. B. Aluminium, Gold oder Bor oder sogar bereits in geringen Mengen für den Körper giftig wie Blei, Cadmium oder Arsen.

Wasser

Etwa zwei Drittel des Körpers bestehen aus Wasser. Der Flüssigkeitsbedarf eines etwa 70 kg schweren Erwachsenen beträgt ungefähr 2 bis 2,5 Liter Wasser pro Tag. Dieser erhöht sich bei entsprechender körperlicher Anstrengung und/oder hoher Außentemperatur.

Bei sportlicher Betätigung bei großer Hitze können pro Stunde bis zu 1,5 l Schweiß abgegeben werden, die unbedingt ersetzt werden müssen. Der Wasserbedarf muss natürlich nicht nur in Form von reinem Wasser täglich zugeführt werden, da Wasser auch in allen Lebensmitteln enthalten ist.

Man nimmt an, dass durch Getränke etwa 1,5 Liter/Tag aufgenommen werden.

Energiezufuhr

Die Energie, die mit der Nahrung aufgenommen oder vom Körper verbraucht wird, wird in Kilokalorien gemessen. Eine Kalorie drückt den Energiegehalt der Nahrung aus, aber auch die Energie, die der Körper zur Verrichtung von Arbeit benötigt, um 1 ml Wasser um 1 Grad °C (von 14,5 °C auf 15,5 °C) zu erwärmen.

Die Kalorie ist eine veraltete Maßeinheit und wurde durch die Einheit Joule ersetzt. Jedoch wird im Allgemeinen nur von Kalorien gesprochen. Dies ist auch der Grund, warum in dieser Tabelle ausschließlich die „alte“ Einheit verwendet wird. Für die Umrechnung multipliziert man den Kalorien- bzw. Kilokaloriengehalt mit 4,184 und erhält so die Angabe pro Joule bzw. Kilojoule (1 kcal = 4,184 kJ).

Die tägliche Energiezufuhr sollte aber dem täglichen Energieverbrauch entsprechen. Halten sich beide die Waage, spricht man von einer ausgeglichenen Bilanz. Es kommt weder zu einer Zunahme noch zu einer Abnahme des Körpergewichts.

Wird dem Körper aber mehr Energie zugeführt, als er braucht, wird diese in Fett umgewandelt und im Körper als Depotfett gespeichert. Diese so genannte positive Energiebilanz bedeutet also eine Gewichtszunahme.

Werden beispielsweise täglich nur 1 Esslöffel Öl oder 5 Teelöffel Zucker über den Bedarf hinaus gegessen, bedeutet das eine Gewichtszunahme von 9 Gramm pro Tag, das entspricht aber in fünf Jahren einer Gewichtszunahme von 16,5 Kilogramm.

Um 1 kg Körperfett zuzunehmen, muss man ungefähr 7.000 kcal über den Bedarf essen und wenn man 1 kg Körperfett abnehmen will, muss man 7.000 kcal einsparen!

Der Energiebedarf setzt sich aus **Grundumsatz** und **Arbeitsumsatz** zusammen.

Der Grundumsatz ist jene Energiemenge, die ein Mensch in völliger Ruhe und im Liegen (12 Stunden nach der letzten Nahrungsaufnahme) in einem Raum mit einer Temperatur von 20 °C durchschnittlich verbraucht. Er dient zur Aufrechterhaltung der Körpertemperatur, der Atmung, der Herztätigkeit, des Muskeltonus und aller in den Körperzellen ablaufenden chemischen Vorgänge.

Die Höhe des Grundumsatzes ist abhängig von verschiedenen Faktoren. Erhöht ist er durch einen hohen Muskelanteil, ab der 22. Schwangerschaftswoche, bei einer Schilddrüsenüberfunktion und bei Fieber. Im Alter sinkt dieser Teil des Energiebedarfs. Auch einseitige Diäten senken den Grundumsatz. Berechnet wird er mit einer Faustregel: 1 kcal pro Kilogramm Körpergewicht und Stunde. Diese Angabe ist aber sehr ungenau, da eben die individuellen Besonderheiten des Körpers nicht berücksichtigt werden.

Der Arbeitsumsatz ist jede über den Grundumsatz hinausgehende Leistung. Die Höhe des Leistungsumsatzes ist in erster Linie davon abhängig, welche Art körperliche Arbeit man verrichtet. So verbraucht man bei einem Körpergewicht von 65 kg für jeweils eine Stunde Stehen rund 100 kcal, für Bügeln 250 kcal und für Walking 310 kcal.

Durchschnittlicher Energieverbrauch pro Stunde bei 70 kg Körpergewicht

Aktivität	kcal	Aktivität	kcal
Spazieren gehen, 3 km/h	215	Golf	244
Walking, 6 km/h	384	Reiten	410
Jogging, 8 km/h	660	Tennis	420
Rad fahren, 8 km/h	310	Schwimmen	250
Rad fahren, 20 km/h	658	Tanzen	260
Aerobic	810	Gartenarbeit	220

Beeinflusst wird der Leistungsumsatz aber auch von der Umgebungstemperatur: Im Winter ist der Energiebedarf höher, da Energie für die Aufrechterhaltung der Körpertemperatur benötigt wird. Auch die Verdauungstätigkeit nimmt Einfluss auf den Leistungsumsatz. Für den Ab- und Umbau der Nahrung wird ebenfalls zusätzliche Energie verbraucht. Auch geistige Arbeit erhöht den Leistungsumsatz.

Richtwerte für die Energiezufuhr

Diese Richtwerte sind für Personen mit Normalgewicht. Bei Über- oder Untergewicht müssen die Werte herab- oder hinaufgesetzt werden, um das Sollgewicht zu erreichen.

Alter	kcal / Tag Durchschnitt		Werte f. geringe körperl. Aktivität kcal / kg		Werte f. mittlere körperl. Aktivität kcal / kg		Werte f. starke körperl. Aktivität kcal / kg	
	m	w	m	w	m	w	m	w
7 bis unter 10 Jahre	1.900	1.700	66	60	75	68	83	76
10 bis unter 13 Jahre	2.300	2.000	56	49	64	55	71	62
13 bis unter 15 Jahre	2.700	2.200	50	41	56	47	63	52
15 bis unter 19 Jahre	3.100	2.500	39	36	46	43	60	55
19 bis unter 25 Jahre	3.000	2.400	35	33	41	40	54	51
25 bis unter 51 Jahre	2.900	2.300	34	33	39	39	52	50
51 bis unter 65 Jahre	2.500	2.000	32	32	35	35	48	48
65 Jahre und älter	2.300	1.800	30	30	34	33	46	46

Legende: m = männlich; w = weiblich

Literatur: Referenzwerte für die Nährstoffzufuhr der Deutschen Gesellschaft für Ernährung, der Österreichischen Gesellschaft für Ernährung, der Schweizer Gesellschaft für Ernährungsforschung und der Schweizer Vereinigung für Ernährung. Umschau-Verlag, 2000

Geringe körperliche Aktivität: entspricht einer ausschließlich sitzenden Tätigkeit oder auch einer liegenden Lebensweise (alte, gebrechliche Personen) und ausschließlich sitzenden Tätigkeit mit wenig oder keiner anstrengenden Freizeitaktivität (z. B. Büroangestellte).

Mittlere körperliche Aktivität: sitzende Tätigkeit mit zeitweiligem zusätzlichem Energieaufwand für gehende und stehende Tätigkeiten (z. B. Kraftfahrer, Studierende, Laboranten, Fließbandarbeiter) und überwiegend gehende und stehende Arbeit (Hausfrauen, Verkäufer, Kellner, Mechaniker, Handwerker).

Starke körperliche Aktivität: körperlich anstrengende berufliche Arbeit (z. B. Bauarbeiter, Landwirt, Waldarbeiter, Bergarbeiter, Leistungssportler).

Bei diesen Angaben handelt es sich aber um Richtwerte. Das bedeutet in der Praxis, dass eine 35-jährige Frau, für die täglich 2.300 kcal empfohlen werden, bei dieser Energiemenge bereits zunehmen könnte oder ein 65-jähriger Mann bei täglich empfohlenen 2.300 kcal sogar abnehmen kann. Der Grund dafür liegt ganz einfach darin, dass der Energiebedarf, aber auch der Energieverbrauch von Mensch zu Mensch unterschiedlich sind. Viele Faktoren spielen eine Rolle.

Es gibt Formeln, um den Tagesenergiebedarf genau zu errechnen, nur zeigt die Praxis, dass auch hier der tatsächliche Bedarf vom errechneten Wert oft weit abweicht.

Empfehlenswert ist deshalb, eine Woche lang ganz genau aufzuschreiben, was man isst und trinkt. Berechnet man nun den Energiegehalt der aufgenommenen Speisen, erhält man einen persönlichen Wochenenergiewert. Dieser kann sehr hilfreich sein, wenn man zum Beispiel abnehmen möchte: Jetzt braucht man nur mehr das Gewicht zu kontrollieren.

Ist das Körpergewicht nach dieser Woche gleich geblieben, hat man bereits einen persönlichen Wochenwert (Wochenwert deshalb, damit man jonglieren kann), hat man jedoch zu- oder abgenommen, muss dementsprechend weniger oder sogar mehr gegessen und so der Wochenwert reduziert bzw. angehoben werden.

**Genaue Informationen zum Thema Gewichtsreduktion erhalten Sie unter der folgenden Adresse:
Institut für Sozialmedizin der Universität Wien,
Rooseveltplatz 3, 1090 Wien.
schlankohnediaet@wenhart.at**

Zusammensetzung der Nahrung

Vernünftig und sinnvoll ist in erster Linie eine abwechslungsreiche Mischkost, da es kein einziges Lebensmittel gibt, in dem alle Nährstoffe entsprechend unseres täglichen Bedarfes enthalten sind. Dies trifft auf die Muttermilch in den ersten Lebenswochen zu. Jede Einseitigkeit auf Dauer schadet und stellt eine Gefährdung für die Gesundheit dar.

Kein Nahrungsmittel ist absolut verboten! Es gibt aber – sehr selten – schwer wiegende medizinische Gründe, die es ratsam erscheinen lassen, bestimmte Nahrungsmittel nicht zu essen (z. B. bei Nahrungsmittelallergien oder Stoffwechseldefekten).

Wichtig ist der richtige Umgang mit unseren Nahrungsmitteln!

Um sich gesund und abwechslungsreich zu ernähren, soll man täglich mindestens 200 g Obst, 200 g Gemüse oder Kartoffeln, ein Milchprodukt und ein Getreideprodukt (bevorzugt Vollkornprodukte) konsumieren. Fleisch- und Wurstwaren sollten höchstens 2-mal pro Woche gegessen werden und pro Woche sollte mindestens eine Fischmahlzeit am Speiseplan stehen. Als einfache Richtlinie gilt: Mehr von der Pflanze, weniger vom Tier.

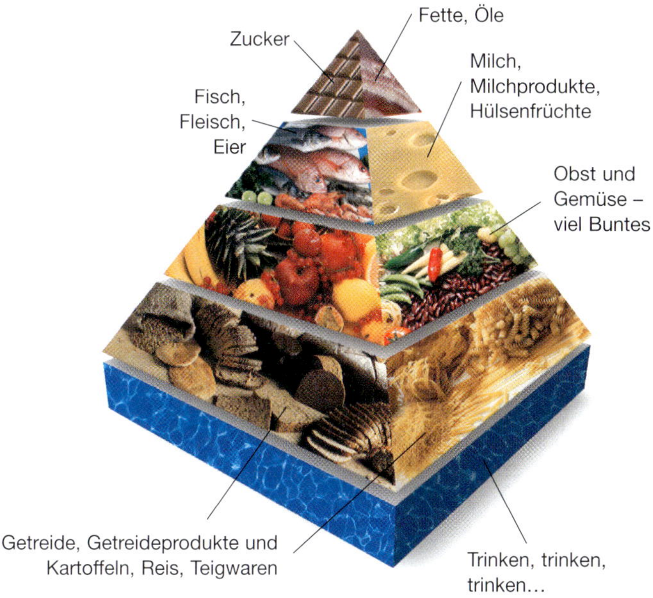

Hinweise zur Benutzung der Tabellen

Lebensmittel-Untergruppe

Lebensmittel	Pkg./Port./Stk. EL/Menge (g)	kcal/ Portion	Nährstoffgehalt pro Portion			Pro 100 Gramm	
			EW	Fett	KH	kcal	Fett
KÄSE							
Camembert (Du darfst)	1 Port. (30 g)	59	6,6 g	3,6 g	0,1 g	197	12 g
Camembert 30 % F. i. T.	1 Port. (30 g)	62	6,8 g	3,8 g	0 g	207	12,7 g

pro Portion — pro 100 Gramm

Lebensmittel in alphabetischer Reihenfolge — übliche Portionsgröße — kcal — Eiweiß — Fett — Kohlenhydrate — kcal — Fett

Im ersten Teil des Buches sind alle Nahrungsmittel in insgesamt 13 Gruppen eingeteilt, wobei sich in den einzelnen Gruppen wieder Unterteilungen finden. Suchen Sie zum Beispiel nach Camembert, so finden Sie diesen in der Nahrungsmittelgruppe Milch/Milchprodukte/Ei und hier im Unterverzeichnis Käse. Um die Suche zu erleichtern, sind alle aufgelisteten Lebensmittel innerhalb der Gruppen alphabetisch geordnet.

Pro Lebensmittel können Sie sehr leicht den Energie- und Nährwertgehalt von Eiweiß, Fett und Kohlenhydraten pro Portion sowie den Energie- und Fettgehalt pro 100 g ersehen.

- In der ersten Spalte steht das berechnete Lebensmittel. Bei Produkten des Lebensmittelhandels werden die genaue Produktbezeichnung und der Firmenname angegeben.
- Die zweite Spalte enthält die Portionsgröße z. B. ein Stück, ein Esslöffel, eine Packung, eine Portion usw., wobei in Klammer immer auch die entsprechende Menge in Gramm angegeben ist.
- Die dritte Spalte bezieht sich auf den Kaloriengehalt (kcal) pro Portionsgröße. Hier sehen Sie auf einen Blick, wie viele Kalorien das jeweilige Lebensmittel hat.
- Die drei folgenden Spalten sind farbig unterlegt und geben den Nährstoffgehalt (Eiweiß/blau, Fett/rosa und Kohlenhydrate/gelb) pro Portion an.
- In den letzten beiden Spalten finden Sie den Energie- und Fettgehalt pro 100 g. Diese Werte sind vor allem von Vorteil, wenn Sie Nahrungsmittel vergleichen wollen. Durch das Runden der Zahlen kann es zu kleinen Abweichungen kommen.

Aus ernährungsphysiologischer Sicht sind vor allem Nahrungsmittel, die wenig Fett liefern, sehr günstig.

Möchten Sie Kalorien einsparen, weil Sie gerade abnehmen, sollten Sie nur Produkte essen, die wenig Energie und einen niedrigen Fettgehalt haben. Schauen Sie die Tabelle durch und wählen Sie vor allem jene Lebensmittel aus, die wenig Fett enthalten wie Obst und Gemüse.

Müssen Sie auf Grund einer Diät auf eiweißreiche Lebensmittel verzichten, sehen Sie auf einen Blick, welche das sind – natürlich die, bei denen der Wert für Eiweiß sehr hoch ist.

Der zweite Teil enthält Vitamin- und Mineralstofftabellen sowie Sondertabellen über Ballaststoffe und sekundäre Pflanzeninhaltsstoffe ausgewählter Lebensmittel.

Jeder angeführte Stoff (ob Vitamin oder Mineralstoff) wird kurz beschrieben. Sie können über Funktion, Mangel und Überdosierung nachlesen. Bei den Schätzwerten wurde der Bedarf für den Menschen noch nicht mit Genauigkeit bestimmt und Richtwerte stellen eine Orientierungshilfe bezüglich der täglichen Zufuhr dar.

Bei den Nährwertangaben handelt es sich immer um Durchschnittswerte. Die Nährwertangaben ohne Firmennamen wurden dem BLS unter Zuhilfenahme des ernährungswissenschaftlichen Programms EWP entnommen.

Die Angaben für Obst und Gemüse beziehen sich auf die Rohware unter Berücksichtigung des Küchenabfalls (Beispiel: Die Nährwertangabe für eine Banane ist für eine bereits geschälte Banane). Die Werte für Fleisch und Fisch beziehen sich auf die rohe Ware.

Wenn ein Firmenname angeführt ist, wurden uns diese Werte von der entsprechenden Firma zur Verfügung gestellt oder sie wurden der Verpackung oder der firmeneigenen Homepage entnommen. Die Umrechnung in die Portionsgrößen erfolgte von uns. Wir möchten uns hier sehr herzlich bei allen Firmen bedanken, die uns ihre Nährwertangaben zur Verfügung gestellt haben.

Trotz ausführlicher und sehr sorgfältiger Recherche können wir keine Gewähr bezüglich Vollständigkeit und Richtigkeit der Werte abgeben.

Abkürzungen in den Tabellen

EW	=	Eiweiß
F	=	Fett
KH	=	Kohlenhydrate
kcal	=	Kalorien
F. i. T.	=	Fett in der Trockenmasse
i. D.	=	im Durchschnitt
k. A.	=	keine Angaben
g	=	Gramm
mg	=	Milligramm
EL	=	Esslöffel
TL	=	Teelöffel
Msp.	=	Messerspitze
l	=	Liter
cl	=	Zentiliter
ml	=	Milliliter
Pkg.	=	Packung
Päck.	=	Päckchen
Port.	=	Portion
Be.	=	Becher
Käst.	=	Kästchen
Sch.	=	Scheibe
Stk.	=	Stück
Fl.	=	Flasche

Fleisch und Fleischprodukte

Lebensmittel	Pkg./Port./Stk. EL/Menge (g)	kcal/ Portion	Nährstoffgehalt pro Portion			Pro 100 Gramm	
			EW	Fett	KH	kcal	Fett
KALBFLEISCH							
Faschiertes vom Kalb	1 Port. (125 g)	185	24,7 g	9,6 g	0 g	148	7,7 g
Hintere Kalbsstelze mager	1 Port. (150 g)	184	31 g	6,6 g	0 g	123	4,4 g
Kalb Bauchfleisch mittelfett	1 Port. (150 g)	263	26,2 g	17,8 g	0 g	176	11,9 g
Kalb Bauchfleisch fett	1 Port. (150 g)	314	24,9 g	24 g	0 g	209	16 g
Kalb Bratenfleisch mager	1 Port. (150 g)	160	29,7 g	4,5 g	0 g	107	3 g
Kalb Bratenfleisch mittelfett	1 Port. (150 g)	187	28,9 g	7,9 g	0 g	125	5,3 g
Kalb Bratenfleisch fett	1 Port. (150 g)	247	27,3 g	15,4 g	0 g	165	10,3 g
Kalb Brust mittelfett	1 Port. (150 g)	197	27,9 g	9,4 g	0 g	131	6,3 g
Kalb Brust fett	1 Port. (150 g)	263	26,2 g	17,8 g	0 g	176	11,9 g
Kalb Bries	1 Port. (150 g)	150	25,8 g	5,1 g	0 g	100	3,4 g
Kalb Filet	1 Port. (150 g)	167	30,3 g	5 g	0 g	111	3,3 g
Kalbfleisch mager	1 Port. (150 g)	160	29,7 g	4,5 g	0 g	107	3 g
Kalbfleisch mittelfett	1 Port. (150 g)	187	28,9 g	7,9 g	0 g	125	5,3 g
Kalbfleisch fett	1 Port. (150 g)	247	27,3 g	15,4 g	0 g	165	10,3 g
Kalb Herz	1 Port. (150 g)	158	25,8 g	6 g	0,1 g	105	4 g
Kalb Hirn	1 Port. (150 g)	175	15,5 g	12,3 g	0,8 g	117	8,2 g
Kalb Keule (Schlegel) mager	1 Port. (150 g)	202	44,6 g	2,4 g	0 g	135	1,6 g

Lebensmittel	Pkg./Port./Stk. EL/Menge (g)	kcal/ Portion	Nährstoffgehalt pro Portion			Pro 100 Gramm	
			EW	Fett	KH	kcal	Fett
Kalb Keule (Schlegel) mittelfett	1 Port. (150 g)	169	31,5 g	4,6 g	0 g	112	3,1 g
Kalb Kochfleisch mittelfett	1 Port. (150 g)	197	27,9 g	9,4 g	0 g	131	6,3 g
Kalb Kochfleisch fett	1 Port. (150 g)	263	26,2 g	17,8 g	0 g	176	11,9 g
Kalb Kotelett	1 Port. (150 g)	220	28,6 g	11,7 g	0 g	147	7,8 g
Kalb Kugel (Frikandeau)	1 Port. (150 g)	153	31,9 g	2,6 g	0 g	102	1,7 g
Kalb Leber	1 Port. (150 g)	208	30,2 g	6,6 g	6,9 g	139	4,4 g
Kalb Lende mager	1 Port. (150 g)	167	30,3 g	5 g	0 g	111	3,3 g
Kalb Lende fett	1 Port. (150 g)	236	28,3 g	13,7 g	0 g	158	9,1 g
Kalb Lunge	1 Port. (150 g)	130	24,4 g	3,4 g	0 g	87	2,3 g
Kalb Milz	1 Port. (150 g)	141	27,5 g	3,3 g	0 g	94	2,2 g
Kalb Muskelfleisch	1 Port. (150 g)	141	31,9 g	1,2 g	0 g	94	0,8 g
Kalb Nacken mager	1 Port. (150 g)	178	29,7 g	6,5 g	0 g	119	4,3 g
Kalb Nacken mittelfett	1 Port. (150 g)	192	29,3 g	8,3 g	0 g	128	5,5 g
Kalb Niere	1 Port. (150 g)	168	23,6 g	7,5 g	1,5 g	112	5 g
Kalb Schnitzel mager	1 Port. (150 g)	153	31,9 g	2,6 g	0 g	102	1,7 g
Kalb Schnitzel mittelfett	1 Port. (150 g)	169	31,5 g	4,6 g	0 g	112	3,1 g
Kalb Schulter mager	1 Port. (150 g)	160	29,7 g	4,5 g	0 g	107	3 g
Kalb Schulter mittelfett	1 Port. (150 g)	187	28,9 g	7,9 g	0 g	125	5,3 g
Kalb Schulter fett	1 Port. (150 g)	247	27,3 g	15,4 g	0 g	165	10,3 g
Kalb Steak mager	1 Port. (150 g)	157	30,3 g	3,9 g	0 g	105	2,6 g
Kalb Steak mittelfett	1 Port. (150 g)	220	28,6 g	11,7 g	0 g	147	7,8 g
Kalb Zunge	1 Port. (150 g)	270	25,8 g	17,4 g	2,9 g	180	11,6 g
Vordere Kalbsstelze	1 Port. (150 g)	222	29,9 g	11,4 g	0 g	148	7,6 g

Lebensmittel	Pkg./Port./Stk. EL/Menge (g)	kcal/ Portion	Nährstoffgehalt pro Portion			Pro 100 Gramm	
			EW	Fett	KH	kcal	Fett
RINDFLEISCH							
Faschiertes vom Rind	1 Port. (125 g)	253	25 g	17 g	0,6 g	202	13,6 g
Kutteln	1 Port. (150 g)	141	21,8 g	5,9 g	0 g	94	3,9 g
Rind Bauchfleisch	1 Port. (150 g)	377	26,2 g	30,6 g	0 g	251	20,4 g
Rind Bratenfleisch mager	1 Port. (150 g)	193	30,3 g	8 g	0 g	129	5,3 g
Rind Bratenfleisch mittelfett	1 Port. (150 g)	233	29,4 g	12,9 g	0 g	155	8,6 g
Rind Bratenfleisch fett	1 Port. (150 g)	281	28,3 g	18,8 g	0 g	187	12,5 g
Rind Brust	1 Port. (150 g)	392	25,8 g	32,5 g	0 g	262	21,7 g
Rind Brustkern	1 Port. (150 g)	281	28,3 g	18,8 g	0 g	187	12,5 g
Rind Filetsteak	1 Port. (150 g)	182	31,8 g	6 g	0 g	121	4 g
Rindfleisch mager	1 Port. (150 g)	182	30,9 g	6,4 g	0 g	121	4,3 g
Rindfleisch mittelfett	1 Port. (150 g)	233	29,4 g	12,9 g	0 g	155	8,6 g
Rindfleisch fett	1 Port. (150 g)	281	28,3 g	18,8 g	0 g	187	12,5 g
Rind Herz	1 Port. (150 g)	145	26,2 g	4 g	0,9 g	97	2,7 g
Rind Hirn	1 Port. (150 g)	191	14,3 g	14,4 g	1,2 g	127	9,6 g
Rind Keule mager	1 Port. (150 g)	182	30,9 g	6,4 g	0 g	121	4,3 g
Rind Keule mittelfett	1 Port. (150 g)	222	30 g	11,4 g	0 g	148	7,6 g
Rind Kochfleisch mager	1 Port. (150 g)	283	31,3 g	17,6 g	0 g	189	11,7 g
Rind Kochfleisch mittelfett	1 Port. (150 g)	339	29,8 g	24,6 g	0 g	225	16,4 g
Rind Kochfleisch fett	1 Port. (150 g)	386	28,5 g	30,6 g	0 g	258	20,4 g
Rind Kotelett mager	1 Port. (150 g)	196	33,7 g	6,7 g	0 g	131	4,5 g
Rind Kotelett mittelfett	1 Port. (150 g)	239	28,5 g	14 g	0 g	160	9,3 g
Rind Leber	1 Port. (150 g)	208	30,7 g	5,8 g	8 g	139	3,9 g

Lebensmittel	Pkg./Port./Stk. EL/Menge (g)	kcal/ Portion	Nährstoffgehalt pro Portion			Pro 100 Gramm	
			EW	Fett	KH	kcal	Fett
Rind Lende	1 Port. (150 g)	182	31,8 g	6 g	0 g	121	4 g
Rind Lunge	1 Port. (150 g)	141	26,1 g	3,9 g	0 g	94	2,6 g
Rind Milz	1 Port. (150 g)	144	28 g	3,4 g	0 g	96	2,7 g
Rind Muskelfleisch	1 Port. (150 g)	163	33 g	2,8 g	0,8 g	108	1,9 g
Rind Nacken mager	1 Port. (150 g)	224	28,9 g	12,1 g	0 g	149	8,1 g
Rind Nacken mittelfett	1 Port. (150 g)	239	28,5 g	14 g	0 g	160	9,3 g
Rind Niere	1 Port. (150 g)	145	23,5 g	4,9 g	1,4 g	97	3,3 g
Rind Ochsenschwanz	1 Port. (150 g)	275	30,2 g	17,3 g	0 g	183	11,5 g
Rind Schnitzel mager	1 Port. (150 g)	182	30,9 g	6,4 g	0 g	121	4,3 g
Rind Schnitzel mittelfett	1 Port. (150 g)	222	30 g	11,4 g	0 g	148	7,6 g
Rind Schulter mager	1 Port. (150 g)	193	30,3 g	8 g	0 g	129	5,3 g
Rind Schulter mittelfett	1 Port. (150 g)	233	29,4 g	12,9 g	0 g	155	8,6 g
Rind Steak mager	1 Port. (150 g)	196	33,7 g	6,7 g	0 g	131	4,5 g
Rind Steak mittelfett	1 Port. (150 g)	220	33 g	9,7 g	0 g	146	6,5 g
Roastbeef	1 Port. (150 g)	360	48,3 g	18,5 g	0,3 g	240	12,3 g
Rostbraten	1 Port. (150 g)	357	35 g	22,9 g	3,1 g	238	15,3 g
Tatar	1 Port. (150 g)	170	32,1 g	4,5 g	0 g	113	3 g
T-Bone Steak	1 Stk. (400 g)	668	76 g	40 g	0,8 g	167	10 g
SCHWEINEFLEISCH							
Faschiertes vom Schwein	1 Port. (125 g)	312	22,2 g	25,1 g	0 g	250	20,1 g
Geselchtes	1 Port. (150 g)	300	31,5 g	19,5 g	0 g	200	13 g
Sauschädel (Schweinskopf)	1 Port. (150 g)	374	20,8 g	32,7 g	0 g	299	21,8 g

Lebensmittel	Pkg./Port./Stk. EL/Menge (g)	kcal/ Portion	Nährstoffgehalt pro Portion			Pro 100 Gramm	
			EW	Fett	KH	kcal	Fett
Schwein Bauchfleisch	1 Port. (150 g)	480	23,9 g	43,3 g	0 g	320	28,9 g
Schwein Bauchfleisch fett	1 Port. (150 g)	585	20,8 g	56,7 g	0 g	390	37,8 g
Schwein Bauchspeck	1 Port. (150 g)	1.194	4,4 g	133 g	0 g	796	88,7 g
Schwein Rückenspeck	1 Port. (150 g)	1.045	7,1 g	115 g	0 g	697	76,7 g
Schwein Brust mittelfett	1 Port. (150 g)	281	29,4 g	18,3 g	0 g	187	12,2 g
Schwein Brust fett	1 Port. (150 g)	500	23,4 g	45,8 g	0 g	333	30,5 g
Schweinefleisch mager	1 Port. (150 g)	203	31,8 g	8,4 g	0 g	136	5,6 g
Schweinefleisch mittelfett	1 Port. (150 g)	265	29,9 g	16,3 g	0 g	177	10,9 g
Schweinefleisch fett	1 Port. (150 g)	322	28,7 g	23,3 g	0 g	215	15,5 g
Schwein Filet mager	1 Port. (150 g)	161	33 g	3 g	0 g	107	2 g
Schwein Herz	1 Port. (150 g)	155	25,3 g	5,6 g	0,6 g	103	3,7 g
Schwein Hirn	1 Port. (150 g)	183	14,6 g	13,5 g	1,2 g	122	9 g
Schwein Kochfleisch mittelfett	1 Port. (150 g)	281	29,4 g	18,3 g	0 g	187	12,2 g
Schwein Kochfleisch fett	1 Port. (150 g)	500	23,4 g	45,8 g	0 g	333	30,5 g
Schwein Kotelett mager	1 Port. (150 g)	200	32,4 g	7,7 g	0 g	133	5,1 g
Schwein Kotelett mittelfett	1 Port. (150 g)	255	30,8 g	14,7 g	0 g	170	9,8 g
Schwein Leber	1 Port. (150 g)	175	29,1 g	5 g	3,2 g	117	3,3 g
Schwein Lunge	1 Port. (150 g)	144	26,1 g	4,4 g	0 g	96	2,9 g
Schwein Magen	1 Port. (150 g)	227	24,7 g	14,3 g	0 g	151	9,5 g
Schwein Milz	1 Port. (150 g)	148	25,5 g	5 g	0 g	98	3,3 g
Schwein Niere	1 Port. (150 g)	165	24,7 g	6,8 g	1,2 g	110	4,5 g
Schwein Schlegel mager	1 Port. (150 g)	203	31,8 g	8,4 g	0 g	136	5,6 g
Schwein Schlegel mittelfett	1 Port. (150 g)	220	31,3 g	10,5 g	0 g	147	7 g

Lebensmittel	Pkg./Port./Stk. EL/Menge (g)	kcal/ Portion	Nährstoffgehalt pro Portion			Pro 100 Gramm	
			EW	Fett	KH	kcal	Fett
Schwein Schlegel fett	1 Port. (150 g)	229	31,1 g	11,6 g	0 g	152	7,7 g
Schwein Schnitzel mager	1 Port. (150 g)	160	33,3 g	2,8 g	0 g	107	1,9 g
Schwein Schopfbraten	1 Port. (150 g)	253	30,8 g	14,5 g	0 g	169	9,7 g
Schwein Schopfbraten mittelfett	1 Port. (150 g)	298	29,5 g	20,2 g	0 g	199	13,5 g
Schwein Schopfbraten fett	1 Port. (150 g)	322	28,7 g	23,3 g	0 g	215	15,5 g
Schwein Schulter mager	1 Port. (150 g)	241	30,6 g	13,2 g	0 g	161	8,8 g
Schwein Schulter mittelfett	1 Port. (150 g)	265	29,9 g	16,3 g	0 g	177	10,9 g
Schwein Schulter fett	1 Port. (150 g)	281	29,4 g	18,3 g	0 g	187	12,2 g
Schwein Steak mager	1 Port. (150 g)	200	32,4 g	7,7 g	0 g	133	5,1 g
Schwein Steak mittelfett	1 Port. (150 g)	255	30,8 g	14,7 g	0 g	170	9,8 g
Schwein Stelze mittelfett	1 Port. (150 g)	267	30,5 g	16,2 g	0 g	178	10,8 g
Schwein Stelze fett	1 Port. (150 g)	313	28,6 g	22,3 g	0 g	209	14,9 g
Spanferkel	1 Port. (150 g)	302	46,8 g	12,4 g	0 g	201	8,3 g
WILD							
Hase Fleisch	1 Port. (150 g)	174	33 g	4,5 g	0 g	116	3 g
Hirsch Fleisch	1 Port. (150 g)	170	30,9 g	5 g	0 g	113	3,3 g
Hirsch, Steak	1 Port. (150 g)	148	31,5 g	1,8 g	1,2 g	98	1,2 g
Reh Fleisch mager	1 Port. (150 g)	147	32,1 g	1,9 g	0 g	98	1,3 g
Reh Fleisch mittelfett	1 Port. (150 g)	184	33,6 g	5,3 g	0 g	122	3,5 g
Rehrücken	1 Port. (150 g)	141	24 g	4,5 g	Spuren	94	3 g

Lebensmittel	Pkg./Port./Stk. EL/Menge (g)	kcal/ Portion	Nährstoffgehalt pro Portion			Pro 100 Gramm	
			EW	Fett	KH	kcal	Fett
GEFLÜGEL UND WILDGEFLÜGEL							
Ente Fleisch mit Haut	1 Port. (150 g)	338	27,2 g	25,8 g	0 g	226	17,2 g
Ente ganz	1 Port. (150 g)	248	28,4 g	15 g	0 g	165	10 g
Fasan Fleisch	1 Port. (150 g)	203	33 g	7,8 g	0 g	135	5,2 g
Gans Fleisch mit Haut	1 Port. (150 g)	507	23,5 g	46,5 g	0 g	338	31 g
Gans ganz	1 Port. (150 g)	252	18,3 g	20,1 g	0 g	168	13,4 g
Huhn Brust	1 Port. (150 g)	153	35,3 g	1,1 g	0 g	102	0,7 g
Huhn Fleisch mit Haut	1 Port. (150 g)	249	29,9 g	14,4 g	0 g	166	9,6 g
Huhn Flügel	1 Port. (150 g)	313	24,8 g	24 g	0 g	208	16 g
Huhn ganz	1 Port. (150 g)	175	27,2 g	7,3 g	0 g	117	4,9 g
Huhn Herz	1 Port. (150 g)	156	21,6 g	7,3 g	0,9 g	124	4,9 g
Huhn Keule	1 Port. (150 g)	259	27,2 g	16,8 g	0 g	173	11,2 g
Huhn Leber	1 Port. (150 g)	206	30 g	6,8 g	6 g	137	4,5 g
Perlhuhn mit Haut	1 Port. (150 g)	219	30,2 g	10,9 g	0 g	146	7,3 g
Pute Brust	1 Port. (150 g)	160	36,2 g	1,5 g	0 g	107	1 g
Pute ganz	1 Port. (150 g)	232	30,4 g	12,3 g	0 g	154	8,2 g
Pute Fleisch mit Haut	1 Port. (150 g)	324	30,9 g	22,5 g	0 g	216	15 g
Rebhuhn ganz	1 Port. (150 g)	333	52,5 g	13,5 g	0 g	222	9 g
Suppenhuhn Fleisch	1 Port. (150 g)	385	28,5 g	30,4 g	0 g	257	20,3 g
Suppenhuhn ganz	1 Port. (150 g)	232	24,9 g	14,8 g	0 g	155	9,9 g
Taube Fleisch mit Haut	1 Port. (150 g)	339	24,6 g	27 g	0 g	226	18 g
Wachtel Fleisch mit Haut	1 Port. (150 g)	262	33,6 g	14,3 g	0 g	175	9,5 g
Wildente Fleisch	1 Port. (150 g)	308	26,1 g	22,8 g	0 g	205	15,2 g

Lebensmittel	Pkg./Port./Stk. EL/Menge (g)	kcal/ Portion	Nährstoffgehalt pro Portion			Pro 100 Gramm	
			EW	Fett	KH	kcal	Fett
SONSTIGES FLEISCH							
Bison-Steak	1 Stk. (150 g)	143	31,5 g	1,8 g	1,2 g	98	1,2 g
Faschiertes gemischt	1 Port. (125 g)	373	32,6 g	24,1 g	6,8 g	249	19,3 g
Hacksteak	1 Port. (150 g)	301	22,7 g	22,9 g	1,7 g	201	15,3 g
Hammelfleisch	1 Port. (150 g)	291	30 g	30 g	Spuren	194	12 g
Hammelfleisch mager	1 Port. (150 g)	192	19,5 g	12 g	Spuren	128	8 g
Hauskaninchen	1 Port. (150 g)	282	40,3 g	13,4 g	0 g	188	8,9 g
Lamm	1 Port. (150 g)	267	35 g	32,5 g	Spuren	178	13 g
Lamm, Tournedos	1 Port. (150 g)	231	30 g	12 g	0,8 g	154	8 g
Pferd Fleisch	1 Port. (150 g)	173	32,1 g	4,5 g	0,6 g	115	3 g
Schaf Fleisch fett	1 Port. (150 g)	385	24,9 g	32,2 g	0 g	257	21,5 g
Schaf Fleisch mager	1 Port. (150 g)	270	40,5 g	11,9 g	0 g	180	7,9 g
Schaf Fleisch mittelfett	1 Port. (150 g)	333	25,7 g	25,8 g	0 g	222	17,2 g
Straußensteak	1 Stk. (150 g)	143	31,5 g	1,5 g	0,8 g	95	1 g
Ziege Fleisch	1 Port. (150 g)	223	29,3 g	11,8 g	0 g	149	7,9 g
WURST UND WURSTWAREN							
Alpenwurz'n (Wiesbauer)	1 Sch. (5 g)	22	1,1 g	2 g	Spuren	439	40 g
Apfel-Zwiebel-Leberwurst (Du darfst)	1 Sch. (10 g)	27	1,3 g	2,1 g	0,7 g	269	21 g
Aufschnitt Putenlyoner und Putenjagdwurst (Du darfst)	1 Sch. (10 g)	14	1,3 g	0,9 g	0,2 g	141	9 g
Aufschnitt Salami und Lachsschinken (Du darfst)	1 Sch. (10 g)	19	2,5 g	1 g	0,1 g	194	10 g
Augsburger	1 Stk. (150 g)	408	16,5 g	37,2 g	3,2 g	272	24,8 g
Bacon (Zimbo)	1 Sch. (10 g)	27	1,4 g	2,3 g	0,1 g	266	23 g

Lebensmittel	Pkg./Port./Stk. EL/Menge (g)	kcal/ Portion	Nährstoffgehalt pro Portion			Pro 100 Gramm	
			EW	Fett	KH	kcal	Fett
Bacon Streifen (Herta)	1 Port. (30 g)	92	4,8 g	8,7 g	0,3 g	308	29 g
Bacon Würfel (Herta)	1 Port. (30 g)	92	4,5 g	8,4 g	0,3 g	306	28 g
Barbecue Griller (Herta)	1 Port. (80 g)	186	11 g	16 g	Spuren	233	20 g
Beinschinken	1 Sch. (30 g)	44	5,7	2,4	0 g	147	8 g
Bergsteiger (Bergsteiger 1A-Salami) (Wiesbauer)	1 Sch. (10 g)	37	2,2 g	3,1 g	Spuren	367	31 g
Beskada (Wiesbauer)	1 Sch. (10 g)	19	2,3 g	1,1 g	Spuren	191	11 g
Beskiden	1 Sch. (5 g)	14	0,9 g	1,2 g	0 g	288	24 g
Bierschinken Ammerländer (Zimbo)	1 Sch. (30 g)	49	5,1 g	3 g	0,3 g	162	10 g
Bierwurst	1 Sch. (10 g)	23	1,6 g	1,9 g	0 g	232	18,7 g
BiFi Balls (BiFi)	1 Port. (100 g)	349	11 g	23,3 g	12,8 g	349	23,3 g
BiFi Fleischsnack (BiFi)	1 Stk. (25 g)	133	5,4 g	12,3 g	0,3 g	532	49,2 g
BiFi minis (BiFi)	1 Port. (100 g)	426	17,6 g	39 g	0,8 g	426	39 g
BiFi Ranger (BiFi)	1 Port. (100 g)	188	5,8 g	11 g	16,5 g	188	11 g
BiFi Roll (BiFi)	1 Port. (100 g)	228	7,5 g	15,5 g	14,5 g	228	15,5 g
BiFi XXL (BiFi)	1 Port. (100 g)	212	9 g	19,6 g	0,4 g	212	19,6 g
Bio-Saft-Bockwurst in Eigenhaut (Meica)	1 Stk. (30 g)	72	3,9 g	6,3 g	Spuren	241	21 g
Bio-Wiener im Saitling (Meica)	1 Stk. (42 g)	101	5,5 g	8,8 g	Spuren	241	21 g
Blocksülze (Rasting)	1 Port. (125 g)	141	15,3 g	5,5 g	7,8 g	113	4,4 g
Blutwurst	1 Stk. (300 g)	870	36 g	81 g	Spuren	290	27 g
Bockwurst	1 Stk. (115 g)	339	17,4 g	30,2 g	0,3 g	295	26,3 g
Bockwurst/Saitling (Meica)	1 Stk. (90 g)	215	10,8 g	18,9 g	0,5 g	239	21 g
Bockwürstchen (Rasting)	1 Stk. (100 g)	265	12 g	23,7 g	1,1 g	265	23,7 g
Brägenwurst	1 Sch. (10 g)	28	1 g	2,7 g	Spuren	281	26,9 g

Lebensmittel	Pkg./Port./Stk. EL/Menge (g)	kcal/ Portion	Nährstoffgehalt pro Portion			Pro 100 Gramm	
			EW	Fett	KH	kcal	Fett
Bratmaxe Geflügel (Meica)	1 Stk. (44 g)	91	6,6 g	7 g	0,2 g	206	16 g
Bratmaxe Große (Meica)	1 Stk. (63 g)	161	8,8 g	13,9 g	0,3 g	256	22 g
Bratmaxe Kleine (Meica)	1 Stk. (21 g)	54	2,9 g	4,6 g	0,1 g	256	22 g
Bratwurst	1 Stk. (150 g)	525	20,9 g	49,6 g	0,5 g	350	33,1 g
Bratwurst, Kalb	1 Port. (100 g)	266	10,3 g	25 g	Spuren	266	25 g
Bratwurst, Schwein	1 Port. (100 g)	298	9,8 g	28,8 g	Spuren	298	28,8 g
Bratwürstchen fein (Rasting)	1 Stk. (100 g)	308	11,5 g	28,6 g	1,1 g	308	28,6 g
Bratwürstel	1 Stk. (125 g)	343	24,6 g	27,1 g	0,4 g	274	21,7 g
Bratwurstschnecken-Spieß, TK (Bofrost)	1 Port. (100 g)	282	15,4 g	23,9 g	1,3 g	282	23,9 g
Braunschweiger	1 Sch. (9 g)	28	1,5 g	2,4 g	0 g	309	26,7 g
Breakfast Bacon (Herta)	1 Port. (30 g)	107	4,8 g	9,9 g	0,3 g	358	33 g
Brokkoli-Lauch Schinkenwurst (Zimbo)	1 Sch. (4 g)	2	0,5 g	Spuren	Spuren	61	0,8 g
Brühwurst	1 Sch. (10 g)	30	1,5 g	2,6 g	0 g	296	26 g
Brühwurst-Aufschnitt (Du darfst)	1 Sch. (10 g)	19	1,6 g	1,4 g	0,1 g	194	14 g
Brustschinken (Höhenrainer)	1 Sch. (10 g)	14	2 g	0,5 g	0,3 g	137	5 g
Burenwurst	1 Stk. (150 g)	484	18,7 g	45,9 g	0,3 g	323	30,6 g
Burgunder Braten (Herta)	1 Port. (30 g)	31	6,3 g	0,6 g	0,3 g	111	3 g
Cabanossi (Bergbeißer) (Wiesbauer)	1 Stk. (150 g)	674	34,5 g	54,8 g	0,2 g	449	36,5 g
Cervelatwurst	1 Sch. (10 g)	36	2 g	3,2 g	0,5 g	358	31,5 g
Cervelatwurst (Du darfst)	1 Sch. (10 g)	25	1,9 g	1,9 g	0,1 g	251	19 g
Champignon-Aufschnittwurst „leicht“ (Wiesbauer)	1 Sch. (10 g)	17	2,5 g	1,3 g	Spuren	170	13 g
Cocktailwürstchen	1 Stk. (10 g)	30	1,4 g	2,8 g	0 g	300	28 g
Curry-Bratwurst (grano Vita)	1 Stk. (150 g)	413	13,1 g	33,2 g	15,5 g	275	22,1 g

Lebensmittel	Pkg./Port./Stk. EL/Menge (g)	kcal/ Portion	Nährstoffgehalt pro Portion			Pro 100 Gramm	
			EW	Fett	KH	kcal	Fett
Currywurst	1 Stk. (170 g)	509	19,3 g	49,4 g	8,3 g	300	29,1 g
Debrecziner (Höhenrainer)	1 Stk. (125 g)	264	20 g	18,9 g	3,8 g	211	15 g
Debrecziner	1 Stk. (125 g)	421	18,1 g	39,2 g	0,3 g	337	31,4 g
Delikatess-Leberwurst (Herta)	1 Port. (30 g)	110	3,9 g	10,5 g	0,3 g	365	35 g
Deutschländer Würstchen (Meica)	1 Stk. (55 g)	119	7,2 g	9,9 g	0,3 g	216	18 g
Dicke Ammerländer im Naturdarm (Meica)	1 Stk. (115 g)	306	13,8 g	27,6 g	0,6 g	266	24 g
Dörffler Große Dörffler (Herta)	1 Stk. (72 g)	205	8,6 g	18,7 g	0,7 g	284	26 g
Dörffler Kleine Dörffler (Herta)	1 Stk. (42 g)	122	5 g	11,3 g	0,4 g	290	27 g
Dörffler Große Kerls (Herta)	1 Stk. (80 g)	219	9,6 g	20 g	0,8 g	274	25 g
Dörffler Stramme Jungs (Herta)	1 Stk. (62,5 g)	171	7,5 g	15,6 g	0,6 g	274	25 g
Dörffler Große Bengels (Herta)	1 Stk. (90 g)	247	10,8 g	22,5 g	0,9 g	274	25 g
Dürre Kranz	1 Sch. (5 g)	9	0,4 g	0,8 g	0 g	180	16 g
Echte Knacker (Meica)	1 Stk. (62 g)	148	7,4 g	13 g	0,3 g	239	21 g
Edel-Salami (Herta)	1 Port. (30 g)	102	7,5 g	8,1 g	0,3 g	340	27 g
Entenbrustfilet mit Haut (Wiesenhof)	1 Stk. (150 g)	440	20,9 g	39,5 g	0 g	293	26,3 g
Extrawurst	1 Sch. (10 g)	27	1,1 g	2,5 g	0,1 g	265	25 g
Extrawurst leicht	1 Sch. (10 g)	17	1,2 g	1,4 g	0 g	170	14 g
Farmerschinken Virginia (Herta)	1 Port. (30 g)	31	6,3 g	0,6 g	0,3 g	104	2 g
Feine Extrawurst „leicht“ (Wiesbauer)	1 Sch. (10 g)	17	1,4 g	1,3 g	Spuren	165	13 g
Feine Extrawurst (Wiesbauer)	1 Sch. (10 g)	23	1 g	2,1 g	0,1 g	233	21 g
Finesse Hauchzarter Schinken (Herta)	1 Port. (30 g)	32	6,3 g	0,6 g	0,3 g	106	2 g
Finesse mild geräucherte Putenbrust (Herta)	1 Port. (30 g)	32	6,3 g	0,6 g	0,3 g	106	2 g
Finesse Pikanter Grillschinken (Herta)	1 Port. (30 g)	33	6 g	0,9 g	0,3 g	111	3 g

Lebensmittel	Pkg./Port./Stk. EL/Menge (g)	kcal/ Portion	Nährstoffgehalt pro Portion			Pro 100 Gramm	
			EW	Fett	KH	kcal	Fett
Finesse raffiniert gegrillte Putenbrust (Herta)	1 Port. (30 g)	31	6 g	0,6 g	0,3 g	102	2 g
Finesse Schinken Bella Italia (Herta)	1 Port. (30 g)	31	6,3 g	0,6 g	0,3 g	103	2 g
Finesse Schinken Honig (Herta)	1 Port. (30 g)	32	6,3 g	0,6 g	0,3 g	106	2 g
Finesse Schinken mit Belém-Pfeffer (Herta)	1 Port. (30 g)	32	6,3 g	0,6 g	0,3 g	106	2 g
Finesse Walnuss Schinken (Herta)	1 Port. (30 g)	29	6,3 g	0,6 g	0,3 g	95	2 g
Fleischkäse	1 Port. (10 g)	30	1,2 g	2,8 g	Spuren	297	27,5 g
Florentiner	1 Sch. (10 g)	30	1,4 g	2,7 g	0 g	295	27 g
Frankfurter	1 Paar (98 g)	252	12 g	22,9 g	0,7 g	257	23,4 g
Fränkische Fleischwurst (Du darfst)	1 Sch. (10 g)	23	1,4 g	1,9 g	0,1 g	231	19 g
Frühstücksschinken (Dirka)	1 Sch. (10 g)	21	2,1 g	1,4 g	0,1 g	211	14,3 g
Gänseleberwurst (Pfeiffer)	1 Port. (30 g)	100	8,5 g	9,1 g	0,3 g	332	30,2 g
Geflügel-Bratwurst (Herta)	1 Stk. (80 g)	106	12 g	6,4 g	0,8 g	132	8 g
Geflügelleberwurst (Du darfst)	1 Sch. (10 g)	26	1,4 g	2,2 g	0,2 g	262	22 g
Geflügelmortadella (Du darfst)	1 Sch. (10 g)	14	1,4 g	0,9 g	0,1 g	141	9 g
Geflügelschinkenwurst mit Kräutern (Du darfst)	1 Sch. (10 g)	18	1,4 g	1,3 g	0,1 g	177	13 g
Geflügelwurst	1 Sch. (30 g)	32	4,9 g	1,4 g	Spuren	107	4,7 g
Geflügelwürstchen im Saitling (Meica)	1 Stk. (42 g)	77	5,5 g	6,1 g	0,2 g	185	14,5 g
Geflügelwürstchen in Eigenhaut (Meica)	1 Stk. (30 g)	56	3,9 g	4,4 g	0,2 g	185	14,5 g
Gelbwurst (Höhenrainer)	1 Sch. (10 g)	17	1,3 g	1,2 g	0,3 g	172	12 g
Gemüsebratwurst (grano Vita)	1 Sch. (10 g)	26	1,2 g	2,1 g	0,5 g	257	20,9 g
Gemüse-Putenwurst (Du darfst)	1 Sch. (10 g)	10	1,3 g	0,3 g	0,6 g	103	3 g
Gourmet Schinken (Wiesbauer)	1 Sch. (10 g)	13	1,8 g	0,6 g	Spuren	127	6 g
Gourmetleberwurst (Höhenrainer)	1 Port. (30 g)	100	3,9 g	9 g	0,9 g	334	30 g

Lebensmittel	Pkg./Port./Stk. EL/Menge (g)	kcal/ Portion	Nährstoffgehalt pro Portion			Pro 100 Gramm	
			EW	Fett	KH	kcal	Fett
Grill-Riesen (Herta)	1 Stk. (133)	386	17,3 g	34,6 g	1,3 g	290	26 g
Grillwürstel	1 Paar (125 g)	358	19,3 g	31,3 g	0,3 g	286	25 g
Grobe Leberwurst (Herta)	1 Port. (30 g)	105	3,9 g	9,9 g	0,3 g	350	33 g
Grobe Teewurst (Du darfst)	1 Sch. (10 g)	31	1,4 g	2,7 g	0,2 g	307	27 g
Grützwurst	1 Sch. (10 g)	21	1 g	1,1 g	1,8 g	210	11 g
Gutswurst (Höhenrainer)	1 Sch. (10 g)	16	1,5 g	1 g	0,3 g	162	10 g
Gyros-Griller (Rasting)	1 Stk. (50 g)	147	6,4 g	13,3 g	0,6 g	294	26,5 g
Hähnchen in Aspik (Rasting)	1 Port. (100 g)	82	17 g	0,3 g	2,6 g	82	0,3 g
Hähnchen-Brust in Aspik (Zimbo)	1 Sch. (25 g)	23	3,8 g	0,8 g	0,3 g	91	3 g
Hähnchenbrust pur (Tulpin)	1 Sch. (10 g)	10	2,1 g	0,1 g	0,1 g	95	1 g
Hähnchenfleischwurst (Zimbo)	1 Stk. (33 g)	77	4 g	6,6 g	0,3 g	232	20 g
Halbr. Truthahnsalami (Schulte)	1 Sch. (5 g)	13	1,1 g	1 g	Spuren	268	20 g
Hirschrohschinken (Wiesbauer)	1 Sch. (10 g)	15	3,4 g	0,2 g	Spuren	154	2 g
Hirsch-Salami (Eggelbusch)	1 Sch. (5 g)	16	1 g	1,3 g	Spuren	314	26 g
Holsteiner Schinkenwurst fein (Doellinghareico)	1 Sch. (10 g)	27	2,2 g	2 g	Spuren	270	20 g
Holzfäller-Schinken (Herta)	1 Port. (30 g)	68	6,9 g	4,5 g	0,3 g	227	15 g
Italienische Mortadella (Montorsi)	1 Sch. (10 g)	28	1,8 g	2,3 g	Spuren	280	23,2 g
Jagdwurst	1 Sch. (7 g)	19	1 g	1,5 g	0,1 g	260	21,4 g
Jausen-Schinken (Herta)	1 Port. (30 g)	80	9,9 g	4,5 g	0,3 g	267	15 g
Jausenspeck (Wiesbauer)	1 Sch. (10 g)	29	1,6 g	2,5 g	Spuren	289	24,8 g
Jausenwurst	1 Sch. (7 g)	18	1,2 g	1,4 g	0 g	249	20 g
Kabanossi	1 Port. (30 g)	134	7,2 g	12 g	0 g	447	40 g
Kalbfleisch in Aspik (Rasting)	1 Port. (100 g)	79	15 g	0,8 g	3,1 g	79	0,8 g

Lebensmittel	Pkg./Port./Stk. EL/Menge (g)	kcal/ Portion	Nährstoffgehalt pro Portion			Pro 100 Gramm	
			EW	Fett	KH	kcal	Fett
Kalbsleberwurst (Du darfst)	1 Sch. (10 g)	25	1,4 g	2,1 g	0,2 g	253	21 g
Kalbspariser	1 Sch. (10 g)	22	1,2 g	2 g	0 g	223	20 g
Kalbspariser (Wiesbauer)	1 Sch. (10 g)	17	1,2 g	1,3 g	Spuren	170	13 g
Kaminwurz'n (Wiesbauer)	1 Sch. (5 g)	25	1,2 g	2,1 g	Spuren	491	42 g
Kaminwurz'n (Sorger)	1 Sch. (5 g)	24	1,5 g	2,1 g	0 g	485	42 g
Kantwurst	1 Sch. (7 g)	34	1,7 g	3 g	0 g	480	42,9 g
Kärntner Hauswürstel (Sorger)	1 Sch. (5 g)	24	1,5 g	2,1 g	0 g	485	42 g
Käse-Bratschinken (Theke) Edel-Bratschinken (Slice) (Wiesbauer)	1 Sch. (10 g)	15	2,1 g	0,6 g	Spuren	146	6 g
Käse-Griller (Rasting)	1 Stk. (60 g)	179	8,4 g	15,6 g	1,1 g	298	26 g
Käsekrainer	1 Stk. (150 g)	488	28,6 g	42 g	0 g	325	28 g
Käseschinkenwurst	1 Sch. (10 g)	23	1,8 g	1,7 g	0 g	227	17 g
Käsewurst	1 Sch. (10 g)	28	2,1 g	2,2 g	0 g	282	22 g
Käsewurst, gebraten (Wiesbauer)	1 Sch. (10 g)	37	2,4 g	3 g	Spuren	366	30 g
Katenrauchwurst	1 Sch. (10 g)	37	2 g	3,2 g	Spuren	365	32,1 g
Kleine Ammerländer (Meica)	1 Stk. (30 g)	72	3,6 g	6,3 g	0,2 g	239	21 g
Kleine Dörffler (Herta)	1 Port. (50 g)	145	6 g	14 g	Spuren	290	28 g
Kleine Knackzarte im Saitling (Meica)	1 Stk. (42 g)	100	5 g	8,8 g	0,2 g	239	21 g
Klobasse	1 Stk. (150 g)	370	23 g	30,3 g	2,1 g	246	20,2 g
Knacke Ball (Herta)	1 Stk. (7 g)	20	0,9 g	1,8 g	0,1 g	289	26 g
Knacki Geflügel (Herta)	1 Stk. (33 g)	87	5 g	7,3 g	0,3 g	263	22 g
Knacki Original (Herta)	1 Stk. (35 g)	109	4,2 g	10,2 g	0,3 g	310	29 g
Knackwurst	1 Stk. (125 g)	310	15,6 g	27,1 g	1,3 g	248	21,7 g
Knoblauch-Salami (Du darfst)	1 Sch. (10 g)	27	2,3 g	1,9 g	0,1 g	267	19 g

Lebensmittel	Pkg./Port./Stk. EL/Menge (g)	kcal/ Portion	Nährstoffgehalt pro Portion			Pro 100 Gramm	
			EW	Fett	KH	kcal	Fett
Knoblauch-Salami (Herta)	1 Port. (30 g)	97	7,5 g	7,5 g	0,3 g	322	25 g
Knoblauchwurst	1 Sch. (10 g)	45	2,2 g	4,1 g	0 g	453	41 g
Knoblauchwurst (Herta)	1 Port. (30 g)	136	5,4 g	12,9 g	0,3 g	454	43 g
Knofi (Wiesbauer)	1 Sch. (5 g)	22	1,3 g	1,9 g	Spuren	433	38 g
Krainer	1 Stk. (150 g)	497	17,6 g	47,8 g	0,3 g	331	31,9 g
Krakauer	1 Sch. (10 g)	14	2,2 g	0,6 g	0 g	142	6 g
Kümmelbraten	1 Sch. (30 g)	98	5 g	8,8 g	0 g	326	29,3 g
Kümmelkarree (Wiesbauer)	1 Sch. (10 g)	15	1,9 g	0,8 g	Spuren	153	8 g
Lachsschinken	1 Sch. (30 g)	60	7,2 g	3,3 g	0 g	201	11 g
Lachsschinken (Herta)	1 Port. (30 g)	37	8,1 g	0,3 g	0,3 g	123	2 g
Lamm-Salami (Eggelbusch)	1 Sch. (5 g)	15	0,8 g	1,3 g	Spuren	302	26 g
Landjäger	1 Sch. (10 g)	37	1,4 g	3,6 g	0 g	374	36 g
Landleberwurst (Du darfst)	1 Sch. (10 g)	28	1,4 g	2,1 g	0,2 g	280	21 g
Leberkäse	1 Port. (125 g)	374	19,7 g	32,9 g	0,7 g	299	26,3 g
Leberkäse	1 Sch. (40 g)	120	6,3 g	10,5 g	0,2 g	299	26,3 g
Leberpastete	1 Port. (30 g)	95	3,7 g	9 g	0,1 g	316	30 g
Leberstreichwurst	1 Port. (30 g)	96	4,2 g	8,9 g	0 g	320	29,7 g
Luftgetrocknete Mettwurst (Herta)	1 Port. (30 g)	136	5,4 g	12,6 g	0,3 g	454	42 g
Lyoner	1 Sch. (10 g)	24	1,5 g	2,1 g	0 g	243	21 g
Meister Schinken (Wiesbauer)	1 Sch. (10 g)	13	1,9 g	0,6 g	Spuren	125	6 g
Meisterhof Truthahnbierschinken (Sickendiek)	1 Sch. (4 g)	5	0,7 g	0,3 g	Spuren	135	7 g
Merano Speck (EAN)	1 Sch. (10 g)	33	2,8 g	2,1 g	Spuren	330	20,9 g
Mettwurst	1 Port. (30 g)	117	4,1 g	11,4 g	0 g	390	38 g

Lebensmittel	Pkg./Port./Stk. EL/Menge (g)	kcal/ Portion	Nährstoffgehalt pro Portion			Pro 100 Gramm	
			EW	Fett	KH	kcal	Fett
Mini Wine Würstchenkette (Meica)	1 Stk. (6 g)	14	0,7 g	1,3 g	Spuren	239	21 g
Mini Wini Geflügel-Kette (Meica)	1 Stk. (6 g)	11	0,8 g	0,9 g	Spuren	185	14,5 g
Mini Wini Singles (Meica)	1 Stk. (4 g)	10	0,5 g	0,8 g	Spuren	239	21 g
Mortadella	1 Sch. (30 g)	97	4,2 g	8,9 g	0,1 g	322	29,7 g
Mortadella mit Champignons (Rasting)	1 Sch. (10 g)	25	1,1 g	2,2 g	0,2 g	250	22,2 g
Münchner Weißwürstchen (Rasting)	1 Stk. (60 g)	167	7,1 g	15 g	0,9 g	279	25 g
Neuburger	1 Sch. (10 g)	23	1,1 g	2 g	Spuren	230	20 g
Oderberger	1 Sch. (10 g)	29	1,5 g	2,6 g	0 g	290	26 g
Ökoland Bratwurst	1 Stk. (21 g)	51	2,9 g	4,4 g	Spuren	245	21 g
Ökoland Delikatess-Currywurst	1 Stk. (67 g)	174	8 g	15,4 g	Spuren	259	23 g
Ökoland Delikatess-Käsegriller	1 Stk. (63 g)	165	10,1 g	13,9 g	Spuren	262	22,1 g
Ökoland Geflügel-Würstchen	1 Stk. (30 g)	65	4,2 g	5,4 g	Spuren	218	18 g
Ökoland Wiener	1 Stk. (40 g)	102	5,6 g	8,8 g	Spuren	254	22 g
Original Serrano-Schinken	1 Sch. (10 g)	27	3,1 g	1,6 g	Spuren	273	16 g
Original Wiener Dürre (doppelt geräuchert) (Wiesbauer)	1 Sch. (5 g)	20	0,9 g	1,8 g	0,1 g	395	36 g
Paprika-Chili-Lyoner (Zimbo)	1 Sch. (4 g)	2	0,5 g	Spuren	Spuren	61	0,8 g
Paprikalyoner (Zimbo)	1 Sch. (20 g)	55	2,4 g	5 g	0,2 g	277	25 g
Pariser	1 Sch. (10 g)	20	1,2 g	1,7 g	0 g	202	17 g
Parmaschinken (Beretta, Italien)	1 Sch. (10 g)	25	2,8 g	1,3 g	Spuren	250	13 g
Pfälzer Kräuterleberwurst (Herta)	1 Port. (30 g)	122	3,6 g	12 g	0,3 g	406	40 g
Pfälzer Leberwurst (Du darfst)	1 Sch. (10 g)	26	1,5 g	2,1 g	0,2 g	257	21 g
Pfeffi (Wiesbauer)	1 Sch. (5 g)	22	1,3 g	1,9 g	Spuren	433	38 g
Pikant Feine (Wiesbauer)	1 Sch. (10 g)	21	1 g	1,9 g	0,1 g	209	19 g

Lebensmittel	Pkg./Port./Stk. EL/Menge (g)	kcal/ Portion	Nährstoffgehalt pro Portion			Pro 100 Gramm	
			EW	Fett	KH	kcal	Fett
Pikantwurst	1 Sch. (10 g)	23	1,1 g	2 g	0 g	227	20 g
Polnische	1 Sch. (10 g)	32	1,7 g	2,8 g	0 g	319	28 g
Polnische Spezial (Weinviertler Winzerwurst) (Wiesbauer)	1 Sch. (10 g)	33	2,3 g	2,6 g	Spuren	326	26 g
Press-Schinken	1 Sch. (30 g)	60	6,3 g	3,9 g	0 g	200	13 g
Press-Wurst	1 Port. (100 g)	178	14,4 g	13,5 g	0 g	178	13,5 g
Prosciutto Cotto (Sauels)	1 Sch. (30 g)	33	5,7 g	0,9 g	0,3 g	109	3 g
Puszta Debrecine (Wiesbauer)	1 Paar (150 g)	498	19,5 g	47 g	0,5 g	332	31,3 g
Puten Debreziner (Stastnik)	1 Paar (120 g)	324	18 g	27,6 g	1,2 g	270	23 g
Puten Frankfurter (Stastnik)	1 Paar (125 g)	239	18,8 g	17,5 g	1,3 g	191	14 g
Puten Joghurt Pariser (Stastnik)	1 Sch. (10 g)	17	1,2 g	1,2 g	0,1 g	167	12 g
Puten Käsekrainer (Stastnik)	1 Stk. (110 g)	241	20,9 g	16,5 g	1,1 g	219	15 g
Puten Knacker (Stastnik)	1 Stk. (110 g)	210	15,4 g	16,5 g	1,1 g	191	15 g
Puten Leberkäse (Stastnik)	1 Sch. (40 g)	77	5,2 g	6 g	0,4 g	193	15 g
Puten Leberkäse (Stastnik)	1 Port. (125 g)	241	16,3 g	18,8 g	1,3 g	193	15 g
Puten Salami (Stastnik)	1 Sch. (5 g)	18	1,2 g	1,5 g	0,1 g	369	30 g
Puten Schwarzwälder (Stastnik)	1 Sch. (10 g)	16	1,9 g	0,9 g	0,1 g	161	9 g
Puten-Bratwurst (Hütthaler)	1 Stk. (150 g)	213	25,5 g	12 g	0,8 g	142	8 g
Puten-Brust gegrillt (Herta)	1 Port. (30 g)	32	6,3 g	0,6 g	0,3 g	106	2 g
Putenbrust mit Honig (Herta)	1 Port. (30 g)	33	6,6 g	0,3 g	0,3 g	110	2 g
Putenbrust natur (Herta)	1 Port. (30 g)	33	6,6 g	0,3 g	0,3 g	110	2 g
Putenbrust Schinken (Wiesbauer)	1 Sch. (10 g)	9	1,9 g	0,1 g	Spuren	90	1 g
Putenbrust, gegart (Nietfeld)	1 Port. (150 g)	167	31,5 g	4,5 g	1,5 g	111	3 g
Puten-Debreziner (Hütthaler)	1 Stk. (125 g)	210	23,4 g	12,5 g	0,6 g	168	10 g

Lebensmittel	Pkg./Port./Stk. EL/Menge (g)	kcal/ Portion	Nährstoffgehalt pro Portion			Pro 100 Gramm	
			EW	Fett	KH	kcal	Fett
Putenextra	1 Sch. (10 g)	17	1,1 g	1,4 g	0 g	167	14 g
Putenfleisch in Aspik	1 Port. (30 g)	38	7,2 g	0,9 g	0,2 g	125	3 g
Putenfrankfurter	1 Paar (98 g)	170	17,6 g	11 g	0 g	174	11,2 g
Puten-Käsewurst (Hütthaler)	1 Sch. (10 g)	20	2 g	1,3 g	0,1 g	199	13 g
Putenknacker	1 Stk. (125 g)	239	16,3 g	19,6 g	0 g	192	15,7 g
Puten-Krakauer (Hütthaler)	1 Sch. (10 g)	12	1,7 g	0,6 g	0 g	124	6 g
Puten-Lachsrauchfleisch (Zimbo)	1 Sch. (15 g)	17	3,5 g	0,3 g	0,2 g	114	2 g
Putenleberkäse	1 Sch. (40 g)	68	4,6 g	5,6 g	0 g	170	14 g
Putenleberwurst mit Ballststoffen (Du darfst)	1 Sch. (10 g)	22	1,4 g	1,8 g	0,1 g	222	18 g
Puten-Pariser (Hütthaler)	1 Sch. (10 g)	20	1,3 g	1,5 g	0,2 g	195	15 g
Puten-Polnische (Hütthaler)	1 Sch. (10 g)	17	2 g	0,1 g	0,1 g	172	1 g
Putensalami (Du darfst)	1 Sch. (10 g)	26	2,2 g	1,9 g	0,1 g	263	19 g
Putenschinken „leicht" (Wiesbauer)	1 Sch. (10 g)	9	1,9 g	0,1 g	Spuren	90	1 g
Puten-Toastschinken (Hütthaler)	1 Sch. (30 g)	34	5,7 g	1,2 g	0,2 g	114	4 g
Rauch-Schinken (Herta)	1 Port. (30 g)	31	6,3 g	0,6 g	0,3 g	111	3 g
Rauchspeck (Wiesbauer)	1 Sch. (10 g)	31	1,5 g	2,7 g	Spuren	307	27 g
Reine Pute (Wiesbauer)	1 Sch. (10 g)	21	2 g	1,4 g	Spuren	206	14 g
Reinert Parmesali Salami	1 Sch. (5 g)	16	1,1 g	1,3 g	Spuren	326	26 g
Reinert Pfeffersalami	1 Sch. (5 g)	16	1,1 g	1,3 g	Spuren	326	26 g
Reinert Sommerwurst fein	1 Sch. (10 g)	34	2,1 g	2,8 g	0,1 g	340	28 g
Rindfleisch in Aspik (Rasting)	1 Port. (100 g)	89	14,4 g	1,9 g	3,5 g	89	1,9 g
Rindswürstchen (Meica)	1 Stk. (42 g)	76	5,5 g	5,9 g	0,2 g	182	14 g
Rostbratwurst (Herta)	1 Stk. (80 g)	254	10,4 g	23,2 g	0,8 g	317	29 g

Lebensmittel	Pkg./Port./Stk. EL/Menge (g)	kcal/ Portion	Nährstoffgehalt pro Portion			Pro 100 Gramm	
			EW	Fett	KH	kcal	Fett
Rostbratwurst Fränkische Art (Herta)	1 Stk. (25 g)	63	3,5 g	5,5 g	0,3 g	250	22 g
Röst-Schinken (Herta)	1 Port. (30 g)	31	6,3 g	0,6 g	0,3 g	111	3 g
Rügenwalder Teewurst fein, kurz (Rügenwalder)	1 Port. (30 g)	128	4,2 g	11,7 g	0,3 g	426	39 g
Rügenwalder Teewurst grob, kurz (Rügenwalder)	1 Port. (30 g)	107	4,5 g	9,3 g	0,3 g	356	31 g
Rügenwalder Teewurst mit Truthahn fein (Rügenwalder)	1 Port. (30 g)	124	3,9 g	11,4 g	0,3 g	412	38 g
Rügenwalder Teewurst mit Truthahn grob (Rügenwalder)	1 Port. (30 g)	116	4,2 g	10,5 g	0,3 g	388	35 g
Saft-Bockwurst/Eigenhaut (Meica)	1 Stk. (50 g)	120	6 g	10,5 g	0,3 g	239	21 g
Saftige Fleischwurst (Herta)	1 Port. (30 g)	87	3,3 g	8,1 g	0,3 g	291	27 g
Saftige Geflügel-Fleischwurst (Herta)	1 Port. (30 g)	72	3,6 g	6,3 g	0,3 g	241	21 g
Salami	1 Sch. (5 g)	24	1,2 g	2,2 g	0 g	479	44 g
Salami (Du darfst)	1 Sch. (10 g)	26	2,2 g	1,9 g	0,1 g	263	19 g
Salami dAuvergne (Herta)	1 Port. (30 g)	143	7,5 g	12,6 g	0,3 g	478	42 g
Salami Parmesan (Herta)	1 Port. (30 g)	119	6,9 g	10,2 g	0,3 g	398	34 g
Salami Tramezzini (Herta)	1 Port. (30 g)	130	7,2 g	11,4 g	0,3 g	434	38 g
Salzburger Braten (Wiesbauer)	1 Sch. (10 g)	19	1,7 g	1,4 g	Spuren	194	14 g
Saunaschinken	1 Sch. (30 g)	42	5,8 g	2 g	0 g	139	6,7 g
Schinken, gekocht	1 Sch. (30 g)	38	6,3 g	1,4 g	0 g	126	4,7 g
Schinken, roh	1 Sch. (30 g)	41	6,4 g	1,7 g	0 g	136	5,7 g
Schinkenspicker (Rügenwalder)	1 Sch. (10 g)	20	1,8 g	1,3 g	0,1 g	201	13 g
Schinken-Tradition (Herta)	1 Port. (30 g)	33	6 g	0,9 g	0,3 g	111	3 g
Schinkenwurst	1 Sch. (10 g)	12	1,9 g	0,4 g	0 g	118	4 g
Schinkenwurst (Zimbo)	1 Sch. (20 g)	55	2,4 g	5 g	0,2 g	277	25 g
Schinkenwurst mit Olivenöl (Zimbo)	1 Sch. (25 g)	48	3,2 g	3,8 g	0,3 g	190	15 g

Lebensmittel	Pkg./Port./Stk. EL/Menge (g)	kcal/ Portion	Nährstoffgehalt pro Portion			Pro 100 Gramm	
			EW	Fett	KH	kcal	Fett
Schinkenwürstchen im Saitling (Meica)	1 Stk. (42 g)	104	5 g	8,8 g	0,2 g	239	21 g
Schlesische Gebackene Spanferkelsülze (Dieter Hein)	1 Port. (100 g)	132	17,3 g	7 g	0,1 g	132	7 g
Schnittlauch-Leberwurst (Du darfst)	1 Sch. (10 g)	26	1,4 g	2,1 g	0,3 g	255	21 g
Spargel Schinken (Wiesbauer)	1 Sch. (10 g)	12	1,9 g	0,5 g	Spuren	121	5 g
Speck (Frühstücksspeck), durchwachsen	1 Sch. (10 g)	70	0,5 g	7,7 g	0 g	697	77 g
Speck roh, geräuchert	1 Sch. (10 g)	80	0,3 g	8,9 g	0 g	796	89 g
Südtiroler Markenspeck (Senfter)	1 Sch. (10 g)	31	3,1 g	2 g	Spuren	306	19,9 g
Teewurst (Du darfst)	1 Sch. (10 g)	31	1,5 g	2,7 g	0,1 g	307	27 g
Teewurst (Herta)	1 Port. (30 g)	121	3,9 g	11,7 g	0,3 g	404	39 g
Thüringer Frühstücksfleisch (Zimbo)	1 Sch. (16 g)	28	2,2 g	2 g	0,2 g	173	12,5 g
Thüringer Knusperschinken (Zimbo)	1 Sch. (30 g)	40	6,3 g	1,5 g	0,3 g	133	5 g
Thüringer Leberwurst (Zimbo)	1 Port. (30 g)	111	3,9 g	10,5 g	0,3 g	371	35 g
Thüringer Rostbratwurst (Zimbo)	1 Stk. (75 g)	214	10,5 g	18,8 g	0,8 g	285	25 g
Tiroler	1 Sch. (12 g)	35	2,5 g	2,8 g	0 g	294	23,3 g
Tiroler Bauchspeck (Brett'l Speck) (Wiesbauer)	1 Sch. (10 g)	45	2,3 g	4 g	Spuren	448	40 g
Tiroler Jagdwurst (Zimbo)	1 Sch. (4 g)	9	0,6 g	0,7 g	Spuren	226	18 g
Tiroler Karreespeck (Wiesbauer)	1 Sch. (10 g)	26	3,1 g	1,6 g	Spuren	263	16 g
Tiroler Schinkenspeck (Wiesbauer)	1 Sch. (10 g)	34	2,9 g	2,5 g	Spuren	338	25 g
Toastblock	1 Sch. (30 g)	37	5,6 g	1,5 g	0,2 g	123	5 g
Toastschinken	1 Sch. (30 g)	35	5,9 g	1,3 g	0 g	118	4,3 g
Torfstecher (Meica)	1 Stk. (83 g)	237	12 g	20,8 g	0,4 g	285	25 g
Trueman's American Style Hot Dog Chicken (Meica)	1 Stk. (50 g)	89	6,3 g	7 g	0,3 g	178	14 g
Trueman's American Style Hot Dog Original (Meica)	1 Stk. (50 g)	95	6,5 g	7,5 g	0,3 g	189	15 g

Lebensmittel	Pkg./Port./Stk. EL/Menge (g)	kcal/ Portion	Nährstoffgehalt pro Portion			Pro 100 Gramm	
			EW	Fett	KH	kcal	Fett
Truthahn Bratwürstel (Hermine Wech's)	1 Stk. (44 g)	82	6,6 g	6,2 g	0 g	186	14,1 g
Truthahn Brust, geräuchert natur (Hermine Wech's)	1 Sch. (10 g)	11	2,2 g	0,2 g	0 g	106	2 g
Truthahn Extra Pikant (Hermine Wech's)	1 Sch. (10 g)	19	1,5 g	1,4 g	0 g	186	14 g
Truthahn Extrawurst (Hermine Wech's)	1 Sch. (10 g)	19	1,5 g	1,4 g	0 g	186	14 g
Truthahn Frühlingsgelee (Hermine Wech's)	1 Port. (100 g)	97	13 g	5 g	0,1 g	97	5 g
Truthahn Frühlingspikante (Hermine Wech's)	1 Sch. (10 g)	18	1,7 g	1,2 g	0 g	176	12 g
Truthahn Gelee (Hermine Wech's)	1 Port. (100 g)	100	14,7 g	4,3 g	0,1 g	100	4,3 g
Truthahn Käse-Extra (Hermine Wech's)	1 Sch. (10 g)	20	1,7 g	1,5 g	0,1 g	203	15 g
Truthahn Käsewurst (Hermine Wech's)	1 Sch. (10 g)	19	2,1 g	1,2 g	0 g	192	12 g
Truthahn Krakauer (Hermine Wech's)	1 Sch. (10 g)	14	1,8 g	0,8 g	0 g	144	8 g
Truthahn Leberkäse (Hermine Wech's)	1 Sch. (40 g)	74	6 g	5,6 g	0 g	186	14 g
Truthahn Leberkäse (Hermine Wech's)	1 Port. (125 g)	233	18,8 g	17,5 g	0,1 g	186	14 g
Truthahn Mini-Brust-Schinken (Hermine Wech's)	1 Port. (30 g)	31	6,3 g	0,6 g	0 g	102	2 g
Truthahn Mini-Käsekrainer (Hermine Wech's)	1 Stk. (20 g)	37	3 g	2,8 g	0 g	186	14 g
Truthahn Mini-Oberkeulen-Schinken (Hermine Wech's)	1 Port. (30 g)	34	5,7 g	1,2 g	0 g	112	4 g
Truthahn Pariser (Hermine Wech's)	1 Sch. (10 g)	19	1,5 g	1,4 g	0 g	186	14 g
Truthahn Polnische (Hermine Wech's)	1 Sch. (10 g)	16	2 g	0,9 g	0 g	161	9 g
Truthahn Roller, geräuchert (Hermine Wech's)	1 Sch. (30 g)	44	6,3 g	2,1 g	0 g	147	7 g
Truthahn Salatwurst (Hermine Wech's)	1 Sch. (30 g)	56	4,5 g	4,2 g	0 g	186	14 g
Truthahn Streichwurst (Hermine Wech's)	1 Port. (30 g)	74	5,1 g	6 g	0 g	248	20 g
Truthahn Wiener (Hermine Wech's)	1 Sch. (10 g)	16	2 g	0,9 g	0 g	161	9 g
Truthahn-Bierschinken (Wiesenhof)	1 Sch. (30 g)	47	4,8 g	3 g	0,3 g	158	10 g
Truthahngrillwurst (Rasting)	1 Stk. (80 g)	219	11 g	19 g	1 g	274	23,8 g

Lebensmittel	Pkg./Port./Stk. EL/Menge (g)	kcal/ Portion	Nährstoffgehalt pro Portion			Pro 100 Gramm	
			EW	Fett	KH	kcal	Fett
Truthahnmortadella	1 Sch. (10 g)	24	1,3 g	2 g	0,1 g	236	20 g
Truthahn-Pfeffersalami (Wiesenhof)	1 Sch. (10 g)	28	2,3 g	2 g	0,1 g	276	20 g
Truthahnwiener (Wiesenhof)	1 Sch. (10 g)	26	1,4 g	2,2 g	0,1 g	262	22 g
Verfeinerte Putenbrust (Herta)	1 Port. (30 g)	30	6,6 g	0,3 g	0,3 g	101	1 g
Waldpilz-Leberwurst (Du darfst)	1 Sch. (10 g)	26	1,5 g	2,1 g	0,2 g	257	21 g
Waldviertler	1 Sch. (10 g)	35	2,2 g	2,9 g	0 g	345	29 g
WeightWatchers Fleischkäse	1 Sch. (10 g)	19	1,4 g	1,4 g	0,3 g	188	13,5 g
WeightWatchers Leberpastete	1 Sch. (10 g)	24	1,7 g	1,8 g	0,4 g	238	17,5 g
WeightWatchers Salami	1 Sch. (10 g)	25	2,2 g	1,7 g	Spuren	248	16,5 g
Weißwurst Münchner	1 Stk. (125 g)	362	19,4 g	31,8 g	0,4 g	289	25,4 g
Weißwürstchen in Lake (Rasting)	1 Stk. (60 g)	167	7,1 g	15 g	0,9 g	279	25 g
Wellness Extra (Berger)	1 Sch. (10 g)	12	1,4 g	0,6 g	0,5 g	115	6 g
Wellness Extra mit Karotten (Berger)	1 Sch. (10 g)	11	1,4 g	0,6 g	0,5 g	113	6 g
Wellness Käsewurst (Berger)	1 Sch. (10 g)	17	2,2 g	0,9 g	0,4 g	174	9 g
Wellness Krakauer (Berger)	1 Sch. (10 g)	9	1,8 g	0,2 g	0,5 g	91	2 g
Westfäler Saftschinken (Herta)	1 Port. (30 g)	33	6 g	0,9 g	0,3 g	111	3 g
Westfälische Cervelatwurst (Zimbo)	1 Sch. (15 g)	51	2,6 g	4,5 g	0,2 g	342	30 g
Westfälische Katenschinkenwürfel (Zimbo)	1 Port. (30 g)	65	7,2 g	3,9 g	0,2 g	215	13 g
Westfälische Putensalami (Zimbo)	1 Sch. (5 g)	16	0,9 g	1,4 g	Spuren	327	28 g
Westfälische Putensalami (Zimbo)	1 Sch. (15 g)	49	2,7 g	4,2 g	0,1 g	327	28 g
Westfälische Salami (Zimbo)	1 Sch. (5 g)	16	1 g	1,4 g	Spuren	327	27 g
Westfälischer Frühstücksschinken (Zimbo)	1 Sch. (10 g)	25	2,2 g	1,8 g	0,1 g	250	17,5 g
Westfälischer Kernschinken, luftgetrocknet (Zimbo)	1 Sch. (15 g)	38	3,8 g	2,6 g	Spuren	254	17 g

Lebensmittel	Pkg./Port./Stk. EL/Menge (g)	kcal/ Portion	Nährstoffgehalt pro Portion			Pro 100 Gramm	
			EW	Fett	KH	kcal	Fett
Wiener	1 Sch. (10 g)	30	1,4 g	2,8 g	0 g	302	28 g
Wiener Heurigen Krakauer (Wiesbauer)	1 Sch. (10 g)	25	2,1 g	1,8 g	Spuren	247	18 g
Wiener Krustenbraten (Wiesbauer)	1 Sch. (10 g)	17	1,8 g	0,9 g	Spuren	166	9 g
Wiener Kümmelbraten (Wiesbauer)	1 Port. (30 g)	94	6 g	7,8 g	Spuren	314	26 g
Wiener Pikantschinken (Wiesbauer)	1 Sch. (10 g)	9	1,8 g	0,2 g	Spuren	85	2 g
Wiener Sacherwürstel (Wiesbauer)	1 Paar (150 g)	401	18,2 g	35,9 g	1,4 g	267	23,9 g
Wiener Würstchen im Saitling (Meica)	1 Stk. (45 g)	108	5,4 g	9,5 g	0,2 g	239	21 g
Wildschwein-Salami (Eggelbusch)	1 Sch. (5 g)	15	1 g	1,3 g	Spuren	305	25 g
Würstchen Frankfurter Art (Meica)	1 Stk. (42 g)	100	5 g	8,8 g	0,2 g	239	21 g
Würstchen Frankfurter Art im Saitling (Meica)	1 Stk. (50 g)	120	6 g	10,5 g	0,3 g	239	21 g
Zungenwurst (Rasting)	1 Sch. (10 g)	26	2,1 g	1,9 g	0,2 g	262	18,8 g
Zwiebelmetwurst (Rastinger)	1 Port. (30 g)	60	5 g	4,1 g	0,7 g	199	13,8 g

Fisch, Schalentiere, Meeresfrüchte

Lebensmittel	Pkg./Port./Stk. EL/Menge (g)	kcal/ Portion	Nährstoffgehalt pro Portion			Pro 100 Gramm	
			EW	Fett	KH	kcal	Fett
FISCH, FRISCH							
Aal	1 Port. (150 g)	416	22,5 g	36,7 g	0 g	277	24,5 g
Alaska-Seelachs	1 Port. (150 g)	118	25,1 g	1,2 g	0 g	79	0,8 g
Austern	1 Stk. (20 g)	13	1,8 g	0,2 g	0,8 g	63	1 g
Bachsaibling	1 Port. (150 g)	145	28,8 g	3,2 g	0 g	97	2,1 g
Barsch	1 Port. (150 g)	123	27,6 g	1,2 g	0 g	82	0,8 g
Bückling	1 Port. (150 g)	326	28,7 g	23,7 g	0 g	217	15,8 g
Dorsch (Stockfisch, Kabeljau)	1 Port. (150 g)	115	26,1 g	1 g	0 g	77	0,7 g
Fischrogen	1 TL (5 g)	7	1,3 g	0,2 g	0,1 g	139	4 g
Flunder	1 Port. (150 g)	143	24,7 g	4,8 g	0 g	95	3,2 g
Flusskrebs	100 g	90	18,7 g	1,1 g	1,2 g	90	1,1 g
Forelle	1 Port. (150 g)	170	30,8 g	5 g	0 g	113	3,3 g
Forelle, geräuchert	1 Port. (75 g)	90	16,3 g	2,7 g	0 g	120	3,6 g
Garnele	1 Stk. (30 g)	30	6,1 g	0,5 g	0,3 g	101	1,7 g
Goldbrasse (Dorade)	1 Port. (150 g)	144	29,6 g	1,5 g	0 g	96	1 g
Hecht	1 Port. (150 g)	123	27,6 g	1,3 g	0 g	82	0,9 g
Heilbutt	1 Port. (150 g)	145	30,2 g	2,6 g	0 g	97	1,7 g
Hering	1 Port. (150 g)	310	27,3 g	22,5 g	0 g	207	15 g

Lebensmittel	Pkg./Port./Stk. EL/Menge (g)	kcal/ Portion	Nährstoffgehalt pro Portion			Pro 100 Gramm	
			EW	Fett	KH	kcal	Fett
Hering mager	1 Port. (150 g)	177	27,2 g	7,5 g	0 g	118	5 g
Hering mager, geräuchert	1 Port. (75 g)	94	14,4 g	4 g	0 g	125	5,3 g
Hering, geräuchert	1 Port. (75 g)	163	14,4 g	11,8 g	0 g	217	15,7 g
Hummer	1 Port. (125 g)	108	23,5 g	1,1 g	0,6 g	86	0,9 g
Jakobsmuscheln	1 Port. (125 g)	96	13,9 g	1,1 g	7,4 g	77	0,9 g
Karpfen	1 Port. (150 g)	173	27 g	7,2 g	0 g	116	4,8 g
Kaviar	1 TL (5 g)	13	1,3 g	0,8 g	0,2 g	259	16 g
Kaviarersatz	1 Port. (30 g)	31	5,4 g	0,8 g	0,5 g	102	2,7 g
Klaffmuschel	1 Port. (125 g)	81	13,1 g	1,6 g	3,2 g	65	1,3 g
Klippfisch	1 Port. (125 g)	198	45 g	1,7 g	0 g	158	1,4 g
Köhler (Seelachs)	1 Port. (150 g)	123	27,5 g	1,3 g	0 g	82	0,9 g
Krabben, ausgelöst	100 g	91	18,6 g	1,4 g	0,7 g	91	1,4 g
Lachs	1 Port. (150 g)	196	27,6 g	9,5 g	0 g	131	6,3 g
Lachs, geräuchert	1 Port. (75 g)	104	14,6 g	5 g	0 g	138	6,7 g
Lachsersatz	1 Port. (75 g)	113	14,6 g	6 g	0 g	150	8 g
Langschwanz-Seehecht (Hoki)	1 Port. (150 g)	125	25,4 g	2,9 g	0 g	83	1,9 g
Languste	1 Stk. (15 g)	15	3,1 g	0,2 g	0,2 g	102	1,3 g
Makrele	1 Port. (150 g)	274	28,5 g	17,8 g	0 g	182	11,9 g
Makrele, geräuchert	1 Port. (75 g)	144	15 g	9,4 g	0 g	192	12,5 g
Makrelenfilet	1 Port. (150 g)	290	30 g	18,8 g	0 g	193	12,5 g
Matjesfilet	1 Stk. (80 g)	190	12,1 g	15,7 g	0,5 g	237	19,6 g
Matjeshering, geräuchert	1 Port. (75 g)	215	14,3 g	17,7 g	0 g	286	23,6 g
Miesmuschel	1 Port. (125 g)	84	12,3 g	1,7 g	4,6 g	67	1,4 g

Lebensmittel	Pkg./Port./Stk. EL/Menge (g)	kcal/ Portion	Nährstoffgehalt pro Portion			Pro 100 Gramm	
			EW	Fett	KH	kcal	Fett
Petersfisch	1 Port. (150 g)	134	28,5 g	2,1 g	0 g	89	1,4 g
Pfeilhecht	1 Port. (150 g)	162	31,5 g	3,9 g	0 g	108	2,6 g
Pilgermuschel	1 Port. (125 g)	100	19,5 g	1 g	3 g	80	0,8 g
Räucheraal	1 Port. (70 g)	205	11,1 g	17,9 g	0 g	293	25,6 g
Räucherlachs	1 Port. (70 g)	175	20 g	8,5 g	5 g	251	12,1 g
Renke	1 Port. (150 g)	153	27 g	4,8 g	0 g	102	3,2 g
Rotbarsch	1 Port. (150 g)	161	27,9 g	5,4 g	0 g	108	3,6 g
Roter Schnapper	1 Port. (150 g)	156	30 g	3,9 g	0 g	104	2,6 g
Rotzunge	1 Port. (150 g)	106	23,3 g	1,4 g	0 g	71	0,9 g
Sardelle	1 Port. (150 g)	153	30,2 g	3,4 g	0 g	102	2,3 g
Sardellenpaste	1 TL (5 g)	10	0,8 g	0,6 g	0,4 g	195	12 g
Sardine	1 Port. (150 g)	178	29,1 g	6,8 g	0 g	119	4,5 g
Schellfisch	1 Port. (150 g)	117	26,9 g	0,9 g	0 g	78	0,6 g
Schildmakrele	1 Port. (150 g)	197	30,1 g	8,4 g	0 g	131	5,6 g
Schillerlocken	1 Port. (75 g)	227	16 g	18,1 g	0 g	302	24,1 g
Schleie	1 Port. (150 g)	118	27 g	1,1 g	0 g	78	0,7 g
Schnecke	1 Port. (50 g)	32	6,4 g	0,2 g	1 g	64	0,4 g
Scholle	1 Port. (150 g)	134	26,9 g	2,8 g	0 g	90	1,9 g
Schwarzer Heilbutt	1 Port. (150 g)	264	19,8 g	20,8 g	0 g	176	13,9 g
Schwertfisch	1 Port. (150 g)	174	29,7 g	6 g	0 g	116	4 g
Seehecht	1 Port. (150 g)	139	25,8 g	3,8 g	0 g	92	2,5 g
Seelachs, geräuchert	1 Port. (75 g)	104	14,6 g	5 g	0 g	138	6,7 g
Seeteufel	1 Port. (150 g)	111	22,4 g	2,3 g	0 g	74	1,5 g

Lebensmittel	Pkg./Port./Stk. EL/Menge (g)	kcal/ Portion	Nährstoffgehalt pro Portion			Pro 100 Gramm	
			EW	Fett	KH	kcal	Fett
Seewolf (Wolfsfisch, Steinbeißer)	1 Port. (150 g)	144	26,4 g	4,2 g	0 g	96	2,8 g
Seezunge	1 Port. (150 g)	125	26,3 g	2,1 g	0 g	83	1,4 g
Shrimps	100 g	91	18,6 g	1,4 g	0,7 g	91	1,4 g
Sprotte	1 Port. (150 g)	322	25 g	24,9 g	0 g	215	16,6 g
Sprotte, geräuchert	1 Port. (75 g)	169	13,2 g	13,1 g	0 g	226	17,5 g
Steinbutt	1 Port. (150 g)	125	25 g	2,6 g	0 g	83	1,7 g
Stremellachs	1 Port. (70 g)	172	16,9 g	11,5 g	0,1 g	245	16,4 g
Tilapia	1 Port. (150 g)	140	29,3 g	1,5 g	0 g	93	1 g
Tintenfisch	1 Port. (150 g)	122	23,8 g	1,5 g	3 g	81	1 g
Tunfisch	1 Port. (150 g)	333	33 g	22,5 g	0 g	222	15 g
Venusmuschel	1 Port. (125 g)	96	13,9 g	1,1 g	7,4 g	77	0,9 g
Weißlachs	1 Port. (150 g)	211	29,9 g	10,2 g	0 g	141	6,8 g
Wels	1 Port. (150 g)	243	22,9 g	16,9 g	0 g	162	11,3 g
Wittling	1 Port. (150 g)	113	25,5 g	1 g	0 g	75	0,7 g
Zander	1 Port. (150 g)	127	28,8 g	1,1 g	0 g	84	0,7 g
FISCH, TIEFGEKÜHLT							
Dorsch Filet (Iglo)	1/2 Pkg. (200 g)	148	35 g	1 g	0 g	74	0,5 g
Dorsch, paniert (Iglo)	1/2 Pkg. (200 g)	258	24 g	2 g	36 g	129	1 g
Fischnuggets in Backteig (Iglo)	1/2 Pkg. (150 g)	342	18 g	18 g	27 g	228	12 g
Fischstäbchen (Iglo)	1/2 Pkg. (150 g)	288	19,5 g	12 g	25,5 g	192	8 g
Fischstäbchen (Iglo)	1 Stk. (30 g)	58	3,9 g	2,4 g	5,1 g	192	8 g
Hoko (Iglo)	1/2 Pkg. (200 g)	172	34 g	4 g	0 g	86	2 g

Lebensmittel	Pkg./Port./Stk. EL/Menge (g)	kcal/ Portion	Nährstoffgehalt pro Portion			Pro 100 Gramm	
			EW	Fett	KH	kcal	Fett
Neuseeländischer Petersfisch Naturfilet (Iglo)	1/2 Pkg. (175 g)	166	22,8 g	0 g	0 g	95	0 g
Polar Dorsch, grätenfrei (Iglo)	1/2 Pkg. (200 g)	158	35 g	2 g	0 g	79	1 g
Polar Dorsch, paniert (Iglo)	1/2 Pkg. (200 g)	260	26 g	1,4 g	36 g	130	0,7 g
Riesengarnelenschwänze, geschält (Gelima)	1 Pkg. (250 g)	125	27,8 g	1,5 g	0,3 g	50	0,6 g
Scholle, paniert (Iglo)	1/2 Pkg. (150 g)	216	20 g	4,5 g	27,8 g	144	3 g
Scholle, Naturfilets (Iglo)	1/2 Pkg. (150 g)	113	23,3 g	1,5 g	1,5 g	75	1 g
Seehecht Naturfilets (Iglo)	1/2 Pkg. (200 g)	148	34 g	0 g	0 g	74	0 g
Seelachs, grätenfrei (Iglo)	1/2 Pkg. (200 g)	158	17,5 g	2 g	0 g	79	1 g
Wildlachs Naturfilets (Iglo)	1/2 Pkg. (126 g)	144	25,2 g	4,8 g	0 g	115	3,8 g
Zander Naturfilets (Iglo)	1/2 Pkg. (175 g)	114	28 g	0 g	0 g	65	0 g
FISCHKONSERVEN							
Anschovis Filet in Olivenöl mit Kapern (Mayflower)	1 Dose (50 g)	113	14,5 g	1 g	0 g	226	2 g
Bismarckhering Konserve, abgetropft	1 Stk. (125 g)	225	19,3 g	14,6 g	4 g	180	11,7 g
Eismeer Krabben (Mayflower)	1 Dose (100 g)	110	23 g	1,5 g	0,1 g	110	1,5 g
Garnelen (Vier Diamanten)	1 Dose (180 g)	139	30,6 g	1,3 g	1,1 g	77	0,7 g
Geräucherte Dorschleber (Bornholms)	1 Dose (120 g)	492	9,6 g	48 g	1,2 g	410	40 g
Hering in Öl	1 Port. (50 g)	167	7,1 g	15,7 g	0 g	335	31,4 g
Krabbenfleisch (Vier Diamanten)	1 Dose (180 g)	126	28,8 g	0,2 g	2,2 g	70	0,1 g
Lachs Konserve, in Öl	1 Port. (50 g)	138	7,2 g	12,3 g	0 g	276	24,6 g
Makrelenfilet in eigenem Saft und Aufguss (John West)	1 Dose (90 g)	210	18 g	15,3 g	0 g	233	17 g
Makrelenfilet in Pflanzenöl (Spar)	1 Dose (125 g)	248	33,8 g	12,5 g	0 g	198	10 g
Matjeshering, Konserve, in Öl	1 Port. (50 g)	194	7,1 g	18,6 g	0 g	388	37,2 g

Lebensmittel	Pkg./Port./Stk. EL/Menge (g)	kcal/ Portion	Nährstoffgehalt pro Portion			Pro 100 Gramm	
			EW	Fett	KH	kcal	Fett
Pacific Shrimps (Nautilus)	1 Dose (121 g)	121	25,4 g	1,1 g	2,4 g	100	0,9 g
Rosa Wildlachs (Vier Diamanten)	1 Dose (180 g)	225	32,9 g	10,1 g	0 g	124	5,6 g
Sardellenfilet, Konserve	1 Stk. (4 g)	3	0,6 g	0,1 g	0 g	80	2,5 g
Sardine, Konserve, in Öl	1 Port. (50 g)	133	7,6 g	11,6 g	0 g	266	23,2 g
Sardinen in Pflanzenöl (Spar)	1 Dose (125 g)	284	25 g	22,8 g	0 g	227	18,2 g
Sardinen-Filets in nativem Olivenöl (Atlantica)	1 Dose (100 g)	356	19,4 g	30,9 g	Spuren	356	30,9 g
Thunfisch à la Mexicana (Vier Diamanten)	1 Dose (185 g)	300	20,7 g	16,7 g	16,7 g	162	9 g
Thunfisch geräuchert (Vier Diamanten)	1 Dose (185 g)	403	42,6 g	25,9 g	0 g	218	14 g
Thunfisch in Curry Sauce (Vier Diamanten)	1 Dose (185 g)	270	22 g	14,8 g	12,2 g	146	8 g
Thunfisch in Öl (Vier Diamanten)	1 Dose (195 g)	404	50,7 g	22,2 g	0 g	207	11,4 g
Thunfisch in Olivenöl (Rio mare)	1 Dose (160 g)	644	28 g	59,2 g	0 g	403	37 g
Thunfisch in Thai Sauce (Vier Diamanten)	1 Dose (185 g)	250	30,3 g	12,4 g	4,3 g	135	6,7 g
Thunfisch in Tomatensauce (Vier Diamanten)	1 Dose (185 g)	192	23,1 g	6,5 g	10,5 g	104	3,5 g
Thunfisch naturale ohne Öl (Rio mare)	1 Dose (160 g)	171	40 g	1,3 g	0 g	107	0,8 g
Thunfisch naturell (Vier Diamanten)	1 Dose (195 g)	228	50,7 g	2,7 g	0 g	117	1,4 g
Thunfisch pikant (John West)	1 Dose (185 g)	222	23,1 g	8,3 g	13,5 g	120	4,5 g
Thunfisch pikant (Vier Diamanten)	1 Dose (185 g)	185	23,1 g	3,9 g	14,2 g	100	2,1 g
Thunfischstück in eigenem Saft und Aufguss (John West)	1 Dose (185 g)	209	50 g	0,9 g	0 g	113	0,5 g
Tunfisch in Öl	1 Port. (50 g)	174	8,6 g	15,7 g	0 g	347	31,4 g
Tunfisch in Öl, abgetropft	1 Port. (50 g)	111	10,3 g	7,8 g	0 g	222	15,6 g
Tunfisch ohne Öl	1 Port. (50 g)	58	12,6 g	0,7 g	0 g	115	1,4 g

Milch, Milchprodukte, Ei

Lebensmittel	Pkg./Port./Stk. EL/Menge (g)	kcal/ Portion	Nährstoffgehalt pro Portion			Pro 100 Gramm	
			EW	Fett	KH	kcal	Fett
MILCH, MILCHPRODUKTE							
Acidophilus Milch 3, 6 % Fett	1/4 l	160	8,3 g	9 g	9,8 g	64	3,6 g
Bifidus Milch 3,8 % Fett	1/4 l	168	8,3 g	9,5 g	10 g	67	3,8 g
Buttermilch 0,5 % Fett	1/4 l	90	8 g	1,2 g	10 g	36	0,5 g
Buttermilch 1 % Fett	1/4 l	108	9 g	2,5 g	11,8 g	43	1 g
Buttermilch Erdbeer-Himbeer (Ja! Natürlich)	1/4 l	178	7,8 g	2,3 g	30 g	71	0,9 g
Buttermilch Heidelbeer (Ja! Natürlich)	1/4 l	173	7,5 g	2,3 g	29,3 g	69	0,9 g
Buttermilch Orange-Sanddorn (Ja! Natürlich)	1/4 l	193	8,3 g	2,5 g	33 g	77	1 g
Crème double (Dr. Oetker)	1EL (15 g)	61	0,4 g	6,5 g	0,4 g	408	43 g
Crème fraîche 36 % Fett	1 EL (15 g)	51	0,4 g	5,4 g	0,3 g	338	36 g
Crème fraîche mit Kräutern	1 EL (15 g)	47	0,3 g	4,9 g	0,4 g	312	32,7 g
Crème fraiche Knoblauch (Dr. Oetker)	1 EL (15 g)	43	0,4 g	4,3 g	0,7 g	284	28,3 g
Crème fraiche légère (Dr. Oetker)	1 Be. (150 g)	255	5,4 g	22,7 g	7,4 g	170	15,1 g
Crème légère (Dr. Oetker)	1 EL (15 g)	26	0,5 g	2,3 g	0,7 g	170	15,1 g
Diät Frucht Buttermilch Erdbeer (Müller Milch)	1 Be. (500 g)	175	15 g	2 g	24,5 g	35	0,4 g
Diät Frucht Buttermilch Multi-Vitamin (Müller Milch)	1 Be. (500 g)	210	15,5 g	2,5 g	31,5 g	42	0,5 g
Dickmilch 10 % Fett	1/4 l	296	7,8 g	25 g	9,3 g	119	10 g

Lebensmittel	Pkg./Port./Stk. EL/Menge (g)	kcal/ Portion	Nährstoffgehalt pro Portion			Pro 100 Gramm	
			EW	Fett	KH	kcal	Fett
Dickmilch, entrahmt	1/4 l	80	8,8 g	0,3 g	10,5 g	32	0,1 g
Dickmilch mit Frucht	1/4 l	242	7,5 g	7,5 g	35 g	97	3 g
Dickmilch mit Frucht, fettarm	1/4 l	208	7,5 g	2,5 g	35 g	83	1 g
Dickmilch 3,5 % Fett	1/4 l	153	8,3 g	8,8 g	10 g	61	3,5 g
Dickmilch, Bio (Heirler)	1 Be. (500 ml)	305	16,5 g	17,5 g	20 g	61	3,3 g
Die Leichte Muh Frühstücksmilch (Maresi)	1/4 l	108	10,3 g	1,8 g	12,3 g	43	0,7 g
Die Leichte Muh Trink Pause (Maresi)	1/4 l	108	2,3 g	0,8 g	23 g	43	0,3 g
Dosenmilch 10 % Fett	1 TL (5 g)	9	0,4 g	0,5 g	0,6 g	180	10 g
Dosenmilch	1 TL (5 g)	7	0,3 g	0,4 g	0,5 g	140	8 g
Extra Vollmilch 4,6 % Fett	1/4 l	183	8 g	11,5 g	10,8 g	73	4,6 g
Fastenmilch 0,9 % Fett (NÖM)	1/4 l	100	8,3 g	2,3 g	12 g	40	0,9 g
Fasten Sauerrahm 7,5 % Fett (NÖM)	1 EL (15 g)	16	0,7 g	1,1 g	0,6 g	104	7,5 g
Frucht Buttermilch Erdbeer (Müller Milch)	1 Be. (500 g)	295	12,5 g	2 g	57,5 g	59	0,4 g
Frucht Buttermilch Multi-Vitamin (Müller Milch)	1 Be. (500 g)	305	15,5 g	1,5 g	57,5 g	61	0,3 g
Frucht Buttermilch Zitrone	1 Be. (500 g)	305	12,5 g	2 g	59,5 g	61	0,4 g
Frucht Kefir	1 Be. (180 g)	155	5,4 g	1,8 g	25,2 g	86	1 g
Frucht Kefir Vollfett	1 Be. (180 g)	178	5,4 g	5,4 g	25,2 g	99	3 g
Kaffeeobers (-sahne) 10 % Fett	1 TL (5 g)	6	0,2 g	0,5 g	0,2 g	117	10 g
Kaffeeobers (-sahne)	1 TL (5 g)	8	0,2 g	0,8 g	0,2 g	163	16 g
Kaffeeobers (-sahne) 20 % Fett	1 TL (5 g)	10	0,1 g	1 g	0,2 g	203	20 g
Kaffeesahne	1 TL (5 g)	8	0,2 g	0,8 g	0,2 g	160	16 g
Kaffeeweißer	1 TL (3 g)	17	0,1 g	1,1 g	1,7 g	549	36,7 g
Kalinka fettarmer Kefir (Müller Milch)	1 Be. (500 g)	245	18,5 g	7,5 g	22 g	49	1,5 g

Lebensmittel	Pkg./Port./Stk. EL/Menge (g)	kcal/ Portion	Nährstoffgehalt pro Portion			Pro 100 Gramm	
			EW	Fett	KH	kcal	Fett
Kefir 1,5 % Fett	1 Be. (180 g)	89	6,1 g	2,2 g	7,4 g	50	1,5 g
Kefir 3,5 % Fett	1 Be. (180 g)	119	5,9 g	6,3 g	7,2 g	66	3,5 g
Kinder Frischmilch	1/4 l	165	8,3 g	9,5 g	11,8 g	66	3,8 g
Kondensmilch 10 % Fett	1 TL (5 g)	9	0,4 g	0,5 g	0,6 g	180	10 g
Kondensmilch 16 % Fett	1 TL (5 g)	13	0,7 g	0,8 g	1 g	265	16 g
Kondensmilch 4 % Fett	1 TL (5 g)	6	0,4 g	0,2 g	0,5 g	111	4 g
Kondensmilch 8% Fett	1 TL (5 g)	7	0,3 g	0,4 g	0,5 g	133	8 g
Kondensmilch, gezuckert	1 TL (5 g)	17	0,4 g	0,4 g	2,8 g	330	8 g
Landmilch 1,5 % Fett (Landliebe)	1/4 l	115	8,3 g	3,8 g	11,8 g	46	1,5 g
Landmilch (Landliebe)	1/4 l	175	8,3 g	10,5 g	11,8 g	70	4,2 g
Leichtmilch 1 % Fett	1/4 l	105	8,5 g	2,5 g	3 g	42	1 g
Magermilch 0,03 % Fett	1/4 l	87	8,5 g	0,1 g	12,3 g	35	Spuren
Magermilch 0,1 % Fett	1/4 l	85	8,3 g	0,3 g	11,3 g	34	0,1 g
Magermilch 0,9 % Fett	1/4 l	100	8,3 g	2,3 g	12 g	40	0,9 g
Magermilchpulver	100 g	368	35,5 g	0,9 g	51,5 g	368	0,9 g
Milch fettarm 1,5 % Fett	1/4 l	118	8,5 g	3,8 g	12,3 g	47	1,5 g
Milch fettarm 1,8 % Fett (Bärenmarke)	1/4 l	125	8,8 g	4,5 g	12,3 g	50	1,8 g
Müller Milch (Müller Milch)	1 Be. (500 ml)	386	17,6 g	7,3 g	60,5 g	77,2	1,5 g
Obers	1 TL (5 g)	15	0,1 g	1,6 g	0,2 g	300	32 g
Reine Buttermilch (Müller Milch)	1 Be. (500 g)	215	18,5 g	5 g	21 g	43	1 g
Sahne 32 % Fett	1 EL (15 g)	46	0,4 g	5 g	0,5 g	309	32 g
Sauermilch 1 % Fett	1/4 l	175	8,3 g	2,5 g	9,8 g	70	1 g
Sauermilch 3,6 % Fett	1/4 l	160	8,3 g	9 g	9,8 g	64	3,6 g

Lebensmittel	Pkg./Port./Stk. EL/Menge (g)	kcal/ Portion	Nährstoffgehalt pro Portion			Pro 100 Gramm	
			EW	Fett	KH	kcal	Fett
Sauerrahm (saure Sahne)	1 EL (15 g)	24	0,4 g	2,3 g	0,5 g	162	15,3 g
Saure Sahne 10 % Fett (Campina)	1 EL (15 g)	18	0,5 g	1,5 g	0,6 g	121	10 g
Schafmilch	1/4 l	241	17,5 g	13,8 g	11,7 g	96	5,5 g
Schlagobers (-sahne) 30 % Fett	1 EL (15 g)	43	0,4 g	4,5 g	0,5 g	288	30 g
Schlagobers (-sahne) 36 % Fett	1 EL (15 g)	51	0,4 g	5,4 g	0,5 g	340	36 g
Schlagobers (-sahne) extra 38 % Fett	1 EL (15 g)	54	0,3 g	5,7 g	0,5 g	358	38 g
Schlagobers (-sahne), gesüßt	1 TL (5 g)	28	0,1 g	2,1 g	2,2 g	560	42 g
Schlagsahne mind. 32 % Fett (Landliebe)	1 EL (15 g)	47	0,3 g	4,8 g	0,5 g	310	32 g
Schlagsahne 30 % Fett	1 EL (15 g)	44	0,4 g	4,5 g	0,5 g	293	30 g
Schlagsahne 32 % Fett	1 EL (15 g)	46	0,4 g	4,8 g	0,4 g	308	32 g
Schwedenmilch (Heirler)	1/4 l	153	8,3 g	8,8 g	10 g	61	3,5 g
Stainzer Halbfett Milch (Stainzer Milch)	1/4 l	120	9 g	3,8 g	13,3 g	48	1,5 g
Stainzer Milch 0,5 % Fett (Stainzer Milch)	1/4 l	90	8,3 g	1,3 g	11,5 g	36	0,5 g
Stainzer Schlagobers (Stainzer Milch)	1 EL (15 g)	51	0,4 g	4,8 g	0,5 g	338	32 g
Stainzer Vollmilch Classic (Stainzer Milch)	1/4 l	158	8,3 g	8,8 g	11,5 g	63	3,5 g
Stainzer Vollmilch Natur (Stainzer Milch)	1/4 l	168	8,3 g	10 g	11,5 g	67	4 g
Stutenmilch	1/4 l	119	5,5 g	3,8 g	15,5 g	48	1,5 g
Trinkmilch 1,5 % Fett	1/4 l	118	8,5 g	3,8 g	12,3 g	47,2	1,5 g
Trinkmilch 3,5 % Fett	1/4 l	160	8,3 g	8,8 g	12 g	64	3,5 g
Vollmilch 3,6 % Fett	1/4 l	160	8,3 g	9 g	11,8 g	64	3,6 g
Vollmilch 3,5 % Fett	1/4 l	160	8,3 g	8,8 g	12 g	64	3,5 g
Vollmilch 3,8 % Fett	1/4 l	170	8,5 g	9,5 g	11,8 g	68	3,8 g
Vollmilchpulver	100 g	495	25,3 g	26,3 g	38 g	495	26,3 g

Lebensmittel	Pkg./Port./Stk. EL/Menge (g)	kcal/ Portion	Nährstoffgehalt pro Portion			Pro 100 Gramm	
			EW	Fett	KH	kcal	Fett
Vollrahm	1 EL (15 g)	52	0,3 g	5,4 g	0,5 g	346	36 g
Ziegenmilch	1/4 l	173	8,5 g	10,5 g	11 g	69	4,2 g
TOPFEN (QUARK)							
Diät-Quark, div. Sorten (Onken)	1 Be. (200 g)	114	15,8 g	0,4 g	12 g	57	0,2 g
Exquisa Frucht & Quark Diät, div. Sorten (Karwendel)	1 Be. (125 g)	109	1,5 g	3,6 g	11,5 g	87	2,9 g
Exquisa Frucht & Quark fitline 0,2 %, div. Sorten (Karwendel)	1 Be. (125 g)	115	8,1 g	0,3 g	20 g	92	0,2 g
Exquisa Fruchtquark Der Sahnige, Banane (Karwendel)	1 Be. (500 g)	690	26 g	30 g	78,5 g	138	6 g
Exquisa Fruchtquark Der Sahnige, Erdbeer (Karwendel)	1 Be. (500 g)	670	26 g	30 g	74,5 g	134	6 g
Exquisa Fruchtquark Der Sahnige, Kirsch (Karwendel)	1 Be. (500 g)	675	26 g	30 g	74,5 g	135	6 g
Exquisa Fruchtquark Der Sahnige, Pfirsich-Maracuja (Karwendel)	1 Be. (500 g)	635	26 g	30 g	65 g	127	6 g
Exquisa Fruchtquark Der Sahnige, Schokolade (Karwendel)	1 Be. (500 g)	710	27g	33,5 g	75 g	142	6,7 g
Exquisa Fruchtquark Der Sahnige, Vanilla (Karwendel)	1 Be. (500 g)	680	26 g	30 g	76 g	136	6 g
Exquisa Frühstücksquark, Bircher Müsli (Karwendel)	1 Be. (500 g)	540	32,5 g	15 g	68,5 g	108	3 g
Exquisa Frühstücksquark, Frucht & Nuss (Karwendel)	1 Be. (500 g)	465	32,5 g	1,5 g	80 g	93	0,3 g
Exquisa Frühstücksquark, Stracciatelle, Orange & Apfel	1 Be. (500 g)	500	32,5 g	12,5 g	66,5 g	100	2,5 g
Exquisa Quark, 0,2 %, div. Sorten (Karwendel)	1 Be. (500 g)	435	31 g	1 g	77,5 g	87	0,2 g
Exquisa Quarkzubereitung 0,2 % Fett (Karwendel)	1 Be. (500 g)	250	42,5 g	1 g	17,5 g	50	0,2 g
Exquisa Quarkzubereitung mit Frucht 0,2 % Fett (Karwendel)	1 Be. (500 g)	430	33 g	1 g	73,5 g	86	0,2 g
Exquisa Vanilla auf Frucht 0,2 %, div. Sorten (Karwendel)	1 Be. (500 g)	505	26,5 g	1 g	97,5 g	101	0,2 g
Fasten Topfencreme Erdbeer 0,9 % Fett (NÖM)	1 Be. (150 g)	116	8,4 g	1,4 g	17,6 g	77	0,9 g
Fasten Topfencreme Pfirsich-Ananas 0,9 % Fett (NÖM)	1 Be. (150 g)	116	8,4 g	1,4 g	17,4 g	77	0,9 g
Fasten Topfencreme Vanille 0,9 % Fett (NÖM)	1 Be. (150 g)	114	8,3 g	1,4 g	17,3 g	76	0,9 g

Lebensmittel	Pkg./Port./Stk. EL/Menge (g)	kcal/ Portion	Nährstoffgehalt pro Portion			Pro 100 Gramm	
			EW	Fett	KH	kcal	Fett
Fitness-Quark Bourbon-Vanille (Onken)	1 Be. (150 g)	134	10,2 g	0,3 g	22,8 g	89	0,2 g
Fitness-Quark Erdbeer-Vanille (Onken)	1 Be. (150 g)	129	10,2 g	0,3 g	21,2 g	86	0,2 g
Fitness-Quark Rhabarber-Vanille (Onken)	1 Be. (150 g)	135	10,2 g	0,3 g	23,1 g	90	0,2 g
Frische Quark-Creme 0,2 % Fett (Onken)	1 Be. (500 g)	265	45,5 g	1 g	19,5 g	53	0,2 g
FrüchteTraum 0,1 % Fett, verschied. Sorten (Ehrmann)	1 Be. (125 g)	129	8,1 g	0,1 g	23,8 g	103	0,1 g
FrüchteTraum, verschied. Sorten (Ehrmann)	1 Be. (125 g)	170	6,6 g	6 g	22,3 g	136	4,8 g
Fruchtpalette mit Frucht (Schärdinger)	1 Be. (125 g)	158	7,5 g	4 g	21,8 g	126	3,2 g
Frucht-Quark 0,2 % Fett, div. Sorten (Onken)	1 Be. (200 g)	174	13,6 g	0,4 g	28,8 g	87	0,2 g
Frucht-Quark 1,8 % Fett, div. Sorten (Onken)	1 Be. (150 g)	143	10,2 g	2,7 g	19,2 g	95	1,8 g
Frucht-Quark cremig sahnig, Banane (Onken)	1 Be. (500 g)	705	28,5 g	31,5 g	76,5 g	141	6,3 g
Frucht-Quark cremig sahnig, Erdbeer (Onken)	1 Be. (500 g)	695	28,5 g	31,5 g	74 g	139	6,3 g
Frucht-Quark cremig sahnig, Pfirsich-Maracuja (Onken)	1 Be. (500 g)	700	28,5 g	31,5 g	75,6 g	140	6,3 g
Frucht-Quark cremig sahnig, Vanille (Onken)	1 Be. (500 g)	680	28,5 g	31,5 g	72 g	136	6,3 g
Fruchtquark fitline 0,2 % Fett (Exquisa)	1 Be. (125 g)	115	8,1 g	0,3 g	20 g	92	0,2 g
Fruchtzwerge (Danone)	1 Be. (50 g)	58	3,3 g	1,8 g	7,3 g	116	3,6 g
Fruchtzwerge Drink (Danone)	1 Port. (100 g)	90	3 g	1,7 g	15,6 g	90	1,7 g
Fruchtzwerge DUO (Danone)	1 Be. (95 g)	110	6,2 g	3,3 g	13,9 g	116	3,5 g
Fruchtzwerge Eis (Danone)	1 Stk. (50 g)	63	3,3 g	1,8 g	8,6 g	126	3,6 g
Fruchtzwerge Eis (Danone)	1 Stk. (100 g)	126	6,5 g	3,5 g	17,1 g	126	3,5 g
Fruchtzwerge leicht süß (Danone)	1 Be. (50 g)	54	3,3 g	1,8 g	6,3 g	107	3,6 g
Fruchtzwerge Schulpause (Danone)	1 Stk. (40 g)	50	2,6 g	1,4 g	6,8 g	126	3,5 g
Fruchtzwerge Vanilla & Frucht (Danone)	1 Be. (50 g)	57	3,3 g	1,8 g	7,1 g	114	3,6 g
Fruchtzwerge weniger süß (Danone)	1 Stk. (50 g)	59	2,8 g	1,8 g	7,3 g	117	3,6 g

Lebensmittel	Pkg./Port./Stk. EL/Menge (g)	kcal/ Portion	Nährstoffgehalt pro Portion			Pro 100 Gramm	
			EW	Fett	KH	kcal	Fett
Frühstücksquark (Onken)	1 Be. (200 g)	272	16,2 g	20 g	6,8 g	136	10 g
Genuss Diät Fruchtquark Vollkorn, verschied. Sorten (Ehrmann)	1 Be. (125 g)	121	7,5 g	4,8 g	12 g	97	3,8 g
Genuss Diät Quark, verschied. Sorten (Ehrmann)	1 Be. (125 g)	79	7,5 g	0,1 g	12 g	63	0,1 g
Genuss Diät Vanilla Quark, verschied. Sorten (Ehrmann)	1 Be. (125 g)	121	7,5 g	4,8 g	12 g	97	3,8 g
Länderquark Apfelstrudel Wiener Art (Onken)	1 Be. (450 g)	455	31,5 g	1,4 g	79,2 g	101	0,3 g
Länderquark Heidelbeer Muffin American Style (Onken)	1 Be. (450 g)	459	31,5 g	2,3 g	77,9 g	102	0,5 g
Länderquark Mango-Papaya-Maracuja Pacific Style (Onken)	1 Be. (450 g)	382	31,1 g	0,5 g	63,5 g	85	0,1 g
Länderquark Walnuss mit Ahornsirup Canadian Style (Onken)	1 Be. (450 g)	405	31,5 g	3,2 g	63 g	90	0,7 g
Landquark 20 % F. i. T. (Landliebe)	1 Be. (250 g)	248	25 g	11,8 g	10,3 g	99	4,7 g
Landquark 40 % F. i. T. (Landliebe)	1 Be. (250 g)	378	22,5 g	27,5 g	9,8 g	151	11 g
Monster Backe (Ehrmann)	1 Be. (50 g)	57	3,3 g	1,8 g	7,1 g	114	3,5 g
Monster Backe 0,1 % Fett (Ehrmann)	1 Be. (50 g)	42	3,3 g	0,1 g	7,1 g	83	0,1 g
Obstgarten der Große (Danone)	1 Be. (200 g)	234	10,4 g	7 g	32,2 g	117	3,5 g
Obstgarten der Große Diät 0,4 % Fett (Danone)	1 Be. (200 g)	136	12,2 g	0,8 g	19,8 g	68	0,4 g
Obstgarten Diät 0,4 % Fett (Danone)	1 Be. (125 g)	85	7,6 g	0,5 g	12,4 g	68	0,4 g
Obstgarten Schlemmer (Danone)	1 Be. (110 g)	190	4,5 g	8 g	26 g	173	7,3 g
Obstgarten Standard (Danone)	1 Be. (125 g)	145	6,5 g	6,1 g	19,8 g	116	4,9 g
Obstgarten Vanillegenuß (Danone)	1 Be. (125 g)	178	6 g	6,9 g	23,1 g	142	5,5 g
Obstgarten Vanillegenuß (Danone)	1 Be. (200 g)	284	9,6 g	11 g	37 g	142	5,5 g
Quark Magerstufe (Landliebe)	1 Be. (500 g)	335	62,5 g	1 g	19 g	67	0,2 g
Quark mit Erdbeer (Landliebe)	1 Be. (500 g)	670	29 g	28 g	75 g	134	5,6 g
Quark mit Früchten (Landliebe)	1 Be. (200 g)	268	11,6 g	11,2 g	30 g	134	5,6 g
Quark mit Früchten und Vollkorn (Landliebe)	1 Be. (200 g)	288	10,4 g	12,2 g	34 g	144	6,1 g

Lebensmittel	Pkg./Port./Stk. EL/Menge (g)	kcal/ Portion	Nährstoffgehalt pro Portion			Pro 100 Gramm	
			EW	Fett	KH	kcal	Fett
Quark mit Kirsche (Landliebe)	1 Be. (500 g)	670	29 g	28 g	75 g	134	5,6 g
Quark mit Pfirsich (Landliebe)	1 Be. (500 g)	670	29 g	28 g	75 g	134	5,6 g
Quark mit Vanille (Landliebe)	1 Be. (500 g)	660	33 g	32 g	60 g	132	6,4 g
Schoquark Erdbeere (Onken)	1 Be. (150 g)	238	8,9 g	12 g	23,9 g	159	8 g
Schoquark Stracciatella (Onken)	1 Be. (150 g)	240	8,7 g	12 g	24,5 g	160	8 g
Schoquark Zabaionne (Onken)	1 Be. (150 g)	242	8,9 g	12,2 g	24,2 g	161	8,1 g
Swing (Danone)	1 Be. (125 g)	106	8 g	0,5 g	17 g	85	0,4 g
Topfen 10 % F. i. T.	1 Be. (250 g)	225	30 g	5,8 g	10,8 g	90	2,3 g
Topfen 20 % F. i. T.	1 Be. (250 g)	258	27,5 g	11,7 g	9,2 g	104	4,6 g
Topfen 30 % F. i. T.	1 Be. (250 g)	308	25 g	18,3 g	8,3 g	122	7,3 g
Topfen 40 % F. i. T.	1 Be. (250 g)	342	25,8 g	22,5 g	8,3 g	137	9 g
Topfen mager	1 Be. (250 g)	183	31,7 g	0,8 g	10,8 g	73	0,3 g
Topfencreme Apfel-Caramel (Danone)	1 Be. (180 g)	229	9,5 g	7,2 g	31 g	127	4 g
Topfencreme Banane (Danone)	1 Be. (180 g)	230	9,5 g	7,2 g	31 g	128	4 g
Topfencreme Erdbeer 0 % Fett (Danone)	1 Be. (180 g)	173	10,8 g	0,5 g	31,1 g	96	0,3 g
Topfencreme Erdbeer 4 % Fett (Ja! Natürlich)	1 Be. (150 g)	198	12 g	6 g	24 g	132	4 g
Topfencreme Heidelbeer (Danone)	1 Be. (180 g)	230	9,5 g	7,2 g	31 g	128	4 g
Topfencreme Himbeer 4 % Fett (Ja! Natürlich)	1 Be. (150 g)	204	12 g	6 g	25,5 g	136	4 g
Topfencreme Kaffee (Danone)	1 Be. (180 g)	238	9,4 g	7,2 g	33,5 g	132	4 g
Topfencreme Kokos-Mandel (Danone)	1 Be. (180 g)	265	9,7 g	10,8 g	32 g	147	6 g
Topfencreme mit Jogurt verfeinert, div. Sorten 4 % Fett (Danone)	1 Be. (180 g)	225	9,5 g	7,4 g	29,9 g	125	4 g
Topfencreme Pfirsich (Danone)	1 Be. (180 g)	220	9,4 g	7,2 g	29,2 g	122	4 g
Topfencreme Stracciatella (Danone)	1 Be. (180 g)	263	9,4 g	9,9 g	33,8 g	146	5,5 g

Lebensmittel	Pkg./Port./Stk. EL/Menge (g)	kcal/ Portion	Nährstoffgehalt pro Portion			Pro 100 Gramm	
			EW	Fett	KH	kcal	Fett
Topfencreme Vanille 0,3 % Fett (Danone)	1 Be. (180 g)	194	10,6 g	0,5 g	36,7 g	108	0,3 g
Topfencreme Vanille 4 % Fett (Ja! Natürlich)	1 Be. (150 g)	201	12 g	6 g	24,8 g	134	4 g
Topfencreme Vanille-Himbeer (Danone)	1 Be. (180 g)	232	9,5 g	7,2 g	31,9 g	129	4 g
Topfencreme Waldfrucht (Danone)	1 Be. (180 g)	220	9,4 g	7,2 g	29,2 g	122	4 g
VanilleTraum 0,1 % Fett, verschied. Sorten (Ehrmann)	1 Be. (125 g)	121	7,5 g	0,1 g	22,5 g	97	0,1 g
VanilleTraum, verschied. Sorten (Ehrmann)	1 Be. (125 g)	183	6,3 g	6,5 g	24,8 g	146	5,2 g
JOGURT							
Actimel Joghurt Frucht (Danone)	1 Be. (125 g)	125	4,5 g	3,3 g	19,4 g	100	2,6 g
Actimel Joghurt Natur (Danone)	1 Be. (125 g)	110	5,1 g	3,6 g	14,4 g	88	2,9 g
Activia Joghurt Cerealien (Danone)	125 g	125	4,6 g	3,4 g	19 g	100	2,7 g
Activia Joghurt Apfel-Cerealien (Danone)	125 g	125	4,6 g	3,4 g	18,9 g	100	2,7 g
Activia Joghurt Dörrpflaume (Danone)	125 g	119	4,4 g	3,3 g	18,1 g	95	2,6 g
Activia Joghurt Erdbeer (Danone)	125 g	124	4,4 g	3,3 g	19,4 g	99	2,6 g
Activia Joghurt Feige (Danone)	125 g	133	4,6 g	3,3 g	21,3 g	106	2,6 g
Activia Joghurt Marille (Danone)	125 g	124	4,4 g	3,3 g	19,4 g	99	2,6 g
Activia Joghurt Natur (Danone)	125 g	90	5,3 g	4,1 g	7,4 g	72	3,3 g
Activia Joghurt Vanille (Danone)	125 g	136	4,4 g	3,3 g	22,5 g	109	2,6 g
Almighurt light (Ehrmann)	1 Be. (150 g)	96	4,5 g	2 g	15 g	64	1,3 g
Almighurt mit Frucht (Ehrmann)	1 Be. (150 g)	122	5,7 g	0,2 g	24,2 g	81	0,1 g
Almighurt Schoko (Ehrmann)	1 Be. (150 g)	179	5,3 g	5,6 g	27 g	119	3,7 g
Almighurt Traumjoghurt (Ehrmann)	1 Be. (150 g)	165	4,7 g	4,2 g	24 g	110	2,8 g
Aloe-vera Sensitiv Joghurt (Emmi)	1 Be. (150 g)	120	5,3 g	1,7 g	21 g	80	1,1 g

Lebensmittel	Pkg./Port./Stk. EL/Menge (g)	kcal/ Portion	Nährstoffgehalt pro Portion			Pro 100 Gramm	
			EW	Fett	KH	kcal	Fett
Crema Yogurt Bianco (Müller Milch)	1 Be. (175 g)	205	6,5 g	12,3 g	15,9 g	117	7 g
Crema Yogurt Erdbeer (Müller Milch)	1 Be. (175 g)	217	5,1 g	9,6 g	26,2 g	124	5,5 g
Crema Yogurt Kaffee (Müller Milch)	1 Be. (175 g)	219	6,1 g	11,6 g	21,4 g	125	6,6 g
Crema Yogurt Pfirsich-Aprikose (Müller Milch)	1 Be. (175 g)	233	5,1 g	9,6 g	30,1 g	133	5,5 g
Crema Yogurt Stracciatella (Müller Milch)	1 Be. (175 g)	289	9,1 g	13 g	32,5 g	165	7,4 g
Crema Yogurt Tiramisu (Müller Milch)	1 Be. (175 g)	240	5,8 g	10,9 g	28,4 g	137	6,2 g
Crema Yogurt Typ Amarettini (Müller Milch)	1 Be. (175 g)	236	5,3 g	10,2 g	29,8 g	135	5,8 g
Der Fettarme Joghurt (Onken)	1 Be. (500 g)	250	20 g	7,5 g	25 g	50	1,5 g
Diät-Joghurt 0,1 % Fett, div. Sorten (Onken)	1 Be. (500 g)	230	23 g	0,5 g	32,5 g	46	0,1 g
Diät-Joghurt mit 4 Vollkorn, div. Sorten (Onken)	1 Be. (500 g)	295	24 g	6,5 g	34,5 g	59	1,3 g
Fasten Fruchtjoghurt Ananas 0,1 % Fett (NÖM)	1 Be. (180 g)	94	7,6 g	0,2 g	14,4 g	52	0,1 g
Fasten Fruchtjoghurt Erdbeer 0,1 % Fett (NÖM)	1 Be. (180 g)	94	7,6 g	0,2 g	14,4 g	52	0,1 g
Fasten Fruchtjoghurt Heidelbeer 0,1 % Fett (NÖM)	1 Be. (180 g)	94	7,6 g	0,2 g	14,4 g	52	0,1 g
Fasten Fruchtjoghurt Himbeer-Ribisel 0,1 % Fett (NÖM)	1 Be. (180 g)	92	7,6 g	0,2 g	14,2 g	51	0,1 g
Fasten Fruchtjoghurt Kirsche 0,1 % Fett (NÖM)	1 Be. (180 g)	85	7,7 g	0,2 g	11,9 g	47	0,1 g
Fasten Fruchtjoghurt Pfirsich-Mango 0,1 % Fett (NÖM)	1 Be. (180 g)	94	7,6 g	0,2 g	14,4 g	52	0,1 g
Fasten Fruchtjoghurt Vanille 0,1 % Fett (NÖM)	1 Be. (180 g)	85	7,7 g	0,2 g	11,9 g	47	0,1 g
Fastenjoghurt Natur 0,1 % Fett (NÖM)	1 Be. (200 g)	82	9,6 g	0,2 g	9 g	41	0,1 g
Fettarmer Joghurt, 1,5 % Fett (Landliebe)	1 Be. (200 g)	120	10,4 g	3 g	12,8 g	60	1,5 g
Fitness Joghurt Bircher-Müsli (Onken)	1 Be. (150 g)	122	6,9 g	0,3 g	22,8 g	81	0,2 g
Fitness Joghurt Erdbeer-Banane (Onken)	1 Be. (150 g)	120	6,8 g	0,2 g	22,7 g	80	0,1 g
Fitness Joghurt Müsli mit Ahornsirup (Onken)	1 Be. (150 g)	143	7,2 g	0,3 g	27,8 g	95	0,2 g
Fitness Joghurt Nektarine-Maracuja (Onken)	1 Be. (150 g)	128	6,8 g	0,2 g	24,6 g	85	0,1 g

Lebensmittel	Pkg./Port./Stk. EL/Menge (g)	kcal/ Portion	Nährstoffgehalt pro Portion			Pro 100 Gramm	
			EW	Fett	KH	kcal	Fett
Frischer Bighurt (Onken)	1 Be. (500 g)	345	19 g	18,5 g	26 g	69	3,7 g
Frischer Bighurt cremig gerührt (Onken)	1 Be. (500 g)	240	26,5 g	0,5 g	32 g	48	0,1 g
Frischer Bighurt fettarm (Onken)	1 Be. (500 g)	255	20 g	7,5 g	27 g	51	1,5 g
Froop Erdbeer (Müller Milch)	1 Be. (150 g)	167	5,7 g	4,5 g	24,8 g	111	3 g
Froop Himbeer (Müller Milch)	1 Be. (150 g)	167	5,9 g	4,5 g	24,4 g	111	3 g
Froop Pfirsich-Maracuja (Müller Milch)	1 Be. (150 g)	171	5,7 g	4,5 g	25,6 g	114	3 g
Froop Zitrone (Müller Milch)	1 Be. (150 g)	179	5,7 g	4,5 g	27,6 g	119	3 g
Fru Fru Erdbeere (NÖM)	1 Be. (200 g)	182	7,4 g	5,6 g	25,6 g	91	2,8 g
Fru Fru Heidelbeer (NÖM)	1 Be. (200 g)	182	7,4 g	5,6 g	25,4 g	91	2,8 g
Fru Fru Kirsch (NÖM)	1 Be. (200 g)	184	7,4 g	5,6 g	26,2 g	92	2,8 g
Fru Fru Waldbeer (NÖM)	1 Be. (200 g)	182	7,4 g	5,6 g	25,4 g	91	2,8 g
Fruchtjoghurt Banane Vielkorn (Ja! Natürlich)	1 Be. (500 g)	530	18 g	13,5 g	80 g	106	2,7 g
Fruchtjoghurt Bourbon-Vanille (Onken)	1 Be. (500 g)	515	19,5 g	13 g	79,5 g	103	2,6 g
Fruchtjoghurt Brombeer-Himbeer 0,1 % Fett (Ja! Natürlich)	1 Be. (200 g)	170	8,4 g	0,2 g	32 g	85	0,1 g
Fruchtjoghurt Erdbeer (Ja! Natürlich)	1 Be. (200 g)	180	6,2 g	5,6 g	24,6 g	90	2,8 g
Fruchtjoghurt Erdbeere (Onken)	1 Be. (500 g)	510	19,5 g	13 g	78,5 g	102	2,6 g
Fruchtjoghurt Erdbeer-Rhabarber 0,1 % Fett (Ja! Natürlich)	1 Be. (500 g)	375	19,5 g	0,5 g	69 g	75	0,1 g
Fruchtjoghurt Heidelbeer 0,1 % Fett (Ja! Natürlich)	1 Be. (200 g)	158	7,6 g	0,2 g	29 g	79	0,1 g
Fruchtjoghurt Himbeer (Ja! Natürlich)	1 Be. (200 g)	202	7,2 g	5,4 g	29,4 g	101	2,7 g
Fruchtjoghurt Mango-Marille 0,1 % Fett (Ja! Natürlich)	1 Be. (200 g)	167	8,2 g	0,2 g	32 g	84	0,1 g
Fruchtjoghurt Marille-Maracuja 0,1 % Fett (Ja! Natürlich)	1 Be. (500 g)	445	21 g	0,5 g	87 g	89	0,1 g
Fruchtjoghurt Pfirsich-Maracuja (Onken)	1 Be. (500 g)	515	19,5 g	13 g	79,5 g	103	2,6 g
Fruchtjoghurt Vanille-Rharbarber (Onken)	1 Be. (500 g)	530	19 g	13 g	85,5 g	106	2,6 g

Lebensmittel	Pkg./Port./Stk. EL/Menge (g)	kcal/ Portion	Nährstoffgehalt pro Portion			Pro 100 Gramm	
			EW	Fett	KH	kcal	Fett
Fruchtjoghurt Waldfrucht (Ja! Natürlich)	1 Be. (500 g)	470	16 g	14,5 g	64 g	94	2,9 g
Fruchtjoghurt Weichsel Vanille 0,1 % Fett (Ja! Natürlich)	1 Be. (200 g)	170	8,4 g	0,2 g	32,6 g	86	0,1 g
Fruchtjogurt (mit Fruktose)	1 Be. (180 g)	86	7,2 g	0,2 g	14,2 g	48	0,1 g
Fruchtjogurt 0,1 % Fett (mit Fruktose)	1 Be. (180 g)	137	7 g	0,2 g	26,5 g	76	0,1 g
Fruchtjogurt 3,2 % Fett (gezuckert)	1 Be. (180 g)	176	6,3 g	5,8 g	26,8 g	98	3,2 g
Hitghurt Joghurt Ananas / Blutorange / Vollkorn (Tirol Milch)	1 Be. (250 g)	168	8,5 g	6,8 g	18,5 g	67	2,7 g
Hitghurt Joghurt Erdbeer / Müsli (Tirol Milch)	1 Be. (250 g)	160	8,5 g	7 g	15,8 g	64	2,8 g
Hitghurt Joghurt Himbeer / Ribisel (Tirol Milch)	1 Be. (250 g)	105	10,5 g	0,3 g	12,5 g	42	0,1 g
Hitghurt Joghurt Johannisbeere / Rote Traube (Tirol Milch)	1 Be. (250 g)	88	10,5 g	0,3 g	12,5 g	38	0,1 g
Hitghurt Joghurt Kirsche / Sonnenblumenkerne (Tirol Milch)	1 Be. (250 g)	180	9,3 g	10 g	14,3 g	72	3,9 g
Hitghurt Joghurt Pfirsich / Marille / Kürbiskerne (Tirol Milch)	1 Be. (250 g)	185	10 g	10 g	14,8 g	74	3,9 g
Joghurt mild (Landliebe)	1 Be. (200 g)	134	6,4 g	7,8 g	9,2 g	67	3,9 g
Joghurt mild aus Vollmilch (Landliebe)	1 Glas (500 ml)	345	17 g	20 g	24,5 g	69	4 g
Joghurt mild cremig gerührt (Landliebe)	1 Be. (150 g)	116	6,8 g	6 g	8,6 g	77	4 g
Joghurt mit Früchten (Landliebe)	1 Be. (175 g)	177	6,1 g	5,3 g	26,3 g	101	3 g
Joghurt mit Haselnüssen (Landliebe)	1 Glas (500 ml)	605	20 g	23 g	80 g	121	4,6 g
Joghurt mit Smarties (Nestlé)	1 Be. (125 g)	203	5 g	8 g	27 g	162	6,4 g
Joghurt mit Vanille gerührt (Landliebe)	1 Be. (175 g)	198	6,5 g	5,8 g	30 g	113	3,3 g
Joghurt Natur 1 % Fett (NÖM)	1 Be. (250 g)	108	9 g	2,5 g	11 g	43	1 g
Joghurt Natur 3,6 % Fett (NÖM)	1 Be. (250 g)	160	8,5 g	9 g	9,8 g	64	3,6 g
Joghurt original (Landliebe)	1 Be. (200 g)	134	6,2 g	7,8 g	9 g	67	3,9 g
Jogurt 1 % Fett	1 Be. (250 g)	106	8,5 g	2,5 g	10,2 g	42	1 g
Jogurt 3,2 % Fett	1 Be. (250 g)	160	10,5 g	8 g	10,3 g	64	3,2 g

Lebensmittel	Pkg./Port./Stk. EL/Menge (g)	kcal/ Portion	Nährstoffgehalt pro Portion			Pro 100 Gramm	
			EW	Fett	KH	kcal	Fett
Jogurt 3,6 % Fett	1 Be. (250 g)	177	10,2 g	9 g	12,3 g	71	3,6 g
Kaffeejoghurt (Ja! Natürlich)	1 Be. (150 g)	147	4,8 g	4,5 g	20,4 g	98	3 g
LC1 Erdbeere 0,1% Fett (Nestlé)	1 Be. (150 g)	93	4,2 g	Spuren	16 g	62	Spuren
LC1 Erdbeere (Nestlé)	1 Be. (125 g)	123	6 g	2 g	21 g	98	1,6 g
LC1 go (Nestlé)	1 Fl. (90 g)	64	3 g	1 g	12 g	71	1,1 g
LC1 go Multifruit (Nestlé)	1 Fl. (90 g)	63	2 g	1 g	12 g	70	1,1 g
LC1 Himbeere (Nestlé)	1 Be. (125 g)	125	6 g	2 g	21 g	100	1,6 g
LC1 Kirsche 0,1 % Fett (Nestlé)	1 Be. (150 g)	98	6 g	Spuren	18 g	65	Spuren
LC1 Pfirsich (Nestlé)	1 Be. (125 g)	125	6 g	2 g	21 g	100	1,6 g
LC1 Pur (Nestlé)	1 Be. (125 g)	91	6 g	4 g	6 g	73	3,2 g
LC1 Pur mit Traubenzucker (Nestlé)	1 Be. (125 g)	124	5 g	4 g	16 g	99	3,2 g
LC1 Vanilla (Nestlé)	1 Be. (125 g)	123	5 g	4 g	16 g	98	3,2 g
LC1 Vanilla Ananas 0,1 % Fett (Nestlé)	1 Be. (150 g)	96	6 g	Spuren	17 g	64	Spuren
LC1 Vanilla Ananas (Nestlé)	1 Be. (125 g)	126	6 g	2 g	22 g	101	1,6 g
LC1 Vanilla Pfirsich-Maracuja 0,1% Fett (Nestlé)	1 Be. (150 g)	95	6 g	Spuren	17 g	63	Spuren
LC1 Waldfrucht (Nestlé)	1 Be. (125 g)	125	6 g	2 g	21 g	125	1,6 g
LC1 Yaourt a la Grecque (Nestlé)	1 Be. (150 g)	180	6 g	14 g	7 g	120	9,1 g
Magermilchjogurt	1 Be. (150 g)	48	5,3 g	0,2 g	6,3 g	32	0,1 g
Magermilchjogurt mit Früchten	1 Be. (150 g)	114	5,5 g	0,2 g	21,3 g	76	0,1 g
NÖM-Mix Dessert Banane-Schoko (NÖM)	1 Be. (180 g)	247	5,2 g	12,6 g	9,5 g	137	7 g
NÖM-Mix Dessert Café (NÖM)	1 Be. (180 g)	256	4,7 g	9,5 g	36,9 g	142	5,3 g
NÖM-Mix Dessert Stracciatella (NÖM)	1 Be. (180 g)	250	5 g	12,6 g	28,3 g	139	7 g
NÖM-Mix Dessert Vanille (NÖM)	1 Be. (180 g)	227	5 g	10,4 g	28,3 g	126	5,8 g

Lebensmittel	Pkg./Port./Stk. EL/Menge (g)	kcal/ Portion	Nährstoffgehalt pro Portion			Pro 100 Gramm	
			EW	Fett	KH	kcal	Fett
NÖM-Mix Diät Erdbeer (NÖM)	1 Be. (180 g)	119	7 g	5,2 g	10,6 g	66	2,9 g
NÖM-Mix Diät Heidelbeer (NÖM)	1 Be. (180 g)	119	7 g	5,2 g	10,6 g	66	2,8 g
NÖM-Mix naturrein Ananas (NÖM)	1 Be. (180 g)	178	6,7 g	4,7 g	26,5 g	99	2,6 g
NÖM-Mix naturrein Erdbeer (NÖM)	1 Be. (180 g)	167	6,5 g	4,5 g	24,3 g	93	2,5 g
NÖM-Mix naturrein Früchtemischung (NÖM)	1 Be. (180 g)	178	6,7 g	4,7 g	26,5 g	99	2,6 g
NÖM-Mix naturrein Heidelbeer (NÖM)	1 Be. (180 g)	175	6,7 g	4,7 g	25,6 g	97	2,6 g
NÖM-Mix naturrein Himbeer (NÖM)	1 Be. (180 g)	175	6,7 g	4,7 g	25,6 g	97	2,6 g
NÖM-Mix naturrein Marille (NÖM)	1 Be. (180 g)	173	6,5 g	4,5 g	25,6 g	96	2,5 g
NÖM-Mix naturrein Waldbeer (NÖM)	1 Be. (180 g)	176	6,7 g	4,7 g	25,9 g	98	2,6 g
NÖM-Mix naturrein Weichsel (NÖM)	1 Be. (180 g)	178	6,7 g	4,7 g	26,5 g	99	2,6 g
Optiwell Fruchtjoghurt Erdbeere (Optiwell)	1 Be. (150 g)	67	6,2 g	0,2 g	10 g	45	0,1 g
Optiwell Fruchtjoghurt Erdbeere (Optiwell)	1 Be. (125 g)	57	5,5 g	0,1 g	8,4 g	45	0,1 g
Optiwell Fruchtjoghurt Heidelbeere (Optiwell)	1 Be. (150 g)	65	6,6 g	0,2 g	9,3 g	43	0,1 g
Optiwell Fruchtjoghurt Heidelbeere (Optiwell)	1 Be. (125 g)	54	5,5 g	0,1 g	7,8 g	43	0,1 g
Optiwell Fruchtjoghurt Kirsche (Optiwell)	1 Be. (150 g)	67	6,2 g	0,2 g	10 g	45	0,1 g
Optiwell Fruchtjoghurt Kirsche (Optiwell)	1 Be. (125 g)	57	5,5 g	0,1 g	8,5 g	46	0,1 g
Optiwell Fruchtjoghurt Pfirsich-Maracuja (Optiwell)	1 Be. (150 g)	67	6,2 g	0,2 g	10 g	44	0,1 g
Optiwell Fruchtjoghurt Pfirsich-Maracuja (Optiwell)	1 Be. (125 g)	57	5,5 g	0,1 g	8,4 g	45	0,1 g
ProCult 0,1 % extra leicht Banane (Müller Milch)	1 Be. (200 g)	116	10,4 g	0,2 g	16,4 g	58	0,1 g
ProCult 0,1 % extra leicht Erdbeer (Müller Milch)	1 Be. (200 g)	118	10 g	0,2 g	17,6 g	59	0,1 g
ProCult 0,1 % extra leicht Heidelbeer (Müller Milch)	1 Be. (200 g)	114	10,4 g	0,2 g	16,4 g	57	0,1 g
ProCult 0,1 % extra leicht Kirsch (Müller Milch)	1 Be. (200 g)	118	10,4 g	0,2 g	17,4 g	59	0,1 g
ProCult 0,1 % extra leicht Pfirsich-Maracuja (Müller Milch)	1 Be. (200 g)	114	10,4 g	0,2 g	16,4 g	57	0,1 g

Lebensmittel	Pkg./Port./Stk. EL/Menge (g)	kcal/ Portion	Nährstoffgehalt pro Portion			Pro 100 Gramm	
			EW	Fett	KH	kcal	Fett
ProCult 0,1 % extra leicht Vanille-Geschmack (Müller Milch)	1 Be. (200 g)	114	11,4 g	0,2 g	15 g	57	0,1 g
Rahmjoghurt Kirsch-Mandel (Landliebe)	1 Be. (150 g)	215	4,7 g	12,5 g	21 g	143	8,3 g
Rahmjoghurt Pfirsich-Birne (Landliebe)	1 Be. (150 g)	215	4,4 g	11,9 g	22,5 g	143	7,9 g
Sahnejogurt mit Früchten (gezuckert)	1 Be. (150 g)	219	4,1 g	11,7 g	23,9 g	146	7,8 g
Sanoghurt mit Früchten, Bio, 1,5 % Fett (Heirler)	1 Be. (150 g)	132	5,8 g	1,8 g	23,3 g	88	1,2 g
Sanoghurt pur, Bio, 1,5 % Fett (Heirler)	1 Be. (150 g)	86	7,1 g	2,3 g	8,3 g	57	1,5 g
Schlemmer Joghurt Brombeer/ Himbeer (Müller Milch)	1 Be. (175 g)	189	7,2 g	6,1 g	24,9 g	108	3,5 g
Schlemmer Joghurt Erdbeer (Müller Milch)	1 Be. (175 g)	198	7,2 g	6,1 g	27,3 g	113	3,5 g
Schlemmer Joghurt Kirsch (Müller Milch)	1 Be. (175 g)	187	7,2 g	6,1 g	24,5 g	107	3,5 g
Schlemmer Joghurt Kokos mit Ananas (Müller Milch)	1 Be. (175 g)	207	6,5 g	5,6 g	31,1 g	118	3,2 g
Schlemmer Joghurt Pfirsich/ Aprikose (Müller Milch)	1 Be. (175 g)	186	7,2 g	6,1 g	24,2 g	106	3,5 g
Schlemmer Joghurt Rote Johannisbeere (Müller Milch)	1 Be. (175 g)	187	6,8 g	6,1 g	24,9 g	107	3,5 g
Schlemmer Joghurt Waldheidelbeer (Müller Milch)	1 Be. (175 g)	186	7,2 g	6,1 g	24,2 g	106	3,5 g
Vanille Joghurt (Alnatura)	1 Be. (150 g)	161	5,4 g	4,7 g	24,2 g	107	3,1 g
Vanillejoghurt (Ja! Natürlich)	1 Be. (150 g)	150	4,8 g	4,5 g	21,8 g	100	3 g
Vital+ Erdbeer (NÖM)	1 Be. (150 g)	110	5,9 g	2,3 g	15,8 g	73	1,5 g
Vital+ Heidelbeer-Brombeer (NÖM)	1 Be. (150 g)	110	5,9 g	2,3 g	15,8 g	73	1,5 g
Vital+ Natur (NÖM)	1 Be. (150 g)	83	6,9 g	2,7 g	6,6 g	55	1,8 g
Vitalinea Cremoso Cappuccino 0,1 % (Danone)	1 Be. (160 g)	82	7 g	0,2 g	12,3 g	51	0,1 g
Vitalinea Cremoso Creme Caramel 0,1 % (Danone)	1 Be. (160 g)	78	6,7 g	0,2 g	12,5 g	49	0,1 g
Vitalinea Cremoso Mandel Biskuit (Danone)	1 Be. (160 g)	85	6,7 g	0,2 g	12,5 g	51	0,1 g
Vitalinea Cremoso Schwarzwälder Kirsch 0,4 % (Danone)	1 Be. (160 g)	88	7,2 g	0,6 g	13 g	55	0,4 g
Vitalinea Cremoso Stracciatella 0,8 % (Danone)	1 Be. (160 g)	90	6,9 g	1,3 g	12,2 g	56	0,8 g

Lebensmittel	Pkg./Port./Stk. EL/Menge (g)	kcal/ Portion	Nährstoffgehalt pro Portion			Pro 100 Gramm	
			EW	Fett	KH	kcal	Fett
Vitalinea Joghurt Ananas 0,1 % (Danone)	1 Be. (160 g)	85	6,7 g	0,2 g	12,5 g	53	0,1 g
Vitalinea Joghurt Erdbeere 0,1 % (Danone)	1 Be. (160 g)	78	6,6 g	0,2 g	11,4 g	49	0,1 g
Vitalinea Joghurt Früchte und Müsli 0,1 % (Danone)	1 Be. (160 g)	93	7,2 g	0,2 g	15 g	58	0,1 g
Vitalinea Joghurt Heidelbeere 0,1 % (Danone)	1 Be. (160 g)	82	6,9 g	0,2 g	13 g	51	0,1 g
Vitalinea Joghurt Himbeere 0,1 % (Danone)	1 Be. (160 g)	82	6,9 g	0,2 g	12,5 g	51	0,1 g
Vitalinea Joghurt Marille 0,1 % (Danone)	1 Be. (160 g)	78	6,6 g	0,2 g	10,9 g	49	0,1 g
Vitalinea Joghurt Vanille 0,1 % (Danone)	1 Be. (160 g)	77	6,4 g	0,2 g	14,9 g	48	0,1 g
JOGURTGETRÄNKE							
Actimel Drink 0,1 % (Danone)	1 Fl. (100 g)	33	2,8 g	0,1 g	4,9 g	33	0,1 g
Actimel Drink Ananas 0,1 % (Danone)	1 Fl. (100 g)	35	2,7 g	0,1 g	5,5 g	35	0,1 g
Actimel Drink Erdbeer (Danone)	1 Fl. (100 g)	88	2,7 g	1,5 g	16 g	88	1,5 g
Actimel Drink Himbeer 0,1 % (Danone)	1 Fl. (100 g)	32	2,7 g	0,1 g	4,3 g	32	0,1 g
Actimel Drink Multifrucht (Danone)	1 Fl. (100 g)	88	2,7 g	1,5 g	16 g	88	1,5 g
Actimel Drink Natur (Danone)	1 Fl. (100 g)	83	2,8 g	1,6 g	14,3 g	83	1,6 g
Actimel Drink Orange (Danone)	1 Fl. (100 g)	88	2,7 g	1,5 g	15,9 g	88	1,5 g
Actimel Drink Vanille (Danone)	1 Fl. (100 g)	91	2,7 g	1,5 g	16,7 g	91	1,5 g
Almighurt Joghurt-Drink (Ehrmann)	1 Be. (330 g)	241	9,2 g	3 g	44,6 g	73	0,9 g
balance Joghurtdrink Cerealien (NÖM)	1 Fl. (100 g)	78	3,1 g	0,9 g	14 g	78	0,9 g
balance Joghurtdrink Erdbeer (NÖM)	1 Fl. (100 g)	77	3,1 g	0,8 g	13,7 g	77	0,8 g
Fastendrink Ananas-Papaya 0,1 % Fett (NÖM)	1 Fl. (0,7 l)	189	2,8 g	0,7 g	43,4 g	27	0,1 g
Fastendrink Apfel-Karotte 0,1 % Fett (NÖM)	1 Fl. (0,7 l)	182	2,8 g	0,7 g	42 g	26	0,1 g
Fastendrink Birne-Holunder 0,1 % Fett (NÖM)	1 Fl. (0,7 l)	196	3,5 g	0,7 g	39,9 g	28	0,1 g

Lebensmittel	Pkg./Port./Stk. EL/Menge (g)	kcal/ Portion	Nährstoffgehalt pro Portion			Pro 100 Gramm	
			EW	Fett	KH	kcal	Fett
Fastendrink Orange-Mandarine 0,1 % Fett (NÖM)	1 Fl. (0,7 l)	196	3,5 g	0,7 g	39,9 g	28	0,1 g
Fastendrink Schwarzer Johannisbeer Mix 0,1 % Fett (NÖM)	1 Fl. (0,7 l)	161	3,5 g	0,7 g	32,9 g	23	0,1 g
Fastenjoghurt Drink Ananas 0,1 % Fett (NÖM)	1 Fl. (1/2 l)	200	16,5 g	0,5 g	30 g	40	0,1 g
Fastenjoghurt Drink Apfel-Kiwi 0,1 % Fett (NÖM)	1 Fl. (1/2 l)	195	16,5 g	0,5 g	29 g	39	0,1 g
Fastenjoghurt Drink Himbeer-Ribisel 0,1 % Fett (NÖM)	1 Fl. (1/2 l)	195	16,5 g	0,5 g	28,5 g	39	0,1 g
Fresh Drink 0,1 % Fett (Danone)	1 Fl. (270 ml)	89	3,8 g	0,3 g	17,6 g	33	0,1 g
Froop Trinkjoghurt Erdbeere (Müller Milch)	1 Be. (200 g)	192	5,4 g	5,8 g	28 g	96	2,9 g
Froop Trinkjoghurt Kirsche (Müller Milch)	1 Be. (200 g)	194	5,4 g	5,8 g	28,6 g	97	2,9 g
Froop Trinkjoghurt Pfirsich (Müller Milch)	1 Be. (200 g)	194	5,4 g	5,8 g	28,4 g	97	2,9 g
Froop Trinkjoghurt Zitrone (Müller Milch)	1 Be. (200 g)	192	5,4 g	5,8 g	27,4 g	96	2,9 g
Fruchtzwerge Drink (Danone)	1 Fl. (100 g)	84	3 g	1,7 g	15,3 g	84	1,7 g
Jogurtdrink 0,1 % Fett	1 Port. (250 g)	83	9 g	0,3 g	10,3 g	33	0,1 g
Jogurtdrink	1 Port. (250 g)	190	6,8 g	3,3 g	34 g	76	1,3 g
NÖM-Mix trink Joghurt Erdbeer	1 Fl. (1/2 l)	380	16 g	4,5 g	65,5 g	76	0,9 g
NÖM-Mix trink Joghurt Heidelbeer	1 Fl. (1/2 l)	395	16 g	4,5 g	70 g	79	0,9 g
NÖM-Mix trink Joghurt Pfirsich-Maracuja	1 Fl. (1/2 l)	380	16 g	4,5 g	65,5 g	76	0,9 g
NÖM-Mix trink Joghurt Vanille	1 Fl. (1/2 l)	420	15 g	4,5 g	77 g	84	0,9 g
Optiwell Joghurtdrink Ananas	1 Be. (250 g)	96	8,3 g	0,3 g	15 g	38	0,1 g
Optiwell Joghurtdrink Erdbeere	1 Be. (250 g)	96	8,3 g	0,3 g	15 g	37	0,1 g
Optiwell Joghurtdrink Kirsche	1 Be. (250 g)	96	8,3 g	0,3 g	15 g	38	0,1 g
Optiwell Joghurtdrink Pfirsich-Maracuja	1 Be. (250 g)	96	8,3 g	0,3 g	15 g	38	0,1 g
Probiotischer Joghurt Drink Apfel-Minze (Alpha Pan)	1 Fl. (125 ml)	119	3,9 g	3,4 g	17,5 g	95	2,7 g
Probiotischer Joghurt Drink Gelbe Früchte (Alpha Pan)	1 Fl. (200 ml)	182	6,4 g	5,4 g	26 g	91	2,7 g

Lebensmittel	Pkg./Port./Stk. EL/Menge (g)	kcal/ Portion	Nährstoffgehalt pro Portion			Pro 100 Gramm	
			EW	Fett	KH	kcal	Fett
Probiotischer Joghurt Drink Orange-Grüner Tee (Alpha Pan)	1 Fl. (125 ml)	111	4,1 g	3,4 g	16,3 g	89	2,7 g
Probiotischer Joghurt Drink Pflaume-Erdbeere (Alpha Pan)	1 Fl. (200 ml)	182	6,4 g	5,4 g	26 g	91	2,7 g
Probiotischer Joghurt Drink Rote Früchte (Alpha Pan)	1 Fl. (200 ml)	180	6,4 g	5,4 g	26 g	90	2,7 g
Trinkjoghurt Himbeer (Ja! Natürlich)	1 Fl. (1/4 l)	175	6,8 g	2 g	30 g	70	0,8 g
Trinkjoghurt Mango-Maracuja (Ja! Natürlich)	1 Fl. (1/4 l)	185	6,8 g	2 g	32,5 g	74	0,8 g
MILCHGETRÄNKE							
Buttermilchdrink mit Früchten 1 % Fett	1/4 l	175	7,3 g	2,2 g	30 g	70	1 g
Capuccinomilch (frischli)	1/4 l	152	9,5 g	6,5 g	14 g	61	2,6 g
Fasten Schokomilch 0,9 % Fett (NÖM)	1/4 l	123	9 g	2,3 g	16,2 g	49	0,9 g
Fasten Vanillemilch 0,9 % Fett (NÖM)	1/4 l	120	8,3 g	2,3 g	16,8 g	48	0,9 g
Müllermilch Art Cappuccino	1 Be. (500 ml)	365	17,5 g	7 g	58,5 g	73	1,4 g
Müllermilch Art Cappuccino	1 Fl. (400 ml)	316	13,6 g	5,6 g	53,2 g	79	1,4 g
Müllermilch Banane	1 Be. (500 ml)	365	18 g	6,5 g	59 g	73	1,3 g
Müllermilch Banane	1 Fl. (400 ml)	312	14 g	5,6 g	51,6 g	78	1,4 g
Müllermilch Coco-Schoco	1 Be. (500 ml)	390	17,5 g	7,5 g	62,5 g	78	1,5 g
Müllermilch Erdbeer	1 Be. (500 ml)	375	19,5 g	6,5 g	60 g	75	1,3 g
Müllermilch Erdbeer	1 Fl. (400 ml)	316	13,6 g	5,6 g	53,2 g	79	1,4 g
Müllermilch Leicht & Fit Aprikose	1 Be. (500 ml)	250	17 g	7,5 g	29 g	50	1,5 g
Müllermilch Leicht & Fit Himbeer	1 Be. (500 ml)	250	17,5 g	7,5 g	29 g	50	1,5 g
Müllermilch Leicht & Fit Honigmelone	1 Be. (500 ml)	250	17 g	7,5 g	29 g	50	1,5 g
Müllermilch Leicht und Fit	1 Be. (500 ml)	267	17,5 g	7,5 g	32,2 g	53,4	1,5 g
Müllermilch Pistazie Cocos	1 Fl. (400 ml)	308	13,6 g	5,6 g	50,4 g	77	1,4 g

Lebensmittel	Pkg./Port./Stk. EL/Menge (g)	kcal/ Portion	Nährstoffgehalt pro Portion			Pro 100 Gramm	
			EW	Fett	KH	kcal	Fett
Müllermilch Schoko	1 Be. (500 ml)	385	19 g	8 g	59 g	77	1,6 g
Müllermilch Schoko	1 Fl. (400 ml)	316	14,4 g	6,4 g	50,4 g	79	1,6 g
Müllermilch Vanilla	1 Fl. (400 ml)	320	14 g	5,6 g	53,2 g	80	1,4 g
Müllermilch Vanillegeschmack	1 Be. (500 ml)	370	18 g	7 g	58,5 g	74	1,4 g
ProCult 0,1% Drink Kirsch (Müller Milch)	1 Be. (500 g)	185	16 g	0,5 g	26 g	37	0,1 g
ProCult 0,1% Drink Orange (Müller Milch)	1 Be. (500 g)	185	16 g	0,5 g	26 g	37	0,1 g
ProCult 0,1% Drink Pfirsich (Müller Milch)	1 Be. (500 g)	190	16 g	0,5 g	26,5 g	38	0,1 g
ProCult 0,1% Drink Vanilla (Müller Milch)	1 Be. (500 g)	190	16 g	0,1 g	27 g	38	Spuren
Vanillemilch 3,3 % Fett	1/4 l	217	7,5 g	8,3 g	26 g	87	3,3 g
Vanillemilch 1,5 % Fett (NÖM)	1/4 l	175	7,8 g	3,5 g	28 g	70	1,4 g
Vanillemilch 3,5 % Fett (NÖM)	1/4 l	195	7,8 g	8 g	23 g	78	3,2 g
MOLKEGETRÄNKE							
Diät-Kurmolke (Heirler)	1 Be. (200 ml)	64	6 g	0,2 g	9,4 g	32	0,1 g
Frucht Molke Apfel (Müller Milch)	1 Be. (500 g)	155	2 g	0,5 g	33,5 g	31	0,1 g
Frucht Molke Orange (Müller Milch)	1 Be. (500 g)	155	3 g	0,5 g	31 g	31	0,1 g
Fruchtmolke Mango (NÖM)	1/4 l	113	1,3 g	0,3 g	25 g	45	0,1 g
Fruchtmolke Pfirsich/Marille (NÖM)	1/4 l	118	1,3 g	0,3 g	26,3 g	47	0,1 g
Lattella light Multivitamin (Tirolmilch)	1/2 l	130	3 g	0,5 g	28 g	26	0,1 g
Lattella fresh Ananas-Rotbusch (Tirolmilch)	1/4 l	65	1 g	0,3 g	14,5 g	26	0,1 g
Lattella fresh Apfel-Mango-Mate (Tirolmilch)	1/4 l	65	1 g	0,3 g	14,5 g	26	0,1 g
Lattella fresh Zitrone-Lindenblüte (Tirolmilch)	1/4 l	65	1 g	0,3 g	14,5 g	26	0,1 g
Lattella klassik Ananas-Papaya (Tirolmilch)	1/4 l	115	1,8 g	0,3 g	26,2 g	46	0,1 g

Lebensmittel	Pkg./Port./Stk. EL/Menge (g)	kcal/ Portion	Nährstoffgehalt pro Portion			Pro 100 Gramm	
			EW	Fett	KH	kcal	Fett
Lattella klassik Erdbeer (Tirolmilch)	1/4 l	108	1,5 g	0,3 g	25 g	43	0,1 g
Lattella klassik Mango (Tirolmilch))	1/4 l	108	1,5 g	0,3 g	25 g	43	0,1 g
Lattella klassik Maracuja (Tirolmilch)	1/4 l	108	1,5 g	0,3 g	25 g	43	0,1 g
Lattella klassik Natur (Tirolmilch)	1/4 l	50	1,8 g	0,3 g	10 g	20	0,1 g
Lattella klassik Orange-Grapefruit-Zitrone (Tirolmilch)	1/4 l	108	1,5 g	0,3 g	25 g	43	0,1 g
Lattella klassik Pfirsich-Marille (Tirolmilch)	1/4 l	115	1,8 g	0,3 g	26,2 g	46	0,1 g
Lattella l.i.f.e. Guave-Birne-Preiselbeere (Tirolmilch)	1/4 l	108	1,5 g	0,3 g	25 g	43	0,1 g
Lattella l.i.f.e. Kiwi-Papaya-Limette (Tirolmilch)	1/4 l	103	1,5 g	0,3 g	23,5 g	41	0,1 g
Lattella light Apfel-Hagebutte (Tirolmilch)	1/4 l	68	1,8 g	0,3 g	14,5 g	27	0,1 g
Lattella light Mango-Maracuja (Tirolmilch)	1/4 l	58	1,8 g	0,3 g	11,5 g	23	0,1 g
Lattella light Multivitamin (Tirolmilch)	1/4 l	65	1,8 g	0,3 g	13,8 g	26	0,1 g
Lattella light Rote Traube-Cassis-Holunder (Tirolmilch)	1/4 l	75	1,8 g	0,3 g	16,5 g	30	0,1 g
Lattella plus Ananas-Orange + Ginseng (Tirolmilch)	1 Fl. (330 ml)	103	1,7 g	0,3 g	23,6 g	31	0,1 g
Lattella plus Kiwi-Apfel + Melisse (Tirolmilch)	1 Fl. (330 ml)	87	2 g	0,3 g	18,6 g	26	0,1 g
Molke	1/4 l	60	2 g	0,5 g	11,8 g	24	0,2 g
Molke Exotic (Ja! Natürlich)	1/4 l	150	2 g	0,6 g	32,8 g	60	0,2 g
Molke Mango-Maracuja (Ja! Natürlich)	1/4 l	135	2 g	0,7 g	29,8 g	54	0,3 g
Naturmolke Latella (Tirolmilch)	1/2 l	100	3,5 g	0,5 g	20 g	20	0,1 g
Trinkmolke Mango (Clever)	1/2 l	252	3,5 g	1 g	55 g	50	0,2 g
Trinkmolke Multifruit (Clever)	1/2 l	152	4 g	1 g	29 g	30	0,2 g

Lebensmittel	Pkg./Port./Stk. EL/Menge (g)	kcal/ Portion	Nährstoffgehalt pro Portion			Pro 100 Gramm	
			EW	Fett	KH	kcal	Fett
PUDDING							
Crema Puddingcreme „Cappucino“ (Müller Milch)	1 Be. (175 g)	245	4,4 g	10 g	34,3 g	140	5,7 g
Crema Puddingcreme Caramel (Müller Milch)	1 Be. (175 g)	242	4,4 g	10 g	33,6 g	138	5,7 g
Crema Puddingcreme Kokos (Müller Milch)	1 Be. (175 g)	240	4,4 g	11,4 g	30,1 g	137	6,5 g
Crema Puddingcreme Schoko (Müller Milch)	1 Be. (175 g)	243	4,7 g	10,2 g	33,1 g	139	5,8 g
Dany + Sahne Cappuccino (Danone)	1 Be. (200 g)	216	4,2 g	7,2 g	33,2 g	108	3,6 g
Dany + Sahne Caramelino (Danone)	1 Be. (200 g)	210	4,2 g	6,6 g	33,6 g	105	3,3 g
Dany + Sahne Noisette (Danone)	1 Be. (200 g)	226	4,6 g	8,4 g	33,2 g	113	4,2 g
Dany + Sahne Schoko (Danone)	1 Be. (125 g)	145	3,1 g	5,5 g	20,9 g	116	4,4 g
Dany + Sahne Schoko (Danone)	1 Be. (200 g)	220	5 g	7 g	33,8 g	110	3,5 g
Dany + Sahne Schoko Diät (Danone)	1 Be. (200 g)	134	5,2 g	5,2 g	16,4 g	67	2,6 g
Dany + Sahne Vanille (Danone)	1 Be. (125 g)	154	3,1 g	7,1 g	19,4 g	123	5,7 g
Dany + Sahne Vanille (Danone)	1 Be. (200 g)	234	5 g	9,8 g	31,2 g	117	4,9 g
Dany + Sahne Vanille Diät (Danone)	1 Be. (200 g)	126	4,8 g	5 g	15,6 g	63	2,5 g
Dany + Sahne Weiße Schokolade (Danone)	1 Be. (200 g)	244	4,4 g	10,2 g	33,6 g	122	5,1 g
Diät Wölkchen Schokolade (Dr. Oetker)	1 Be. (125 g)	141	4,3 g	8,1 g	12,5 g	113	6,5 g
Diät-Pudding Schoko (Onken)	1 Be. (200 g)	170	7,6 g	5,8 g	21,6 g	85	2,9 g
Diät-Pudding Vanille (Onken)	1 Be. (200 g)	158	7 g	5,2 g	20,6 g	79	2,6 g
Gala Bourbon-Vanille Pudding (Dr. Oetker), **zubereitet**	100 g*	106	2,9 g	3,1 g	16,4 g	106	3,1 g
Gala Echt Karamell Pudding (Dr. Oetker), **zubereitet**	100 g*	116	2,8 g	3 g	19,3 g	116	3 g
Gala Feiner Schokoladen Pudding (Dr. Oetker), **zubereitet**	100 g*	113	3,3 g	3,2 g	17,7 g	113	3,2 g
Gala Sahne Pudding (Dr. Oetker), **zubereitet**	100 g*	193	2,6 g	13,2 g	16 g	193	13,2 g
Galant Creme Pudding Grieß Geschmack (Dr. Oetker), **zubereitet**	100 g*	106	3,2 g	3,1 g	16,3 g	106	3,1 g

* zubereitet lt. Packungsanleitung

Lebensmittel	Pkg./Port./Stk. EL/Menge (g)	kcal/ Portion	Nährstoffgehalt pro Portion			Pro 100 Gramm	
			EW	Fett	KH	kcal	Fett
Galant Creme Pudding Milch-Karamell Geschmack (Dr. Oetker), **zubereitet**	100 g*	104	3 g	3,2 g	15,7 g	104	3,2 g
Galant Creme Pudding Schokolade Geschmack (Dr. Oetker), **zubereitet**	100 g*	117	3,1 g	3,2 g	19 g	117	3,2 g
Galant Creme Pudding Vanille Geschmack (Dr. Oetker), **zubereitet**	100 g*	100	3 g	3,2 g	14,8 g	100	3,2 g
Galetta 1 Minuten Cremepudding Schokolade (Dr. Oetker), **zubereitet**	100 g*	115	3,3 g	3,4 g	18 g	115	3,4 g
Galetta 1 Minuten Cremepudding Vanille (Dr. Oetker), **zubereitet**	100 g*	110	3 g	3,3 g	17 g	110	3,3 g
Grieß Pudding Bourbon Vanille (Dr. Oetker)	1 Be. (150 g)	175	5,2 g	6,6 g	23,7 g	117	4,4 g
Grieß Pudding Bourbon Zimt (Dr. Oetker)	1 Be. (150 g)	180	5,2 g	7,3 g	23,4 g	120	4,8 g
Griess Pudding mit Kirsch Sauce (Müller Milch)	1 Be. (450 g)	540	10,8 g	10 g	100,4 g	120	2,4 g
Griess Pudding mit Schoko Sauce (Müller Milch)	1 Be. (450 g)	531	14,9 g	11,7 g	91,4 g	118	2,6 g
Grieß Pudding Natur (Dr. Oetker)	1 Be. (150 g)	181	5,3 g	7,2 g	23,7 g	121	4,8 g
Grießpudding mit Früchten (Landliebe)	1 Be. (150 g)	206	4,1 g	10,4 g	24 g	137	6,9 g
Grießpudding mit Zimt (Landliebe)	1 Be. (150 g)	227	5 g	12,3 g	24 g	151	8,2 g
Grießpudding Natur (Landliebe)	1 Be. (150 g)	233	5,1 g	12,9 g	24 g	155	8,6 g
Grießpudding Schoko (Landliebe)	1 Be. (150 g)	231	5 g	12,2 g	25,5 g	154	8,1 g
Grießpudding Vanille (Landliebe)	1 Be. (150 g)	225	4,7 g	12,3 g	24 g	150	8,2 g
Leicht & Cremig Pudding Schokolade (Dr. Oetker)	1 Be. (150 g)	142	5,8 g	1,3 g	26,7 g	95	0,9 g
Leicht & Cremig Pudding Vanille (Dr. Oetker)	1 Be. (150 g)	138	5,4 g	1,3 g	26,1 g	92	0,9 g
Optiwell Pudding Schokolade (Campina)	1 Be. (150 g)	82	5,1 g	0,2 g	15 g	55	0,1 g
Optiwell Pudding Vanille (Campina)	1 Be. (150 g)	81	5 g	0,2 g	15 g	54	0,1 g
Original Pudding Erdbeer Geschmack (Dr. Oetker), **zubereitet**	100 g*	105	2,9 g	3,2 g	16,3 g	105	3,2 g
Original Pudding Grieß Geschmack (Dr. Oetker), **zubereitet**	100 g*	110	3,3 g	3,1 g	17 g	110	3,1 g
Original Pudding Mandel Geschmack (Dr. Oetker), **zubereitet**	100 g*	106	2,9 g	3,1 g	16,4 g	106	3,1 g
Original Pudding Sahne Geschmack (Dr. Oetker), **zubereitet**	100 g*	105	2,9 g	3,1 g	16,3 g	105	3,1 g

* zubereitet lt. Packungsanleitung

Lebensmittel	Pkg./Port./Stk. EL/Menge (g)	kcal/ Portion	Nährstoffgehalt pro Portion			Pro 100 Gramm	
			EW	Fett	KH	kcal	Fett
Original Pudding Schokolade Geschmack (Dr. Oetker)	100 g*	112	3,1 g	3,2 g	17,7 g	112	3,2 g
Original Pudding Vanille Geschmack (Dr. Oetker), **zubereitet**	100 g*	105	2,9 g	3,1 g	16,3 g	105	3,1 g
Puddelino Schokolade (Alete)	1 Be. (100 g)	98	3,3 g	3,3 g	13,6 g	98	3,3 g
Puddelino Vanille (Alete)	1 Be. (100 g)	98	3 g	3,1 g	14,5 g	98	3,1 g
PuddingTraum, verschied. Sorten (Ehrmann)	1 Be. (125 g)	166	3,6 g	6,3 g	24 g	133	5 g
Sahne Pudding Vollmilch Schokolade (Dr. Oetker)	1 Be. (150 g)	241	4,6 g	13,2 g	25,9 g	160	8,8 g
Sahnepudding Kakao (Landliebe)	1 Be. (150 g)	240	5 g	13,2 g	25,5 g	160	8,8 g
Sahnepudding Vanille (Landliebe)	1 Be. (150 g)	227	5,3 g	12,9 g	22,5 g	151	8,6 g
Schoko Pudding mit Vanilla Sauce (Müller Milch)	1 Be. (450 g)	477	11,3 g	12,6 g	80,1 g	106	2,8 g
Süßer Moment Schokolade, zubereitet (Dr.Oetker)	1 Port. (196 g)*	232	4,5 g	3,4 g	45,9 g	118	1,7 g
Süßer Moment Vanille, zubereitet (Dr.Oetker)	1 Port. (196 g)*	186	3,7 g	3 g	36 g	95	1,5 g
Trinkpudding Bourbon Vanille (Dr. Oetker)	1 Be. (200 g)	196	5,8 g	7,8 g	25,6 g	98	3,9 g
Trinkpudding Vollmilch Schokolade (Dr. Oetker)	1 Be. (200 g)	222	6,4 g	9 g	28,6 g	111	4,5 g
Vanilla Pudding mit Schoko Sauce (Müller Milch)	1 Be. (450 g)	468	12,6 g	10,8 g	80,1 g	104	2,4 g
MILCHREIS							
Diät Milchreis Himbeer (Müller Milch)	1 Be. (200 g)	174	6 g	4,4 g	27,6 g	87	2,2 g
Diät Milchreis Pfirsich-Maracuja (Müller Milch)	1 Be. (200 g)	166	6 g	4,4 g	25,6 g	83	2,2 g
Diät Milchreis pur (Müller Milch)	1 Be. (200 g)	174	7 g	5,2 g	25 g	87	2,6 g
Diät Milchreis Zimt (Müller Milch)	1 Be. (200 g)	182	6,8 g	4,6 g	28,2 g	91	2,3 g
Heißer Milchreis „Apfelstrudel“ (Müller Milch)	1 Be. (200 g)	230	5,8 g	4,2 g	42,4 g	115	2,1 g
Heißer Milchreis „Typ Vanille-Kipferl“ (Müller Milch)	1 Be. (200 g)	240	6,4 g	4,4 g	43,6 g	120	2,2 g
Heißer Milchreis „Winterpflaume“ (Müller Milch)	1 Be. (200 g)	236	6,2 g	4,2 g	43,4 g	118	2,1 g

* zubereitet lt. Packungsanleitung

Lebensmittel	Pkg./Port./Stk. EL/Menge (g)	kcal/ Portion	Nährstoffgehalt pro Portion			Pro 100 Gramm	
			EW	Fett	KH	kcal	Fett
Heißer Milchreis Zucker & Zimt (Müller Milch)	1 Be. (200 g)	222	6 g	4,8 g	38,6 g	111	2,4 g
La laitière Milchreis (Nestlè)	1 Be. (115 g)	144	3,3 g	4 g	23,6 g	125	3,5 g
Milchreis (Müller Milch)	1 Be. (200 g)	220	7,4 g	5,2 g	36 g	110	2,6 g
Milchreis (Müller Milch)	1 Be. (500 g)	550	18,5 g	13 g	90 g	110	2,6 g
Milchreis 0,1 % Fett Erdbeer (Müller Milch)	1 Be. (200 g)	180	6,4 g	0,2 g	38,2 g	90	0,1 g
Milchreis 0,1 % Fett Himbeer (Müller Milch)	1 Be. (200 g)	186	6,4 g	0,2 g	39,8 g	93	0,1 g
Milchreis 0,1 % Fett Schoko (Müller Milch)	1 Be. (200 g)	186	6,6 g	0,2 g	39,8 g	93	0,1 g
Milchreis 0,1 % Fett Zimt (Müller Milch)	1 Be. (200 g)	194	6,2 g	0,2 g	41,8 g	97	0,1 g
Milchreis leicht mit Frucht (Müller Milch)	1 Be. (200 g)	140	7 g	1,8 g	24,4 g	70	0,9 g
Milchreis mit Frucht (Müller Milch)	1 Be. (200 g)	230	7,2 g	5 g	38 g	115	2,5 g
Milchreis Original Apfel (Müller Milch)	1 Be. (200 g)	224	5,6 g	4,4 g	40,6 g	112	2,2 g
Milchreis Original Caramel (Müller Milch)	1 Be. (200 g)	220	6,2 g	4,8 g	37,8 g	110	2,4 g
Milchreis Original Erdbeer (Müller Milch)	1 Be. (200 g)	217	5,4 g	4,2 g	38,6 g	107	2,1 g
Milchreis Original Heidelbeer (Müller Milch)	1 Be. (200 g)	226	5,6 g	4,4 g	41,2 g	113	2,2 g
Milchreis Original Himbeer (Müller Milch)	1 Be. (200 g)	222	5,6 g	4,4 g	39,8 g	111	2,2 g
Milchreis Original Pur (Müller Milch)	1 Be. (200 g)	210	6,6 g	5,2 g	34,4 g	105	2,6 g
Milchreis Schoko (Landliebe)	1 Be. (150 g)	239	5,7 g	8,7 g	34,5 g	159	5,8 g
Milchreis Traditionell (Landliebe)	1 Be. (150 g)	225	5,7 g	8,4 g	31,5 g	150	5,6 g
Milchreis Vanille (Landliebe)	1 Be. (150 g)	225	5,7 g	8,4 g	31,5 g	150	5,6 g
Milchreis Zimt (Landliebe)	1 Be. (150 g)	225	5,4 g	8 g	33 g	150	5,3 g

Lebensmittel	Pkg./Port./Stk. EL/Menge (g)	kcal/ Portion	Nährstoffgehalt pro Portion			Pro 100 Gramm	
			EW	Fett	KH	kcal	Fett
GRIESSBREI							
Grießbrei Apfel (Müller Milch)	1 Be. (200 g)	244	5,6 g	7 g	39,8 g	122	3,5 g
Grießbrei Kirsch (Müller Milch)	1 Be. (200 g)	248	5,6 g	7 g	40,4 g	124	3,5 g
Grießbrei Pfirsich (Müller Milch)	1 Be. (200 g)	248	5,6 g	7 g	40,4 g	124	3,5 g
Grießbrei Pur (Müller Milch)	1 Be. (200 g)	234	6,4 g	8,2 g	33,6 g	117	4,1 g
Grießbrei Schoko (Müller Milch)	1 Be. (200 g)	236	6,4 g	7,6 g	35,6 g	118	3,8 g
Grießbrei Zimt (Müller Milch)	1 Be. (200 g)	240	6 g	7,2 g	38 g	120	3,8 g
GrießTraum, verschiedene Sorten (Ehrmann)	1 Be. (125 g)	164	3,8 g	5,4 g	25 g	131	4,3 g
SONSTIGE MILCHPRODUKTE							
Cailler Crème Dessert Schokolade (Nestlé)	1 Be. (125 g)	165	5 g	5 g	25 g	132	4 g
Crema Mousse au Chocolat (Müller Milch)	1 Be. (70 g)	130	3,6 g	6 g	15,3 g	186	8,6 g
Crema Mousse au Chocolat (Müller Milch)	1 Be. (250 g)	462	10,5 g	20,5 g	59,3 g	185	8,2 g
Crema Mousse Bourbon-Vanille (Müller Milch)	1 Be. (70 g)	126	3,4 g	6,7 g	12,7 g	180	9,8 g
Crema Mousse Caramel (Müller Milch)	1 Be. (70 g)	120	3,6 g	6,7 g	11,4 g	172	9,6 g
Creme Stracciatella (Dr. Oetker), **zubereitet**	100 g*	152	2,7 g	9,1 g	14,6 g	152	9,1 g
Creme Tiramisu (Dr. Oetker), **zubereitet**	100 g*	146	4,1 g	4,6 g	80,5 g	146	4,6 g
Dessert plus Sahne Himbeer / Aprikose / Orange (Ehrmann)	1 Be. (125 g)	121	0,4 g	2,3 g	25 g	97	1,8 g
Dessert plus Sahne Schoko-Creme (Ehrmann)	1 Be. (125 g)	140	3,3 g	4,2 g	22,5 g	112	3,3 g
Dessert plus Sahne Vanillegeschmack (Ehrmann)	1 Be. (125 g)	134	3,1 g	3,5 g	22,5 g	107	2,8 g
Doppeldecker Vanille mit Himbeersoße (Nestlé)	1 Be. (125 g)	115	3 g	0,1 g	25,3 g	92	0,1 g
Duo de Cafe (Nestlé)	1 Be. (90 g)	160	3,3 g	9,6 g	15,3 g	178	10,7 g
Duo de Choco (Nestlé)	1 Be. (90 g)	180	3,7 g	10,4 g	18 g	199	11,6 g

* zubereitet lt. Packungsanleitung

Lebensmittel	Pkg./Port./Stk. EL/Menge (g)	kcal/ Portion	Nährstoffgehalt pro Portion			Pro 100 Gramm	
			EW	Fett	KH	kcal	Fett
Exquisa fitline Schokodessert	1 Be. (125 g)	124	4 g	2,3 g	21,8 g	99	1,8 g
Galak Dessert (Nestlè)	1 Be. (60 g)	121	2 g	7 g	13 g	202	11 g
Genuss Diät Dessert Creme mit Schokosahne, Schoko (Ehrmann)	1 Be. (200 g)	144	6,2 g	4 g	21 g	72	2 g
Genuss Diät Dessert Creme mit Schokosahne, Vanilla (Ehrmann)	1 Be. (200 g)	144	6,2 g	4 g	21 g	72	2 g
Genuss Diät Dessert, verschied. Sorten (Ehrmann)	1 Be. (125 g)	90	3,9 g	2,5 g	13,1 g	72	2 g
Gourmet Creme Schoko Haselnuss Creme (mibell)	1 Port. (200 g)	256	5,8 g	8,8 g	38,2 g	128	4,4 g
Grand Dessert Double Choc (Ehrmann)	1 Be. (200 g)	246	5,4 g	9,8 g	34 g	123	4,9 g
Grand Dessert léger (Ehrmann)	1 Be. (200 g)	172	7 g	1,8 g	32 g	86	0,9 g
Grand Dessert Schoko - Top (Ehrmann)	1 Be. (200 g)	246	5,4 g	9,8 g	34 g	123	4,9 g
Grand Dessert Schoko (Ehrmann)	1 Be. (200 g)	246	5,4 g	9,8 g	34 g	123	4,9 g
Grand Dessert Trüffel (Ehrmann)	1 Be. (200 g)	248	5,8 g	9,8 g	34 g	124	4,9 g
Grand Dessert Vanilla (Ehrmann)	1 Be. (200 g)	236	5 g	9,8 g	32 g	118	4,9 g
La Laitière Griessdessert (Nestlé)	1 Be. (115 g)	134	3,6 g	4,2 g	20,4 g	117	3,7 g
La Laitière Petits Pots de Crème Chocolat (Nestlé)	1 Be. (100 g)	231	4,5 g	15,6 g	18,1 g	231	15,6 g
La Laitière Petits Pots de Crème Vanille (Nestlé)	1 Be. (100 g)	218	4,2 g	12,8 g	21,2 g	218	12,8 g
Micky Mousse Schoko (Nestlè)	1 Be. (75 g)	130	3,2 g	5,3 g	17 g	173	7,1 g
Micky Mousse Vanilla (Nestlè)	1 Be. (75 g)	124	2,9 g	5,7 g	15,1 g	165	7,6 g
Monte Milch-Schokomahlzeit (Zott)	1 Be. (62,5 g)	123	1,8 g	8,4 g	9,9 g	197	13,4 g
Mousse à la Vanille (Dr. Oetker), **zubereitet**	100 g*	102	3,4 g	3,5 g	14,1 g	102	3,5 g
Mousse au Chocolat (Dr. Oetker), **zubereitet**	100 g*	116	4,1 g	4,2 g	15,3 g	116	4,2 g
Mousse au chocolat (Nestlè)	1 Be. (58 g)	106	2,8 g	5,1 g	12,3 g	183	8,8 g
Mousse au chocolat (Nestlè)	1 Be. (250 g)	483	11,3 g	22,5 g	58,3 g	193	9 g
Mousse Caramel (Nestlé)	1 Be. (62,5 g)	103	3 g	5,1 g	11,2 g	164	8,2 g

* zubereitet lt. Packungsanleitung

Lebensmittel	Pkg./Port./Stk. EL/Menge (g)	kcal/ Portion	Nährstoffgehalt pro Portion			Pro 100 Gramm	
			EW	Fett	KH	kcal	Fett
Mousse Vanille (Nestlé)	1 Be. (62,5 g)	118	2,8 g	6,8 g	11,6 g	189	10,9 g
Mousse Zitrone (Dr. Oetker), **zubereitet**	100 g*	120	3,2 g	3,2 g	19,3 g	120	3,2 g
Paradies Creme Banane (Dr. Oetker), **zubereitet**	100 g*	118	2,8 g	4,8 g	16 g	118	4,8 g
Paradies Creme Pfirsich (Dr. Oetker), **zubereitet**	100 g*	120	2,9 g	4,3 g	16,8 g	120	4,3 g
Paradies Creme Sahne-Karamell (Dr. Oetker), **zubereitet**	100 g*	115	2,8 g	4,1 g	16,7 g	115	4,1 g
Paradies Creme Schokolade (Dr. Oetker), **zubereitet**	100 g*	116	3,5 g	4,5 g	15,4 g	116	4,5 g
Paradies Creme Stracciatella (Dr. Oetker), **zubereitet**	100 g*	130	3,2 g	5 g	18,5 g	130	5 g
Paradies Creme Zitrone (Dr. Oetker), **zubereitet**	100 g*	122	2,8 g	4,3 g	17,5 g	122	4,3 g
Paradies Creme Vanille (Dr. Oetker), **zubereitet**	100 g*	112	2,8 g	4 g	16 g	112	4 g
Rotwein Creme (Dr. Oetker), **zubereitet**	100 g*	152	1,4 g	7,1 g	15,7 g	152	7,1 g
Rotwein Mousse (Nestlé)	1 Be. (62,5 g)	106	1,4 g	5,6 g	12,4 g	169	9 g
Siggi's Cacao Milk (Maresi)	1 Be. (200 ml)	170	6,8 g	7 g	19,8 g	85	3,5 g
Siggi's Nougat Milk (Maresi)	1 Be. (200 ml)	188	6,6 g	9 g	20,4 g	94	4,5 g
Stalden Crème Caramel (Nestlé)	1 Dose (470 g)	667	16,5 g	18,8 g	108 g	142	4 g
Stalden Crème Choco-lait (Nestlé)	1 Dose (470 g)	667	16,5 g	18,8 g	108 g	142	4 g
Stalden Crème Chocolat (Nestlé)	1 Dose (470 g)	719	18,8 g	21,2 g	113 g	153	4,5 g
Stalden Crème Grand Marnier (Nestlé)	1 Dose (470 g)	573	16,5 g	18,8 g	84,6 g	122	4 g
Stalden Crème Vanille (Nestlé)	1 Dose (470 g)	555	16,5 g	18,8 g	79,9 g	118	4 g
Teletubby Schokodrink (Tuffi Campino)	1 Be. (200 ml)	154	6,8 g	3,2 g	24,6 g	77	1,6 g
Tiramisu (Bonta Divina)	1 Be. (75 g)	220	3,5 g	9,4 g	28,4 g	293	12,5 g
Tiramisu (Bonta Divina)	1 Be. (500 g)	1.465	23,5 g	62,5 g	189 g	293	12,5 g

* zubereitet lt. Packungsanleitung

Lebensmittel	Pkg./Port./Stk. EL/Menge (g)	kcal/ Portion	Nährstoffgehalt pro Portion			Pro 100 Gramm	
			EW	Fett	KH	kcal	Fett
KÄSE							
Allgäutaler Viereckhartkäse (Zott)	1 Port. (30 g)	111	8,4 g	8,6 g	0,1 g	369	28,5 g
Allgäutaler Viereckhartkäse leicht (Zott)	1 Port. (30 g)	86	9,3 g	5,4 g	Spuren	286	18 g
Almkönig 45 % F. i. T. (Salzburger Land)	1 Port. (30 g)	96	7,2 g	7,5 g	0 g	321	25 g
Alpenemmentaler (Schärdinger)	1 Port. (30 g)	110	8,7 g	8,4 g	0 g	368	28 g
Alpenkäse 45 % F. i. T. (Gmundner Milch)	1 Port. (30 g)	104	7,5 g	8,1 g	0 g	347	27 g
Alpenländer (Du darfst)	1 Port. (30 g)	81	8,7 g	5,1 g	0 g	269	17 g
Alpzirler (Schärdinger)	1 Port. (30 g)	111	7,2 g	9,2 g	0 g	371	30,5 g
Amadeus (Schärdinger)	1 Port. (30 g)	106	7,2 g	8,6 g	0 g	353	28,5 g
Appenzeller 45 % F. i. T.	1 Port. (30 g)	121	7,4 g	9,5 g	0,6 g	402	31,7 g
Appenzeller 50 % F. i. T.	1 Port. (30 g)	125	7,9 g	9,9 g	0 g	415	33 g
Asmonte (Schärdinger)	1 Port. (30 g)	105	9,3 g	7,5 g	0 g	349	25 g
Aufschnitt-Käse 30 % F. i. T.	1 Port. (30 g)	79	8,4 g	5 g	Spuren	263	16,7 g
Bachensteiner 55 % F. i. T.	1 Port. (30 g)	99	5,8 g	8,1 g	0 g	330	27 g
Bad Ischler 15 % F. i. T. (Schärdinger)	1 Port. (30 g)	65	10,8 g	2,4 g	0 g	216	8 g
Baron Philipp 60 % F. i. T. (Osttirol Milch)	1 Port. (30 g)	116	4,5 g	10,5 g	0 g	387	35 g
Baronesse 25 % F. i. T. (Schärdinger)	1 Port. (30 g)	75	9,9 g	3,9 g	0 g	249	13 g
Bavaria blu 70 % F. i. T.	1 Port. (30 g)	122	4 g	12 g	0 g	408	40 g
Bel Paese, Weichkäse, 60 % F. i. T.	1 Port. (30 g)	112	7,6 g	9,1 g	Spuren	373	30,2 g
Bergbaron (Schärdinger)	1 Port. (30 g)	109	8,4 g	8,4 g	0 g	364	28 g
Bergfex (Schärdinger)	1 Port. (30 g)	118	7,8 g	9,6 g	0 g	392	32 g
Berggraf 25 % F. i. T. (Schärdinger)	1 Port. (30 g)	71	9 g	3,9 g	0 g	237	13 g
Bergkäse 45 % F. i. T.	1 Port. (30 g)	120	8,8 g	8,9 g	0,3 g	399	29,7 g

Lebensmittel	Pkg./Port./Stk. EL/Menge (g)	kcal/ Portion	Nährstoffgehalt pro Portion			Pro 100 Gramm	
			EW	Fett	KH	kcal	Fett
Bergkäse 50 % F. i. T.	1 Port. (30 g)	125	8,5 g	9,3 g	0,9 g	415	31 g
Bergtilsiter (Schärdinger)	1 Port. (30 g)	72	9,6 g	3,8 g	0 g	241	12,5 g
Bierkäse 15 % F. i. T. (Schärdinger)	1 Port. (30 g)	64	10,5 g	2,4 g	0 g	212	8 g
Bio Bauernkäse 55 % F. i. T. (Tirolmilch)	1 Port. (30 g)	115	6,2 g	9,9 g	0 g	384	33 g
Bio-Baccus (Klosterkäserei Schlierbach)	1 Port. (30 g)	107	5,6 g	9 g	0 g	356	30 g
Bio-Klosterkäse (Klosterkäserei Schlierbach)	1 Port. (30 g)	113	5,7 g	9 g	0 g	377	30 g
Bio-Paulus (Klosterkäserei Schlierbach)	1 Port. (30 g)	113	5,7 g	9 g	0 g	377	30 g
Blauschimmelkäse	1 Port. (30 g)	99	6,5 g	7,8 g	0 g	330	26 g
Blauschimmel-Weichkäse Prachtstück 60 % F. i. T. (Bresso)	1 Port. (30 g)	117	4,8 g	10,8 g	0,1 g	389	36 g
Bojar „Natur“ (Schärdinger)	1 Port. (30 g)	84	2,9 g	7,7 g	0,8 g	280	25,5 g
Bon Bleu (Schärdinger)	1 Port. (30 g)	117	6,9 g	9,9 g	0 g	389	33 g
Bresso Natur Weichkäse 60 % F. i. T. (Bresso)	1 Port. (30 g)	117	4,8 g	10,8 g	0,1 g	389	36 g
Brie 45 % F. i. T.	1 Port. (30 g)	87	6,4 g	6,5 g	0,2 g	290	21,7 g
Brie 50 % F. i. T.	1 Port. (30 g)	95	6,3 g	7,7 g	0 g	315	25,7 g
Brie 60 % F. i. T.	1 Port. (30 g)	113	5 g	9,8 g	0,3 g	378	32,7 g
Brie 70 % F. i. T.	1 Port. (30 g)	122	4 g	12 g	0 g	408	40 g
Büffelmilchkäse	1 Port. (30 g)	77	5,6 g	5,9 g	Spuren	255	19,8 g
Butterkäse 45 % F. i. T.	1 Port. (30 g)	93	6,6 g	7 g	0,2 g	310	23,3 g
Butterkäse 50 % F. i. T.	1 Port. (30 g)	95	5,8 g	8 g	0 g	318	26,7 g
Butterkäse, 60 % F. i. T.	1 Port. (30 g)	114	5,1 g	10,3 g	Spuren	380	34,5 g
Butterlander 46 % F. i. T. (KRAFT)	1 Port (30 g)	101	7,5 g	7,8 g	0 g	335	26 g
Cambette 25 % F. i. T. (Schärdinger)	1 Port. (30 g)	58	6,9 g	3,3 g	0 g	194	11 g
Cambozola 70 % F. i. T. (Champignon)	1 Port. (30 g)	126	4,2 g	12,3 g	0,2 g	420	41 g

Lebensmittel	Pkg./Port./Stk. EL/Menge (g)	kcal/ Portion	Nährstoffgehalt pro Portion			Pro 100 Gramm	
			EW	Fett	KH	kcal	Fett
Cambozola Balance 55 % F. i. T. (Champignon)	1 Port. (30 g)	99	5,4 g	8,4 g	0,2 g	330	28 g
Camembert (Du darfst)	1 Port. (30 g)	59	6,6 g	3,6 g	0,1 g	197	12 g
Camembert 30 % F. i. T.	1 Port. (30 g)	62	6,8 g	3,8 g	0 g	207	12,7 g
Camembert 31,5 % F. i. T. (Du darfst)	1 Port. (30 g)	66	6,9 g	4,2 g	0,1 g	219	14 g
Camembert 45 % F. i. T.	1 Port. (30 g)	87	6,4 g	6,5 g	0,2 g	290	21,7 g
Camembert 55 % F. i. T.	1 Port. (30 g)	106	5,9 g	8,7 g	0,3 g	354	29 g
Camembert 60 % F. i. T.	1 Port. (30 g)	113	5,4 g	10,2 g	Spuren	378	34 g
Camembert 70 % F. i. T.	1 Port. (30 g)	122	4 g	12 g	0 g	408	40 g
Camembert de Luxe 65 % F. i. T. (Weihenstephan)	1 Port. (30 g)	111	4,5 g	10,5 g	0,2 g	370	35 g
Camembert Rahm, 50 % F. i. T.	1 Port. (30 g)	94	6,1 g	7,7 g	Spuren	314	25,7 g
Cheddar 50 % F. i. T.	1 Port. (30 g)	123	7,8 g	9,7 g	0,3 g	410	32,3 g
Chester 45 % F. i. T.	1 Port. (30 g)	115	8,1 g	8,7 g	0,3 g	382	29 g
Chester 50 % F. i. T.	1 Port. (30 g)	127	7,7 g	10 g	0,6 g	422	33,3 g
Chorherrenkäse (Schärdinger)	1 Port. (30 g)	113	8,1 g	9 g	0 g	378	30 g
Contessa Paola 60 % F. i. T. (Osttirol Milch)	1 Port. (30 g)	116	4,5 g	10,5 g	0 g	387	35 g
Cottage-Cheese 0,9 % F. i. T.	1 Port. (30 g)	21	3,3 g	0,3 g	1,3 g	71	1 g
Cottage-Cheese 10 % F. i. T.	1 Port. (30 g)	25	3,8 g	0,7 g	0,9 g	83	2,3 g
Cottage-Cheese 20 % F. i. T.	1 Port. (30 g)	31	3,8 g	1,4 g	0,8 g	104	4,7 g
Dachsteiner (Schärdinger)	1 Port. (30 g)	105	8,4 g	8 g	0 g	351	26,5 g
Dolce Bianca (Schärdinger)	1 Port. (30 g)	120	5 g	11,1 g	0 g	399	37 g
Dolce Blu (Schärdinger)	1 Port. (30 g)	120	5 g	11,1 g	0 g	399	37 g
Doret (Schärdinger)	1 Port. (30 g)	92	7,5 g	6,9 g	0 g	307	23 g
Edamer (Du darfst)	1 Port. (30 g)	80	8,4 g	5,1 g	0 g	265	17 g

Lebensmittel	Pkg./Port./Stk. EL/Menge (g)	kcal/ Portion	Nährstoffgehalt pro Portion			Pro 100 Gramm	
			EW	Fett	KH	kcal	Fett
Edamer 40 % F. i. T. (Salzburger Land)	1 Port. (30 g)	89	7,5 g	6,6 g	0 g	298	22 g
Edamer 45 % F. i. T.	1 Port. (30 g)	97	7,4 g	7,5 g	0 g	324	25 g
Edamer Scheiben 30 % F. i. T. (Du darfst)	1 Port. (30 g)	80	8,4 g	5,1 g	0 g	265	17 g
Edelpilzkäse 60 % F. i. T.	1 Port. (30 g)	107	6,3 g	8,9 g	Spuren	355	29,8 g
Edeltaler (Schärdinger)	1 Port. (30 g)	105	8,4 g	8 g	0 g	351	26,5 g
Edeltilsiter 35 % F. i. T. (Gmundner Milch)	1 Port. (30 g)	78	8,1 g	5,4 g	0 g	261	18 g
Emmentaler 45 % F. i. T.	1 Port. (30 g)	111	8,9 g	8,4 g	0 g	369	28 g
Esrom 45 % F. i. T.	1 Port. (30 g)	93	6,6 g	7 g	2,3 g	310	23,3 g
Esrom 50 % F. i. T.	1 Port. (30 g)	101	7 g	7,7 g	2,5 g	335	25,7 g
Exquisa Der Körnige fitline 0,8 % (Karwendel)	1 Be. (200 g)	130	27 g	1,6 g	2 g	65	0,8 g
Exquisa Der Körnige mit Joghurt (Karwendel)	1 Be. (200 g)	166	26 g	6 g	2 g	83	3 g
Fasten Cottage Cheese 0,9 % Fett (NÖM)	1 Be. (150 g)	107	16,7 g	1,4 g	6,6 g	71	0,9 g
Feine Ecken (Du darfst)	1 Port. (30 g)	56	4,7 g	3,3 g	2,1 g	187	11 g
Feta	1 Port. (30 g)	71	5,1 g	5,6 g	0 g	236	18,7 g
Finesse mit feiner Buttermilch (Du darfst)	1 Port. (30 g)	40	3,3 g	2,4 g	1,2 g	132	8 g
Finesse mit italienischem Gemüse (Du darfst)	1 Port. (30 g)	39	3 g	2,4 g	1,3 g	130	8 g
Finesse mit Kräutern (Du darfst)	1 Port. (30 g)	39	3 g	2,4 g	1,3 g	129	8 g
Foi Epi leicht 31 % F. i. T., Scheiben (Bongrain)	1 Port. (30 g)	75	8,6 g	4,2 g	0,5 g	249	14,1 g
Foi Epi, Scheiben 50 % F. i. T. (Bongrain)	1 Port. (30 g)	103	6,9 g	8,4 g	Spuren	344	28 g
Fontina	1 Port. (30 g)	110	7,5 g	8,4 g	0,3 g	367	28 g
Gartenfein „Kräuter“ (Schärdinger)	1 Port. (30 g)	83	2,9 g	7,5 g	0,8 g	275	25 g
Geheimratskäse (Schärdinger)	1 Port. (30 g)	98	7,5 g	7,5 g	0 g	325	25 g
Geheimratskäse 45 % F. i. T.	1 Port. (30 g)	102	7,2 g	7,4 g	2,5 g	339	24,7 g

Lebensmittel	Pkg./Port./Stk. EL/Menge (g)	kcal/ Portion	Nährstoffgehalt pro Portion			Pro 100 Gramm	
			EW	Fett	KH	kcal	Fett
Gemüsegouda 30 % F. i. T. (Du darfst)	1 Port. (30 g)	79	8,4 g	4,8 g	0,3 g	263	16 g
Géramont cremig-leicht	1 Port. (30 g)	60	6,3 g	3,6 g	0,6 g	200	12 g
Geräucherter Käse (Woerle)	1 Port. (30 g)	99	5,7 g	7,8 g	1,5 g	330	26 g
Geräucherter Schnittkäse	1 Port. (30 g)	114	8,3 g	7,6 g	2,2 g	380	25,3 g
Gervais (Schärdinger)	1 Port. (30 g)	84	2,9 g	7,7 g	0,8 g	280	25,5 g
Gmundner Berg Käse 45 % F. i. T. (Gmundner Milch)	1 Port. (30 g)	104	7,5 g	8,1 g	0 g	347	27 g
Gorgonzola 55 % F. i. T.	1 Port. (30 g)	125	7,2 g	9,9 g	0,6 g	417	33 g
Gouda (Du darfst)	1 Port. (30 g)	80	8,4 g	5,1 g	0 g	265	17 g
Gouda 45 % F. i. T.	1 Port. (30 g)	100	7,2 g	7,8 g	0 g	333	26 g
Goudette 15 % F. i. T. (Schärdinger)	1 Port. (30 g)	60	10,2 g	2,1 g	0 g	199	7 g
Graf Görz 60 % F. i. T. (Osttirol Milch)	1 Port. (30 g)	116	4,5 g	10,5 g	0 g	387	35 g
Grana Käse 35 % F. i. T. (Salzburger Land)	1 Port. (30 g)	105	10,7 g	6,9 g	0 g	349	23 g
Graukäse (Osttirol Milch)	1 Port. (30 g)	40	9 g	0,2 g	0,2 g	132	0,7 g
Griechischer Schafkäse 48 % F. i. T.	1 Port. (30 g)	91	5,6 g	7,5 g	0,6 g	302	25 g
Grieskirchner (Schärdinger)	1 Port. (30 g)	92	7,5 g	6,9 g	0 g	307	23 g
Großglockner (Woerle)	1 Port. (30 g)	118	7,8 g	9,6 g	0 g	392	32 g
Grüner Pfeffer (Du darfst)	1 Port. (30 g)	59	6,6 g	3,6 g	0,1 g	197	12 g
Grünschimmelkäse	1 Port. (30 g)	110	6,7 g	8,8 g	2,7 g	365	29,3 g
Handkäse	1 Port. (30 g)	38	9 g	0,2 g	Spuren	126	0,7 g
Handkäse mit Kümmel (Alnatura)	1 Port. (30 g)	34	8,1 g	0,2 g	0 g	113	0,5 g
Hartberger Bauernquargel	1 Port. (30 g)	38	9 g	0,1 g	0,3 g	125	0,3 g
Hartberger Fastenkäse	1 Port. (30 g)	38	9 g	0,1 g	0,2 g	125	0,3 g
Hartberger Fastenkäse mit Weißschimmel	1 Port. (30 g)	38	9 g	0,1 g	0,2 g	125	0,3 g

Lebensmittel	Pkg./Port./Stk. EL/Menge (g)	kcal/ Portion	Nährstoffgehalt pro Portion			Pro 100 Gramm	
			EW	Fett	KH	kcal	Fett
Hartberger Olmützer-Quargel	1 Port. (30 g)	38	9 g	0,1 g	0,3 g	125	0,3 g
Harzer Käse	1 Port. (30 g)	38	9 g	0,2 g	Spuren	126	0,7 g
Heumondkas (Woerle)	1 Port. (30 g)	99	6,6 g	8,1 g	0 g	331	27 g
Holländer Käse 35 % F. i. T. (Salzburger Land)	1 Port. (30 g)	81	7,8 g	5,6 g	0 g	271	18,7 g
Hüttenkäse	1 Port. (30 g)	24	4,1 g	0,9 g	Spuren	81	2,9 g
Hüttenkäse 22 % F. i. T.	1 Port. (30 g)	31	3,9 g	1,2 g	0,9 g	102	4 g
Hüttenkäse 20 % F. i. T.	1 Port. (30 g)	27	3,4 g	1,2 g	0,5 g	91	4 g
Jaus'nkäse (Schärdinger)	1 Port. (30 g)	104	8,4 g	7,8 g	0 g	346	26 g
Jerome (Schärdinger)	1 Port. (30 g)	95	7,5 g	7,2 g	0 g	316	24 g
Joghurt Käse 25 % F. i. T. (Schärdinger)	1 Port. (30 g)	76	10,2 g	3,9 g	0 g	253	13 g
Kärntner Rahmlaib (Schärdinger)	1 Port. (30 g)	128	6,6 g	11,3 g	0 g	426	37,5 g
Käseecken, sortiert, 28 % F. i. T. (Du darfst)	1 Port. (30 g)	56	4,7 g	3,3 g	2,1 g	187	11 g
Käseraspel (Du darfst)	1 Port. (30 g)	81	8,4 g	5,1 g	0,3 g	269	17 g
Klosterkäse 60 % F. i. T. (SalzburgerLand)	1 Port. (30 g)	119	5,1 g	10,4 g	0 g	396	34,7 g
Kochkäse, 40 % F. i. T.	1 Port. (30 g)	56	3,6 g	4,2 g	1 g	187	13,9 g
Kochkäse, Magerstufe, 10 % F. i. T.	1 Port. (30 g)	30	4,4 g	0,9 g	1,1 g	101	3 g
Kracher Grand Cru (Schärdinger)	1 Port. (30 g)	117	6,9 g	9,9 g	0 g	389	33 g
Kümmelkäse 55 % F. i. T.	1 Port. (30 g)	90	6,1 g	0,7 g	6,6 g	300	2,3 g
Landkäse (Landliebe)	1 Port. (30 g)	120	7,1 g	10,2 g	0 g	399	33,9 g
Le Rose (Schärdinger)	1 Port. (30 g)	118	7,8 g	9,6 g	0 g	392	32 g
Lebon (Klosterkäserei Schlierbach)	1 Port. (30 g)	86	3,8 g	7,5 g	0 g	288	25 g
Lebon mit Basilikum (Klosterkäserei Schlierbach)	1 Port. (30 g)	86	3,8 g	7,5 g	0 g	288	25 g
Leerdammer light 32 % F. i. T.	1 Port. (30 g)	85	9,7 g	5 g	0 g	288	17,3 g

Lebensmittel	Pkg./Port./Stk. EL/Menge (g)	kcal/ Portion	Nährstoffgehalt pro Portion			Pro 100 Gramm	
			EW	Fett	KH	kcal	Fett
Leichtgenuss mit feinen Kräutern, Weichkäse, 20 % F. i. T. (Bresso)	1 Port. (30 g)	55	6,3 g	3 g	0,7 g	183	10 g
Leichtgenuss Natur, Weichkäse, 20 % F. i. T. (Bresso)	1 Port. (30 g)	55	6,3 g	3 g	0,7 g	183	10 g
Limburger (Klosterkäserei Schlierbach)	1 Port. (30 g)	62	8,4 g	2,9 g	0 g	207	9,7 g
Limburger 40 % F. i. T.	1 Port. (30 g)	88	6,9 g	6,2 g	2,8 g	292	20,7 g
Lindenberger 45 % F. i. T. (KRAFT)	1 Port. (30 g)	110	8,6 g	8,3 g	0 g	365	27,5 g
Lindenberger light 30 % F. i. T. (KRAFT)	1 Port. (30 g)	84	9,3 g	5,3 g	0 g	280	17,5 g
Maasdamer 30 % F. i. T. (Du darfst)	1 Port. (30 g)	82	9 g	5,1 g	0 g	273	17 g
Maasdamer 45 % F. i. T. (Du darst)	1 Port. (30 g)	104	7,8 g	8,1 g	0 g	347	27 g
Magrom 15 % F. i. T. (Schärdinger)	1 Port. (30 g)	60	10,2 g	2,1 g	0 g	199	7 g
Mainzer Handkäse	1 Port. (30 g)	38	9 g	0,2 g	Spuren	126	0,7 g
Mascarino (Desserta)	1 Port. (30 g)	124	1,2 g	12,9 g	1,3 g	413	43 g
Mascarino light (Desserta)	1 Port. (30 g)	76	2,1 g	6,3 g	2,4 g	253	21 g
Mascarpone	1 Port. (30 g)	126	1,2 g	12,6 g	1,2 g	420	42 g
Mildamer 41 % F. i. T. (KRAFT)	1 Port. (30 g)	95	7,8 g	6,9 g	0 g	315	23 g
Mildsiter 35 % F. i. T. (Salzburger Land)	1 Port. (30 g)	81	7,8 g	5,6 g	0 g	271	18,7 g
Mimolette 40 % F. i. T.	1 Port. (30 g)	94	7,6 g	6,7 g	0,2 g	312	22,3 g
Mischlingskäse 35 % F. i. T.	1 Port. (30 g)	102	9,7 g	6,6 g	2,5 g	340	22 g
Mischlingskäse 45 % F. i. T.	1 Port. (30 g)	110	7,8 g	8,3 g	2,7 g	368	27,7 g
Mondseer 45 % F. i. T.	1 Port. (30 g)	101	7,4 g	7,8 g	0 g	337	26 g
Monte Nero (Schärdinger)	1 Port. (30 g)	107	7,2 g	8,7 g	0 g	357	29 g
Moosbacher (Schärdinger)	1 Port. (30 g)	108	8,7 g	8,1 g	0 g	359	27 g
Mozzarella	1 Port. (30 g)	79	5,7 g	6 g	0,5 g	262	20 g
Mozzarella light	1 Port. (30 g)	52	6 g	3 g	0,2 g	172	10 g

Lebensmittel	Pkg./Port./Stk. EL/Menge (g)	kcal/ Portion	Nährstoffgehalt pro Portion			Pro 100 Gramm	
			EW	Fett	KH	kcal	Fett
Olmützer Quargel oder Kümmel (Alnatura)	1 Port. (30 g)	34	8,1 g	0,2 g	0 g	113	0,5 g
Österkron (Schärdinger)	1 Port. (30 g)	117	6,9 g	9,9 g	0 g	389	33 g
Pannonius leicht 15 % F. i. T. (Käserei Burgenland)	1 Port. (30 g)	62	10,2 g	2,4 g	0 g	208	8 g
Pannonius natur/Pfeffer 45 % F. i. T. (Käserei Burgenland)	1 Port. (30 g)	95	7,5 g	7,2 g	0 g	316	24 g
Parmesan 30 % F. i. T.	1 Port. (30 g)	112	10,6 g	7,8 g	Spuren	373	26 g
Parmesan 37 % F. i. T.	1 Port. (30 g)	122	10,3 g	9,1 g	0 g	407	30,3 g
Patros Feta leicht (Hochland)	1 Port. (30 g)	50	6 g	2,9 g	0,2 g	168	9,5 g
Patros Feta mit Hirtenkräutern (Hochland)	1 Port. (30 g)	71	4,7 g	5,7 g	0,2 g	236	19 g
Patros Feta mit Paprika und Olive (Hochland)	1 Port. (30 g)	72	4,7 g	5,7 g	0,2 g	240	19 g
Patros Feta pur (Hochland)	1 Port. (30 g)	71	4,8 g	5,7 g	0,2 g	238	19 g
Patros Feta-Rolle (Hochland)	1 Port. (30 g)	80	4,2 g	6,9 g	0,3 g	267	23 g
Pizzakäse 45 % F. i. T. (Tirolmilch)	1 Port. (30 g)	87	7,4 g	6,2 g	0 g	291	20,7 g
Quargel 10 % F. i. T.	1 Port. (30 g)	42	9 g	0,3 g	0,3 g	141	1 g
Raclette 48 % F. i. T.	1 Port. (30 g)	107	6,8 g	8,4 g	0,3 g	357	28 g
Raclettkäse 45 % F. i. T.	1 Port. (30 g)	99	7,2 g	7,8 g	Spuren	330	26 g
Rahm-Brie (Schärdinger)	1 Port. (30 g)	110	4,5 g	10,2 g	0 g	366	34 g
Rahmkäse (Landliebe)	1 Port. (30 g)	114	4,8 g	10,2 g	1,1 g	380	34 g
Rässkäse 35 % F. i. T.	1 Port. (30 g)	83	8,3 g	5,3 g	0 g	275	17,7 g
Rässkäse 45 % F. i. T.	1 Port. (30 g)	89	6,7 g	6,6 g	0 g	298	22 g
Rauchkäse (Schärdinger)	1 Port. (30 g)	100	8,1 g	7,5 g	0 g	333	25 g
Ricotta	1 Port. (30 g)	50	3 g	3,8 g	1,1 g	166	12,7 g
Rollino (Landfrischkäse)	1 Port. (30 g)	96	3,2 g	8,7 g	1,1 g	319	29 g
Romadur (Klosterkäserei Schlierbach)	1 Port. (30 g)	71	7,5 g	4,5 g	0 g	236	15 g

Lebensmittel	Pkg./Port./Stk. EL/Menge (g)	kcal/ Portion	Nährstoffgehalt pro Portion			Pro 100 Gramm	
			EW	Fett	KH	kcal	Fett
Romadur 20 % F. i. T.	1 Port. (30 g)	56	8 g	2,7 g	Spuren	185	9 g
Romadur 30 % F. i. T.	1 Port. (30 g)	68	7,5 g	4,2 g	Spuren	225	14 g
Romadur 40 % F. i. T.	1 Port. (30 g)	82	6,8 g	6 g	Spuren	274	20,1 g
Romadur 45 % F. i. T.	1 Port. (30 g)	91	6,4 g	6,8 g	0,2 g	304	22,7 g
Romadur 50 % F. i. T.	1 Port. (30 g)	89	6,9 g	6,2 g	0,7 g	296	20,7 g
Rougette Landkäse 65 % F. i. T. (Champignon)	1 Port. (30 g)	111	4,5 g	10,5 g	0,2 g	370	35 g
Rougette Ofenkäse Camembert 65 % F. i. T. (Champignon)	1 Port. (30 g)	117	4,5 g	11,1 g	0,2 g	390	37 g
Rougette Ofenkäse Landkäse 60 % Fett (Champignon)	1 Port. (30 g)	102	4,5 g	9,6 g	0,2 g	340	32 g
Sahne-Schichtkäse 50 % F. i. T.	1 Port. (30 g)	53	2,5 g	4,4 g	0,9 g	175	14,5 g
Saint Albray 60 % F. i. T. (Bongrain)	1 Port. (30 g)	113	5,2 g	10,3 g	0,3 g	378	34,3 g
Saint Albray mit Blauschimmel 60 % F. i. T. (Bongrain)	1 Port. (30 g)	110	5,1 g	9,9 g	0,2 g	367	33 g
Saint Albray mit Schafsmilch 50 % F. i. T. (Bongrain)	1 Port. (30 g)	96	6,2 g	7,8 g	0,3 g	320	26 g
Saint Paulin 45 % F. i. T.	1 Port. (30 g)	96	9,4 g	6,2 g	0 g	320	20,7 g
Salzburger Landkäse (Woerle)	1 Port. (30 g)	108	6,6 g	9 g	0 g	363	30 g
Samsö 45 % F. i. T.	1 Port. (30 g)	99	7,5 g	7,3 g	0 g	330	24,3 g
Sandwichscheiben Emmentaler 45 % F. i. T. (Hochland)	1 Port. (30 g)	97	5,7 g	7,8 g	0,9 g	322	26 g
Sandwichscheiben Gouda 30 % F. i. T. (Hochland)	1 Port. (30 g)	73	7,2 g	4,8 g	0,3 g	244	16 g
Sandwichscheiben Gouda 45 % F. i. T. (Hochland)	1 Port. (30 g)	98	6 g	7,8 g	0,9 g	326	26 g
Sauerkäse	1 Port. (30 g)	39	9,3 g	0 g	0,1 g	130	0 g
Schabziger Glarner Kräuterkäse	1 Port. (30 g)	40	9,7 g	0,2 g	Spuren	134	0,5 g
Schaffrischkäse pikant 45 % F. i. T. (Heirler)	1 Port. (30 g)	63	3 g	4,5 g	2,7 g	211	15 g
Schafkäse 45 % F. i. T.	1 Port. (30 g)	71	5,1 g	5,6 g	Spuren	235	18,8 g
Schichtkäse 10 % F. i. T.	1 Port. (30 g)	24	3,2 g	0,6 g	1,1 g	80	2 g

Lebensmittel	Pkg./Port./Stk. EL/Menge (g)	kcal/ Portion	Nährstoffgehalt pro Portion			Pro 100 Gramm	
			EW	Fett	KH	kcal	Fett
Schichtkäse 20 % F. i. T.	1 Port. (30 g)	33	3,5 g	1,5 g	1,1 g	109	5 g
Schichtkäse 20 % F. i. T. (Landliebe)	1 Port. (30 g)	29	3 g	1,2 g	1,1 g	96	4 g
Schlossdamer (Schärdinger)	1 Port. (30 g)	85	8,4 g	5,7 g	0 g	283	19 g
Schlosskäse 35 % F. i. T. (Klosterkäserei Schlierbach)	1 Port. (30 g)	37	7,2 g	4,5 g	0 g	123	15 g
Schlosskäse 55 % F. i. T. (Klosterkäserei Schlierbach)	1 Port. (30 g)	103	5,6 g	8,4 g	0 g	342	28 g
Schmelzkäse 20 % F. i. T.	1 Port. (30 g)	57	5,1 g	3 g	2,3 g	189	10 g
Schmelzkäse 30 % F. i. T.	1 Port. (30 g)	63	4,5 g	4,2 g	1,7 g	210	14 g
Schmelzkäse 45 % F. i. T.	1 Port. (30 g)	81	4,3 g	7,1 g	Spuren	270	24 g
Schmelzkäse Allgäuer 50 % F. i. T. (Hochland)	1 Port. (25 g)	81	2,5 g	7 g	2 g	324	28 g
Schmelzkäse Champignon 50 % F. i. T. (Milkana)	1 Port. (20 g)	68	2 g	6 g	1,6 g	340	30 g
Schmelzkäse cremig-leicht 20 % F. i. T. (Milkana)	1 Port. (20 g)	37	3,2 g	2 g	1,6 g	185	10 g
Schmelzkäse Gold 40 % F. i. T. (Milkana)	1 Port. (30 g)	79	4,2 g	6 g	2,1 g	264	20 g
Schmelzkäse Kräuter 50 % F. i. T. (Milkana)	1 Port. (20 g)	68	2 g	6 g	1,6 g	340	30 g
Schmelzkäse leichte Sahne 27 % F. i. T. (Hochland)	1 Port. (25 g)	46	4 g	2,8 g	1,3 g	183	11 g
Schmelzkäse Paprika 27 % F. i. T. (Hochland)	1 Port. (25 g)	46	4 g	2,8 g	1,3 g	183	11 g
Schmelzkäse Sahne 50 % F. i. T. (Hochland)	1 Port. (25 g)	77	2,8 g	6,5 g	1,8 g	308	26 g
Schmelzkäse Salami 50 % F. i. T. (Milkana)	1 Port. (20 g)	65	2 g	5,8 g	1,2 g	325	29 g
Schmelzkäse Schinken leicht 20 % F. i. T. (Milkana)	1 Port. (20 g)	36	3,6 g	2 g	1 g	180	10 g
Schmelzkäsescheiben (Du darfst)	1 Port. (30 g)	64	6 g	3,6 g	1,8 g	212	12 g
Schmelzkäsescheiben 35 % F. i. T. (Hochland)	1 Port. (30 g)	73	4,9 g	5,1 g	1,8 g	243	17 g
Schmelzkäsescheiben leicht 25 % F. i. T. (Hochland)	1 Port. (30 g)	64	6 g	3,6 g	1,8 g	212	12 g
Schmelzkäsezubereitung Kräuter (Du darfst)	1 Port. (30 g)	57	4,8 g	3,3 g	2,1 g	191	11 g
Schmelzkäsezubereitung Salami (Du darfst)	1 Port. (30 g)	56	4,5 g	3,3 g	2,1 g	187	11 g

Lebensmittel	Pkg./Port./Stk. EL/Menge (g)	kcal/ Portion	Nährstoffgehalt pro Portion			Pro 100 Gramm	
			EW	Fett	KH	kcal	Fett
Schmelzkäsezubereitung Tomate-Paprika (Du darfst)	1 Port. (30 g)	56	4,5 g	3,3 g	2,1 g	187	11 g
Schmelzkäsezubereitung Velvet Chester (KRAFT)	1 Port. (30 g)	93	6,2 g	7,5 g	Spuren	310	25 g
Schmelzli (Du darfst)	1 Port. (30 g)	57	4,8 g	3,3 g	2,1 g	191	11 g
Schnittkäse 55 % F. i. T.	1 Port. (30 g)	119	6,4 g	9,9 g	0,3 g	395	33 g
Sennkäse leicht (Ja! Natürlich)	1 Port. (30 g)	77	9 g	4,5 g	0 g	258	15 g
Sirius Camembert (Schärdinger**)**	1 Port. (30 g)	88	7,2 g	6,6 g	0 g	294	22 g
Sirius Rosso (Schärdinger)	1 Port. (30 g)	93	6,3 g	7,5 g	0 g	309	25 g
St. Patron (Schärdinger)	1 Port. (30 g)	112	6,3 g	9,6 g	0 g	372	32 g
St. Severin (Schärdinger)	1 Port. (30 g)	101	5,7 g	8,7 g	0 g	337	29 g
Stangenkäse 35 % F. i. T.	1 Port. (30 g)	78	5,3 g	6 g	0,2 g	259	20 g
Steppenkäse 45 % F. i. T.	1 Port. (30 g)	105	7,2 g	7,9 g	0,5 g	349	26,3 g
Tilsette 15 % F. i. T. (Schärdinger)	1 Port. (30 g)	63	11,1 g	2,1 g	0 g	211	7 g
Tilsiter (Du darfst)	1 Port. (30 g)	82	9 g	5,1 g	0 g	273	17 g
Tilsiter 30 % F. i. T.	1 Port. (30 g)	77	8,2 g	4,8 g	0 g	256	16 g
Tilsiter 45 % F. i. T.	1 Port. (30 g)	102	7,2 g	7,7 g	0,2 g	339	25,7 g
Tilsiter, Feine Auslese, 55 % F. i. T., (Hochland)	1 Port. (30 g)	113	6 g	9,9 g	0 g	377	33 g
Tiroler Graukäse (Tirolmilch)	1 Port. (30 g)	39	9 g	0,3 g	0 g	129	1 g
Toasties Allgäuer (Du darfst)	1 Port. (30 g)	64	6 g	3,6 g	1,8 g	212	12 g
Toasties Holländer (Du darst)	1 Port. (30 g)	64	6 g	3,6 g	1,8 g	212	12 g
Toastkäse 45 % F. i . T. (Gmundner Milch)	1 Port. (30 g)	100	7,2 g	7,8 g	0 g	333	26 g
Toastscheiben (Rupp)	1 Port. (20 g)	60	3,6 g	4,8 g	0,7 g	302	24 g
Toastscheiben leicht (Rupp)	1 Port. (20 g)	42	3,5 g	2,7 g	0,8 g	208	13,5 g
Trappistenkäse 45 % F. i. T.	1 Port. (30 g)	107	7,6 g	8,1 g	0,3 g	356	27 g

Lebensmittel	Pkg./Port./Stk. EL/Menge (g)	kcal/ Portion	Nährstoffgehalt pro Portion			Pro 100 Gramm	
			EW	Fett	KH	kcal	Fett
Trappistenkäse 50 % F. i. T.	1 Port. (30 g)	119	7 g	9,5 g	0,6 g	396	31,7 g
Traungold (Schärdinger)	1 Port. (30 g)	107	8,4 g	8,1 g	0 g	355	27 g
Traungold leicht 25 % F. i. T. (Schärdinger)	1 Port. (30 g)	80	9 g	4,5 g	0 g	267	15 g
Traunkirchner Raclette 50 % F. i. T. (Gmundner Milch)	1 Port. (30 g)	111	7,2 g	9 g	0 g	369	30 g
Weichkäse 70 % F. i. T.	1 Port. (30 g)	122	4 g	12 g	0 g	408	40 g
Weichkäse mit Rotschmiere	1 Port. (30 g)	94	6,2 g	7,4 g	0 g	313	24,7 g
Weichkäse Prachtstück Pfeffer 60 % F. i. T. (Bresso)	1 Port. (30 g)	117	4,8 g	10,8 g	0,1 g	389	36 g
Weichkäse-Typ Milde Reife 32 % Fett (Becel)	1 Port. (30 g)	110	5,7 g	9,6 g	0,1 g	365	32 g
Weinkäse (Schärdinger)	1 Port. (30 g)	97	6,6 g	7,8 g	0 g	322	26 g
Weißkäse 45 % F. i. T.	1 Port. (30 g)	117	9,7 g	8,1 g	0,6 g	390	27 g
Weißschimmelkäse (Castello bianco)	1 Port. (30 g)	121	4,2 g	11,7 g	Spuren	404	39 g
Weißschimmelkäse 50 % F. i. T.	1 Port. (30 g)	105	7,3 g	7,8 g	0 g	350	26 g
Ziegenkäse, Schnittkäse 48 % F. i. T.	1 Port. (30 g)	99	6,5 g	8,1 g	Spuren	330	27 g
Ziegenweichkäse 45 % F. i. T.	1 Port. (30 g)	84	6,3 g	6,6 g	Spuren	280	22 g
Zillertaler Bergkäse (Woerle)	1 Port. (30 g)	120	8,4 g	9,6 g	0 g	400	32 g
Ei							
Hühnerei	1 Stk. (60 g)	93	7,7 g	6,7 g	0,4 g	154	11,2 g
Hühnereigelb	1 Stk. (20 g)	73	3,3 g	6,6 g	0,1 g	365	33 g
Hühnereiweiß	1 Stk. (40 g)	20	4,4 g	0,1 g	0,3 g	50	0,3 g

Fette und Öle

Lebensmittel	Pkg./Port./Stk. EL/Menge (g)	kcal/ Portion	Nährstoffgehalt pro Portion			Pro 100 Gramm	
			EW	Fett	KH	kcal	Fett
Baumwollsaatöl	1 EL (10 g)	89	0 g	10 g	0 g	881	100 g
Becel Diät-Pflanzenfett (Unilever)	1 EL (12 g)	108	0 g	12 g	0 g	900	100 g
Becel Diät-Pflanzenöl (Unilever)	1 EL (10 g)	83	0 g	9,2 g	0 g	828	92 g
Becel Diät-Streichfett für die warme Küche (Unilever)	1 EL (12 g)	81	0 g	9 g	0 g	675	75 g
Biskin-Pflanzenfett	1 EL (10 g)	90	0 g	10 g	0 g	900	100 g
Biskin-Speiseöl	1 EL (10 g)	83	0 g	9,2 g	0 g	828	92 g
Brat- & Saftmeister (Unilever)	1 EL (12 g)	105	0 g	11,6 g	0 g	873	97 g
Bratfett Heiße Küche (Vitaquell)	1 EL (12 g)	108	0 g	12 g	0 g	900	100 g
Bratöl, high oleic, desodriert (Naturata)	1 EL (10 g)	90	0 g	10 g	0 g	900	100 g
Butterschmalz	1 EL (12 g)	108	Spuren	11,9 g	0 g	897	99,5 g
Distelöl (Safloröl)	1 EL (10 g)	88	0 g	9,9 g	0 g	879	99 g
Entenfett	1 EL (12 g)	106	0 g	10 g	0 g	882	83,3 g
Erdnussbutter	1 EL (12 g)	72	3,1 g	6 g	1,5 g	597	50 g
Erdnussöl	1 EL (10 g)	88	0 g	9,9 g	0 g	879	99 g
Gänseschmalz	1 EL (12 g)	106	0 g	12 g	0 g	884	100 g
Haselnussöl	1 EL (10 g)	88	0 g	10 g	0 g	882	100 g
Heringsöl	1 EL (10 g)	88	0 g	10 g	0 g	882	100 g
Hühnerfett	1 EL (12 g)	106	0 g	12 g	0 g	883	100 g

Lebensmittel	Pkg./Port./Stk. EL/Menge (g)	kcal/ Portion	Nährstoffgehalt pro Portion			Pro 100 Gramm	
			EW	Fett	KH	kcal	Fett
Kakaobutter	1 EL (12 g)	106	0 g	11,9 g	0 g	879	99,2 g
Kokosfett, gehärtet	1 EL (12 g)	105	1 g	11,9 g	0 g	878	99,2 g
Kürbiskernöl	1 EL (10 g)	88	0 g	9,9 g	0 g	879	99 g
Lebertran	1 EL (10 g)	88	0 g	10 g	0 g	882	100 g
Leinöl	1 EL (10 g)	88	0 g	9,9 g	0 g	879	99 g
Maiskeimöl	1 EL (10 g)	88	0 g	10 g	0 g	883	100 g
Mandelöl	1 EL (10 g)	88	0 g	10 g	0 g	882	100 g
Milchhalbfett	1 EL (12 g)	46	0,5 g	4,8 g	0,4 g	383	40 g
Mohnöl	1 EL (10 g)	88	0 g	9,9 g	0 g	879	99 g
Olivenöl	1 EL (10 g)	88	0 g	10 g	0 g	881	100 g
Palmkernfett	1 EL (12 g)	105	0 g	11,9 g	0 g	878	99,2 g
Palmöl	1 EL (10 g)	87	0 g	9,9 g	0 g	872	99 g
Rapsöl	1 EL (10 g)	88	0 g	9,9 g	0 g	875	99 g
Reines Sonnenblumenöl (Thomy)	1 EL (10 g)	90	0 g	10 g	0 g	900	100 g
Rindertalg	1 EL (12 g)	103	0,1 g	11,6 g	0 g	861	96,7 g
Schweineschmalz	1 EL (12 g)	105	0,1 g	12 g	0 g	882	100 g
Sesamöl	1 EL (10 g)	88	0 g	9,9 g	0 g	880	99 g
Sojaöl	1 EL (10 g)	87	0 g	9,9 g	0 g	871	99 g
Sonne + Olive (Thomy)	1 EL (10 g)	90	0 g	10 g	0 g	900	100 g
Sonnenblumenöl	1 EL (10 g)	88	0 g	10 g	0 g	882	100 g
Traubenkernöl	1 EL (10 g)	88	0 g	9,9 g	0 g	879	99 g
Walnussöl	1 EL (10 g)	88	0 g	9,9 g	0 g	879	99 g
Weizenkeimöl	1 EL (10 g)	88	0 g	9,9 g	0 g	879	99 g

Lebensmittel	Pkg./Port./Stk. EL/Menge (g)	kcal/ Portion	Nährstoffgehalt pro Portion			Pro 100 Gramm	
			EW	Fett	KH	kcal	Fett
BUTTER							
Butter	1 EL (12 g)	89	0,1 g	10 g	0,1 g	741	83,3 g
Butter Die Sahnige (Bärenmarke)	1 EL (12 g)	82	0,1 g	9 g	0,2 g	684	75 g
Butter Landliebe (Campina)	1 EL (12 g)	90	0,1 g	9,8 g	0 g	751	82 g
Butter, Milchhalbfett	1 EL (12 g)	46	0,5 g	4,8 g	0,5 g	380	40 g
Du darfst Halbfettbutter (Unilever)	1 EL (12 g)	44	0,3 g	4,7 g	0,1 g	364	39 g
Fastenbutter (NÖM)	1 EL (12 g)	46	0,3 g	4,8 g	0,4 g	385	40 g
Knoblauchbutter	1 EL (12 g)	68	0,5 g	7,4 g	0,1 g	569	61,7 g
Kräuterbutter	1 EL (12 g)	74	0,1 g	8,2 g	0,4 g	619	68,3 g
Landliebe Rollenbutter aus Sauerrahm (Campina)	1 EL (12 g)	90	0,1 g	9,8 g	0 g	751	82 g
Landliebe Rollenbutter aus Süßrahm (Campina)	1 EL (12 g)	90	0,1 g	9,8 g	0 g	751	82 g
Landliebe Tafelbutter (Campina)	1 EL (12 g)	90	0,1 g	9,8 g	0 g	751	82 g
Meggle Alpenbutter	1 EL (12 g)	90	0,1 g	9,9 g	0,1 g	748	82,5 g
Meggle Joghurtbutter	1 EL (12 g)	76	0,1 g	8,3 g	0,2 g	630	69 g
Sauerrahmbutter	1 EL (12 g)	89	0,1 g	10 g	0,1 g	741	83,8 g
Süßrahmbutter	1 EL (12 g)	89	0,1 g	10 g	0,1 g	741	83,3 g
Teebutter (NÖM)	1 EL (12 g)	90	0,1 g	9,8 g	0,1 g	748	82 g
MARGARINE							
Backmargarine	1 EL (12 g)	85	0 g	9,6 g	0 g	709	80 g
Becel Diät-Halbfettmargarine Vital, 40 % Fett (Unilever)	1 EL (12 g)	43	0 g	4,8 g	0 g	360	40 g
Becel Diätmargarine, fettreduziert, 60 % Fett (Unilever)	1 EL (12 g)	65	0 g	7,2 g	0 g	540	60 g
Becel Diät-Pflanzencreme (Unilever)	1 EL (12 g)	80	0 g	8,9 g	0 g	666	74 g

Lebensmittel	Pkg./Port./Stk. EL/Menge (g)	kcal/ Portion	Nährstoffgehalt pro Portion			Pro 100 Gramm	
			EW	Fett	KH	kcal	Fett
Becel pro aktiv Diät-Halbfettmargarine, 40 % Fett (Becel)	1 EL (12 g)	43	0 g	4,8 g	0 g	360	40 g
Becel pro aktiv Halbfettmargarine, 40 % Fett (Unilever)	1 EL (12 g)	43	0 g	4,8 g	0 g	360	40 g
Diätmargarine	1 EL (12 g)	86	0 g	9,6 g	0 g	720	80 g
Du darfst Die Leichte, 24 % Fett (Unilever)	1 EL (12 g)	30	0,3 g	2,9 g	0,7 g	251	24 g
Feine Thea Becher (Unilever)	1 EL (12 g)	81	0 g	9 g	0 g	675	75 g
Feine Thea Würfel (Unilever)	1 EL (12 g)	78	0 g	8,4 g	0 g	650	70 g
Flora Reformmargarine soft, 80 % Fett (Flora)	1 EL (12 g)	86	0 g	9,6 g	0 g	720	80 g
Halbfettmargarine	1 EL (12 g)	43	0,2 g	4,8 g	0,1 g	362	40 g
Lätta Halbfettmargarine mit Joghurt (Unilever)	1 EL (12 g)	45	0,1 g	4,7 g	0,7 g	378	39 g
Lätta Halbfettmargarine, 39 % Fett (Unilever)	1 EL (12 g)	45	0,1 g	4,7 g	0,7 g	374	39 g
Margarine	1 EL (12 g)	85	0 g	9,6 g	0,1 g	709	80 g
Margarine aus Maisöl	1 EL (12 g)	86	0,1 g	9,6 g	0,1 g	714	80 g
Margarine aus Sojaöl	1 EL (12 g)	86	0,1 g	9,7 g	0,1 g	719	80,8 g
Margarine zum Kochen	1 EL (12 g)	85	0 g	9,6 g	0,1 g	709	80 g
Pflanzenmargarine Gold, 80 % Fett (Homa)	1 EL (12 g)	87	k. A.	9,6 g	k. A.	721	80 g
Rama balance (Unilever)	1 EL (12 g)	45	0,1 g	4,7 g	0,6 g	378	39 g
Rama Culinesse	1 EL (12 g)	80	0 g	8,9 g	0 g	666	74 g
Rama fein gesalzen (Unilever)	1 EL (12 g)	45	0,1 g	4,7 g	0,6 g	374	39 g
Rama Original (Unilever)	1 EL (12 g)	87	0 g	9,6 g	0,1 g	721	80 g
Sanavit Frühstücksmargarine Bio (Naturata)	1 EL (12 g)	86	0 g	9,6 g	0 g	720	80 g
Thea (Unilever)	1 EL (12 g)	78	0 g	8,4 g	0 g	650	70 g
Vitaquell Pflanzenmargarine Extra (Fauser Vitaquell)	1 EL (12 g)	64	0 g	7,2 g	0 g	533	60 g
Vitaquell Pflanzenmargarine Omega 3 (Fauser Vitaquell)	1 EL (12 g)	86	0 g	9,6 g	0 g	720	80 g

Lebensmittel	Pkg./Port./Stk. EL/Menge (g)	kcal/ Portion	Nährstoffgehalt pro Portion			Pro 100 Gramm	
			EW	Fett	KH	kcal	Fett
Vitaquell Pflanzenmargarine, Bio (Fauser Vitaquell)	1 EL (12 g)	86	0 g	9,6 g	0 g	720	80 g
Vitazell Diät-Halbfett-Pflanzen-margarine leicht (Vitaquell)	1 EL (12 g)	43	0 g	4,8 g	0 g	360	40 g
Vitazell Diät-Pflanzenmargarine (Vitaquell)	1 EL (12 g)	86	0 g	9,6 g	0 g	720	80 g
MAYONNAISE							
Delikatess Mayonnaise (Knorr)	1 EL (15 g)	113	1,2 g	12 g	0,3 g	752	80 g
Delikatess Mayonnaise 80 % Fett (KRAFT)	1 EL (15 g)	104	0,2 g	11,3 g	0,3 g	695	75,5 g
Delikatess-Mayonnaise (Thomy)	1 EL (15 g)	108	0,2 g	11,9 g	0 g	717	79,1 g
Jogonaise (Kuner)	1 EL (15 g)	49	0,3 g	4,5 g	1,5 g	324	30 g
Mayonnaise 25 % Fett, Beutel (Kuner)	1 EL (15 g)	41	0,2 g	3,8 g	1,7 g	273	25 g
Mayonnaise 25 % Fett, Tube (Kuner)	1 EL (15 g)	41	0,2 g	3,8 g	1,7 g	273	25 g
Mayonnaise 50 % Fett, Beutel (Kuner)	1 EL (15 g)	72	0,2 g	7,5 g	1,1 g	482	50 g
Mayonnaise 50 % Fett, Tube (Kuner)	1 EL (15 g)	73	0,2 g	7,5 g	1,2 g	486	50 g
Mayonnaise 80 % Fett	1 EL (15 g)	113	0,2 g	12,4 g	0,3 g	753	83 g
Mayonnaise 80 % Fett, Beutel (Kuner)	1 EL (15 g)	109	0,2 g	12 g	0,2 g	727	80 g
Mayonnaise 80 % Fett, Tube (Kuner)	1 EL (15 g)	108	0,2 g	12 g	0,3 g	720	80 g
Mayonnaise mit Knoblauch	1 EL (15 g)	75	0,3 g	7,7 g	1,2 g	497	51 g
Mayonnaise mit Senf	1 EL (15 g)	75	0,3 g	7,8 g	1,2 g	501	52 g
Rot Weiß Ketchup + Mayo	1 EL (15 g)	65	0,2 g	6 g	2,6 g	432	40 g
Salat Mayonnaise 50 % Fett (KRAFT)	1 EL (15 g)	74	0,3 g	7,5 g	1,3 g	490	50 g
Salat-Mayonnaise (Thomy)	1 EL (15 g)	76	0,1 g	7,6 g	1,9 g	509	50,8 g
Thomy Rot Weiß (Thomy)	1 EL (15 g)	65	0,1 g	6 g	2,6 g	432	39,8 g

Lebensmittel	Pkg./Port./Stk. EL/Menge (g)	kcal/ Portion	Nährstoffgehalt pro Portion			Pro 100 Gramm	
			EW	Fett	KH	kcal	Fett
SOSSEN							
Auflauf-Käse-Soße, Delikatess (Maggi)	1 EL (15 g)	24	0,3 g	2,1 g	1 g	158	13,8 g
Barbecue Sauce (Heinz)	1 EL (15 g)	13	0,1 g	0 g	3,2 g	89	0 g
Bio Ketchup (Heinz)	1 EL (15 g)	16	0,2 g	0 g	3,6 g	105	0,1 g
Bresso Pesto (Bresso)	1 EL (15 g)	35	1,2 g	3,3 g	0,4 g	236	22 g
Chili Curry Gewürz Ketchup (Heinz)	1 EL (15 g)	19	0 g	0 g	4,7 g	129	0,1 g
Cocktail Sauce (Heinz)	1 EL (15 g)	48	0,2 g	4,5 g	1,5 g	322	30 g
Curry Ketchup (Heinz)	1 EL (15 g)	16	0,2 g	0 g	3,7 g	107	0,1 g
Curry Ketchup (Knorr)	1 EL (15 g)	13	0,1 g	0 g	3 g	88	0,2 g
Curry Sauce (Heinz)	1 EL (15 g)	46	0,2 g	4,1 g	2,4 g	309	27 g
Drei Pfeffer Sauce (Heinz)	1 EL (15 g)	49	0,2 g	4,8 g	1,3 g	329	32 g
Exotic Sauce (Heinz)	1 EL (15 g)	21	0 g	0 g	5,1 g	137	0 g
Gourmet-Remoulade (Thomy)	1 EL (15 g)	83	0,2 g	8,6 g	1,2 g	551	57,2 g
Hot Chili Sauce (Heinz)	1 EL (15 g)	12	0,2 g	0 g	2,7 g	80	0 g
Hot Chili Ketchup (Knorr)	1 EL (15 g)	17	0,2 g	0,2 g	4,1 g	110	1 g
Hot Ketchup (Heinz)	1 EL (15 g)	16	0,2 g	0 g	3,7 g	107	0,1 g
Kartoffelsalat-Sauce (Thomy)	1 EL (15 g)	31	2,6 g	2,6 g	1,8 g	207	17,1 g
Ketchupi (Knorr)	1 EL (15 g)	17	0,2 g	0,2 g	4,1 g	114	1 g
Knoblauch Sauce (Heinz)	1 EL (15 g)	51	0,2 g	4,8 g	1,7 g	342	32 g
Mexican Sauce (Heinz)	1 EL (15 g)	11	0,2 g	0 g	2,4 g	72	0,1 g
Nudelsalat-Sauce Mediterranea (Thomy)	1 EL (15 g)	49	0,2 g	4,7 g	1,4 g	328	31,5 g
Pommes Sauce (Knorr)	1 EL (15 g)	54	1,1 g	5,3 g	1,6 g	360	35 g
Remoulade mit feinen Kräutern (Knorr)	1 EL (15 g)	74	0,2 g	7,7 g	1,1 g	495	51 g

Lebensmittel	Pkg./Port./Stk. EL/Menge (g)	kcal/ Portion	Nährstoffgehalt pro Portion			Pro 100 Gramm	
			EW	Fett	KH	kcal	Fett
Remoulade mit feinen Kräutern (Thomy)	1 EL (15 g)	105	0,2 g	11,3 g	0,6 g	698	75,2 g
Remouladen-Sauce (Thomy)	1 EL (15 g)	41	3,9 g	3,9 g	1,4 g	276	25,7 g
Salsa Extra Hot Sauce (Heinz)	1 EL (15 g)	12	0,1 g	0 g	2,7 g	78	0 g
Salsa Mild Sauce (Heinz)	1 EL (15 g)	12	0,1 g	0 g	2,7 g	77	0 g
Soja Sauce (Heinz)	1 EL (15 g)	27	0,4 g	0 g	6,3 g	180	0 g
Soße Tatare	1 EL (15 g)	98	0,5 g	10,9 g	0,1 g	656	73 g
Sun-dried Tomato Sauce (Heinz)	1 EL (15 g)	10	0,2 g	0 g	2,2 g	67	0 g
Thomy Gourmet-Sahne-Meerrettich mild (Thomy)	1 EL (15 g)	53	0,3 g	5 g	1,7 g	356	33,1 g
Thomy Gourmet-Sahne-Meerrettich sahnig scharf (Thomy)	1 EL (15 g)	41	0,3 g	3,4 g	2,3 g	276	22,7 g
Thomy Les Sauces Béarnaise (Thomy)	1 EL (15 g)	31	0,2 g	2,9 g	1 g	205	19,3 g
Thomy Les Sauces Béchamel (Thomy)	1 EL (15 g)	32	0,2 g	3,2 g	0,5 g	213	21,4 g
Thomy Les Sauces Dill Sahne-Sauce (Thomy)	1 EL (15 g)	14	0,1 g	1 g	1,1 g	93	6,9 g
Thomy Les Sauces Geflügel Sahne-Sauce (Thomy)	1 EL (15 g)	33	0,1 g	3,5 g	0,5 g	221	23 g
Thomy Les Sauces Gratin Sahne-Sauce (Thomy)	1 EL (15 g)	16	0,2 g	1,4 g	0,6 g	107	9,6 g
Thomy Les Sauces Hollandaise (Thomy)	1 EL (15 g)	35	0,2 g	3,5 g	0,7 g	234	23,2 g
Thomy Les Sauces Hollandaise légère (Thomy)	1 EL (15 g)	24	0,2 g	2,3 g	0,7 g	162	15,5 g
Thomy Les Sauces Käse Sahne-Sauce (Thomy)	1 EL (15 g)	13	0,4 g	1 g	0,6 g	87	6,7 g
Thomy Les Sauces Pfannen Sahne-Sauce (Thomy)	1 EL (15 g)	38	0,2 g	3,9 g	0,5 g	253	26 g
Thomy Les Sauces Pfeffer Sahne-Sauce (Thomy)	1 EL (15 g)	17	0,1 g	1,1 g	1,7 g	115	7,5 g
Thomy Les Sauces Sahne-Sauce für Lachs (Thomy)	1 EL (15 g)	29	0,1 g	2,8 g	0,6 g	190	18,9 g
Thomy Les Sauces Schinken Sahne-Sauce (Thomy)	1 EL (15 g)	16	0,3 g	1,2 g	0,9 g	105	8 g
Thomy Les Sauces Schnitzel Sahne-Sauce (Thomy)	1 EL (15 g)	39	0,2 g	3,8 g	1 g	262	25,6 g
Thomy Les Sauces Zitronen-Hollandaise (Thomy)	1 EL (15 g)	26	0,1 g	2,5 g	0,9 g	174	16,5 g

Lebensmittel	Pkg./Port./Stk. EL/Menge (g)	kcal/ Portion	Nährstoffgehalt pro Portion			Pro 100 Gramm	
			EW	Fett	KH	kcal	Fett
Tomaten Ketchup (Knorr)	1 EL (15 g)	13	0,2 g	0,1 g	2,6 g	83	0,3 g
Tomato Joe Kinder Ketchup (Knorr)	1 EL (15 g)	14	0,2 g	0,1 g	3,2 g	96	0,3 g
Tomato Ketchup (Heinz)	1 EL (15 g)	16	0,2 g	0 g	3,7 g	107	0,1 g
Worcestershire Sauce (Heinz)	1 EL (15 g)	13	0,1 g	0,1 g	2,6 g	88	0,3 g
Zigeuner Sauce (Heinz)	1 EL (15 g)	13	0,3 g	0 g	2,8 g	83	0 g
SENF							
Thomy Delikatess-Senf (Thomy)	1 TL (5 g)	5	0,3 g	0,3 g	0,1 g	92	6,6 g
Thomy Grill & Steak Senf (Thomy)	1 TL (5 g)	8	0,3 g	0,3 g	1 g	166	6,2 g
Thomy Scharfer Senf (Thomy)	1 TL (5 g)	8	0,4 g	0,6 g	0,1 g	150	11,9 g
Thomy Süßer Senf (Thomy)	1 TL (5 g)	9	0,3 g	0,3 g	1,2 g	177	6,1 g
SALATSOSSEN / MARINADEN							
Buttermilch Dressing (KRAFT)	1 EL (15 g)	25	0,2 g	2 g	1,6 g	167	13,5 g
Crème fraiche Dressing (KRAFT)	1 EL (15 g)	29	0,2 g	2,5 g	1,6 g	195	16,5 g
Essigmarinade	1 EL (15 g)	54	0,1 g	5,8 g	0,5 g	358	39 g
French Dressing (KRAFT)	1 EL (15 g)	27	0,1 g	1,9 g	1,9 g	177	12,5 g
French Salatdressing	1 EL (15 g)	31	0,1 g	3,2 g	0,7 g	208	21 g
Italian-Dressing	1 EL (15 g)	52	0,2 g	5,2 g	0,9 g	348	35 g
Joghurt Dressing mit feinen Kräutern (KRAFT)	1 EL (15 g)	26	0,2 g	2,1 g	1,4 g	171	13,8 g
Joghurt Dressing mit Knoblauch (KRAFT)	1 EL (15 g)	26 g	0,3 g	2 g	1,5 g	170	13,5 g
Jogurt-Dressing	1 EL (15 g)	20	0,4 g	1,6 g	0,9 g	136	11 g
Joghurt-Salat-Creme (Thomy)	1 EL (15 g)	45	3,9 g	3,9 g	2 g	298	26,2 g

Lebensmittel	Pkg./Port./Stk. EL/Menge (g)	kcal/ Portion	Nährstoffgehalt pro Portion			Pro 100 Gramm	
			EW	Fett	KH	kcal	Fett
Kartoffelsalat-Sauce (Thomy)	1 EL (15 g)	31	2,6 g	2,6 g	1,8 g	207	17,1 g
Miracel Whip Joghurt Salatcreme (KRAFT)	1 EL (15 g)	24	0,2 g	1,7 g	1,9 g	158	11 g
Nudelsalat-Sauce Mediterranea (Thomy)	1 EL (15 g)	49	0,2 g	4,7 g	1,4 g	328	31,5 g
Roquefort-Dressing	1 EL (15 g)	56	0,8 g	5,4 g	0,6 g	371	36 g
Salat Dressing French Dijon (KRAFT)	1 EL (15 g)	45	0,1 g	4,3 g	1,4 g	300	28,5 g
Salat Dressing Joghurt American (KRAFT)	1 EL (15 g)	44	0,2 g	4,1 g	1,6 g	290	27 g
Salat Dressing Joghurt Kräuter (KRAFT)	1 EL (15 g)	44	0,2 g	4,2 g	1,2 g	295	28 g
Salat Dressing Joghurt Limone (KRAFT)	1 EL (15 g)	45	0,1 g	4,3 g	1,4 g	300	28,5 g
Salatcremes Miracel Whip Balance (KRAFT)	1 EL (15 g)	28	Spuren	2,3 g	1,5 g	185	15,5 g
Salatcremes Miracel Whip Joghurt (KRAFT)	1 EL (15 g)	24	0,2 g	1,7 g	1,9 g	158	11 g
Salatcremes Miracel Whip Klassik (KRAFT)	1 EL (15 g)	50	Spuren	4,7 g	1,7 g	330	31 g
Salatdressing Miracel Whip French Dijon (KRAFT)	1 EL (15 g)	45	0,1 g	4,3 g	1,4 g	300	28,5 g
Salatdressing Miracel Whip Joghurt American (KRAFT)	1 EL (15 g)	44	0,2 g	4,1 g	1,6 g	290	27 g
Salatdressing Miracel Whip Joghurt Kräuter (KRAFT)	1 EL (15 g)	44	0,2 g	4,2 g	1,2 g	295	28 g
Salatdressing Miracel Whip Joghurt Limone (KRAFT)	1 EL (15 g)	45	0,3 g	4,3 g	1,3 g	300	28,5 g
Salatkrönung Buttermilch-Dressing Frühlingskräuter (Knorr)	1 EL (15 g)	35	0,3 g	3,3 g	0,9 g	230	22 g
Salatkrönung Crème Fraiche-Dressing Mediterrane Art (Knorr)	1 EL (15 g)	63	0,5 g	6,3 g	1,4 g	422	42 g
Salatkrönung Crème Fraiche-Dressing Mediterrane Kräuter (Knorr)	1 EL (15 g)	32	0,2 g	3 g	1,1 g	212	20 g
Salatkrönung Joghurt-Dressing cremig mild (Knorr)	1 EL (15 g)	20	0,3 g	1,7 g	1,1 g	135	11 g
Salatkrönung Joghurt-Dressing Dill-Petersilie (Knorr)	1 EL (15 g)	53	0,8 g	4,8 g	1,7 g	351	32 g
Salatkrönung Joghurt-Dressing Gartenkräuter (Knorr)	1 EL (15 g)	20	0,3 g	1,7 g	1,1 g	135	11 g
Salatkrönung Joghurt-Dressing Italienische Kräuter (Knorr)	1 EL (15 g)	20	0,3 g	1,7 g	1,1 g	135	11 g
Salatkrönung Joghurt-Dressing Knoblauch-Kräuter (Knorr)	1 EL (15 g)	53	0,8 g	4,8 g	1,7 g	351	32 g

Lebensmittel	Pkg./Port./Stk. EL/Menge (g)	kcal/ Portion	Nährstoffgehalt pro Portion			Pro 100 Gramm	
			EW	Fett	KH	kcal	Fett
Salatkrönung Joghurt-Dressing Kräuter der Provence (Knorr)	1 EL (15 g)	21	0,3 g	1,7 g	1,2 g	139	11 g
Salatkrönung Joghurt-Dressing würzige Gartenkräuter (Knorr)	1 EL (15 g)	53	0,8 g	4,8 g	1,7 g	351	32 g
Salatkrönung Sauerrahm-Dressing Cocktail (Knorr)	1 EL (15 g)	38	0,3 g	3,6 g	1,4 g	253	24 g
Salatkrönung Sauerrahm-Dressing Französische Art (Knorr)	1 EL (15 g)	39	0,3 g	3,8 g	1,1 g	261	25 g
Salatkrönung Sauerrahm-Dressing Kräuter-Knoblauch (Knorr)	1 EL (15 g)	26	0,3 g	2,3 g	1,1 g	171	15 g
Salatkrönung Sauerrahm-Dressing Senf-Kräuter (Knorr)	1 EL (15 g)	55	0,5 g	5,4 g	1,4 g	369	36 g
Salatkrönung Sauerrahm-Dressing Thousand Island (Knorr)	1 EL (15 g)	38	0,3 g	3,6 g	1,2 g	256	24 g
Salatkrönung Vinaigrette Balsamico (Knorr)	1 EL (15 g)	46	0 g	4,8 g	0,5 g	307	32 g
Salatkrönung Vinaigrette Italienische Art (Knorr)	1 EL (15 g)	50	0 g	5 g	1,4 g	331	33 g
Salatkrönung Vinaigrette Knoblauch (Knorr)	1 EL (15 g)	56	0 g	5,6 g	1,5 g	371	37 g
Thomy Salat-Genuss Estragon Dressing (Thomy)	1 EL (15 g)	19	0,1 g	1,5 g	1,5 g	124	10 g
Thomy Salat-Genuss Olive Balsamico (Thomy)	1 EL (15 g)	32	0 g	3,2 g	0,8 g	214	21 g
Thomy Salat-Genuss Senf Dressing (Thomy)	1 EL (15 g)	33	0,2 g	3,3 g	0,6 g	220	22 g
Thomy Salat-Genuss Yogo Dressing (Thomy)	1 EL (15 g)	40	0,2 g	3,9 g	0,8 g	269	26 g

Aufstriche

Lebensmittel	Pkg./Port./Stk. EL/Menge (g)	kcal/ Portion	Nährstoffgehalt pro Portion			Pro 100 Gramm	
			EW	Fett	KH	kcal	Fett
AUFSTRICHE / PIKANT							
Almette Bärlauch, 50 % F. i. T. (Hochland)	1 Port. (25 g)	51	1,5 g	4,5 g	1 g	202	18 g
Almette Frischkäsezubereitung Meerrettich (Hochland)	1 Port. (25 g)	62	1,5 g	6 g	0,5 g	248	24 g
Almette Joghurt, 16 % Fett (Hochland)	1 Port. (25 g)	48	1,8 g	4 g	1,3 g	192	16 g
Almette Kräuter, 70 % F. i. T. (Hochland)	1 Port. (25 g)	67	1,5 g	6,5 g	0,5 g	266	26 g
Almette Sahne, 70 % F. i. T. (Hochland)	1 Port. (25 g)	69	1,8 g	6,5 g	0,8 g	274	26 g
Alpenkräuter Enzian (Rupp)	1 Port. (40 g)	69	7,2 g	3,6 g	1,9 g	172	9 g
Apfel-Curry-Aufstriche (Alnatura)	1 Port. (25 g)	49	1,1 g	2,7 g	5,1 g	195	10,7 g
Argeta Hühnerfleisch-Aufstrich (Droga Portoroz)	1 Port. (25 g)	80	2,5 g	7,5 g	0,8 g	320	30 g
Aufschnitt-Pastete (Tartex)	1 Port. (25 g)	62	1,3 g	6 g	0,6 g	247	24
Bärlauch Brotaufstrich (Alnatura)	1 Port. (25 g)	90	1,7 g	9,1 g	0,3 g	359	36,3 g
Becel Crema Kräuter (Unilever)	1 Port. (25 g)	63	1,5 g	5,5 g	1,8 g	251	22 g
Becel Crema Meerrettich (Unilever)	1 Port. (25 g)	66	1,6 g	5,8 g	2,1 g	265	23 g
Becel Crema Tomate Basilikum (Unilver)	1 Port. (25 g)	61	1,5 g	5,3 g	2 g	244	21 g
Bio-Grünkern-Tartare (SO.JA.REI)	1 Port. (25 g)	31	0,5 g	1,9 g	3 g	124	7,6 g
Bio-Streich Curry (Zwergenwiese)	1 Port. (25 g)	88	1,6 g	8,1 g	2,1 g	351	32,5 g
Bio-Streich Kinder Tomate (Zwergenwiese)	1 Port. (25 g)	71	1,5 g	6 g	2,9 g	285	23,9 g
Bio-Streich Meerrettich (Zwergenwiese)	1 Port. (25 g)	86	1,7 g	8,1 g	1,6 g	343	32,3 g

Lebensmittel	Pkg./Port./Stk. EL/Menge (g)	kcal/ Portion	Nährstoffgehalt pro Portion			Pro 100 Gramm	
			EW	Fett	KH	kcal	Fett
Bio-Streich Natur (Zwergenwiese)	1 Port. (25 g)	85	1,5 g	8,4 g	1,1 g	341	33,4 g
Bio-Streich Paprika (Zwergenwiese)	1 Port. (25 g)	73	1,9 g	6,4 g	1,8 g	290	25,7 g
Bio-Streich Schnittlauch (Zwergenwiese)	1 Port. (25 g)	90	1,6 g	8,6 g	1,5 g	360	34,4 g
Bio-Streich Shiitake (Zwergenwiese)	1 Port. (25 g)	64	1,5 g	5,8 g	1,4 g	256	23,3 g
Blue Cheese (Rupp)	1 Port. (17,5 g)	51	1,8 g	4,6 g	0,6 g	294	26,3 g
Bojar (Schärdinger)	1 Port. (25 g)	74	2,3 g	6,8 g	0,6 g	296	27,2 g
Bojar 5 Kräuter (Schärdinger)	1 Port. (25 g)	74	2,3 g	6,8 g	0,8 g	296	27,2 g
Bojar Kren Karotte (Schärdinger)	1 Port. (25 g)	71	2,3 g	6,4 g	1 g	284	25,6 g
Bojar Steirische Kürbiskerne (Schärdinger)	1 Port. (25 g)	76	2,6 g	6,9 g	0,8 g	305	27,6 g
Bread & Dip Ei und Kräuter (Homann)	1 Port. (25 g)	65	2,1 g	5,7 g	1,3 g	258	22,6 g
Bread & Dip Feta und Olive (Homann)	1 Port. (25 g)	77	1,3 g	7,1 g	1,9 g	308	28,5 g
Bread & Dip Käse und Bärlauch (Homann)	1 Port. (25 g)	68	1,5 g	6,3 g	1,3 g	272	25,2 g
Bread & Dip Krabbe und Rucola (Homann)	1 Port. (25 g)	61	1,2 g	5,7 g	1,5 g	244	22,2 g
Bread & Dip Mozzarella und Tomate (Homann)	1 Port. (25 g)	69	1,3 g	6,5 g	1,4 g	277	25,8 g
Bresso Balance 40 % F. i. T. (Kuner)	1 Port. (25 g)	42	2,5 g	3,3 g	0,8 g	169	13,2 g
Bresso Feines Duo (Kuner)	1 Port. (25 g)	46	2,3 g	3,8 g	0,8 g	185	15,2 g
Bresso Grüner Pfeffer, 60 % F. i. T. (Kuner)	1 Port. (25 g)	61	2 g	5,5 g	0,8 g	242	22 g
Bresso Knoblauch, 60 % F. i. T. (Kuner)	1 Port. (25 g)	97	4 g	9 g	0,1 g	389	36 g
Bresso Kren 60 % F. i. T. (Kuner)	1 Port. (25 g)	64	1,9 g	5,8 g	1,1 g	254	23,2 g
Bresso mit feinem Knoblauch 60 % F. i. T. (Kuner)	1 Port. (25 g)	74	2,1 g	5,8 g	1,1 g	297	23,2 g
Bresso mit feinen Kräutern der Provence 60 % F. i. T. (Kuner)	1 Port. (25 g)	60	1,9 g	5,5 g	0,7 g	240	22 g
Bresso mit Oliven (Kuner)	1 Port. (25 g)	56	1,8 g	5,3 g	0,6 g	224	21 g
Bresso Tomate-Basilikum (Kuner)	1 Port. (25 g)	55	1,8 g	5 g	0,6 g	218	20 g

Lebensmittel	Pkg./Port./Stk. EL/Menge (g)	kcal/ Portion	Nährstoffgehalt pro Portion			Pro 100 Gramm	
			EW	Fett	KH	kcal	Fett
Brotaufstrich (Yofresh)	1 Port. (25 g)	39	0,4 g	2,5 g	3,5 g	156	10 g
Brotaufstrich Aloe Vera, Ananas-Curry (Tartex)	1 Port. (25 g)	40	0,9 g	2,8 g	2,8 g	159	11,1 g
Brotaufstrich Apfelfein (Heirler)	1 Port. (25 g)	61	0,3 g	0 g	15 g	244	0 g
Brotaufstrich aus Mandeln Crema piccante, Bio (Vitaquell)	1 Port. (25 g)	65	1,8 g	6,3 g	0,8 g	261	25 g
Brotaufstrich Basilikum Romana, Bio (Naturata)	1 Port. (25 g)	37	0,6 g	1,5 g	5,5 g	149	5,8 g
Brotaufstrich Champignon, Bio (Zergenwiese)	1 Port. (25 g)	33	2,1 g	2 g	1,6 g	130	7,9 g
Brotaufstrich Ei-Kräuter (Nadler)	1 Port. (25 g)	110	1,5 g	11 g	1,5 g	440	44 g
Brotaufstrich Fit for Fun Chicken (Homann)	1 Port. (25 g)	39	1,4 g	2,3 g	2,5 g	157	9 g
Brotaufstrich Fit for Fun Italiano (Homann)	1 Port. (25 g)	38	1,1 g	3,1 g	1,1 g	153	12,4 g
Brotaufstrich Fit for Fun Tomato (Homann)	1 Port. (25 g)	22	0,6 g	1,2 g	1,7 g	86	4,9 g
Brotaufstrich Fit for Fun Tuna (Homann)	1 Port. (25 g)	42	2,2 g	2,9 g	1,2 g	166	11,4 g
Brotaufstrich Garam Masala, Bio (Naturata)	1 Port. (25 g)	26	0,5 g	1,1 g	3,6 g	103	4,2 g
Brotaufstrich Gemüse, Bio (Zwergenwiese)	1 Port. (25 g)	29	0,6 g	1,2 g	3,8 g	114	4,8 g
Brotaufstrich mit Joghurt Apfel-Sellerie (granoVita)	1 Port. (25 g)	39	0,4 g	2,8 g	3 g	155	11,2 g
Brotaufstrich mit Joghurt Curry-Ananas (granoVita)	1 Port. (25 g)	41	0,4 g	3,1 g	2,9 g	163	12,3 g
Brotaufstrich mit Joghurt Paprika-Mais (granoVita)	1 Port. (25 g)	45	0,6 g	3,4 g	2,9 g	178	13,6 g
Brotaufstrich mit Olivenöl, 42 % Fett (Bertolli)	1 Port. (25 g)	100	0,3 g	10,5 g	1,3 g	400	42 g
Brotaufstrich Nuss-Paprika, Bio (Zwergenwiese)	1 Port. (25 g)	42	1,3 g	2,1 g	4,4 g	167	8,4 g
Brotaufstrich Paprika, Bio (Zwergenwiese)	1 Port. (25 g)	36	1,2 g	2 g	3,4 g	142	7,8 g
Brotaufstrich Pfeffer-Ingwer, Bio (Zwergenwiese)	1 Port. (25 g)	54	2,2 g	3,8 g	2,9 g	217	15 g
Brotaufstrich Roter Paprika, Bio (Naturata)	1 Port. (25 g)	39	0,9 g	1,5 g	5,4 g	155	6,1 g
Brotzeit Brotaufstrich (frischli)	1 Port. (25 g)	56	1,2 g	5,1 g	1,3 g	222	20,4 g
Brunch (Unilever)	1 Port. (25 g)	62	1,1 g	6 g	0,8 g	246	24 g

Lebensmittel	Pkg./Port./Stk. EL/Menge (g)	kcal/ Portion	Nährstoffgehalt pro Portion			Pro 100 Gramm	
			EW	Fett	KH	kcal	Fett
Brunch Feine Kräuter (Unilever)	1 Port. (25 g)	56	1,3 g	5,3 g	1 g	224	21 g
Brunch Gurke-Dill-Knoblauch (Unilever)	1 Port. (25 g)	55	1,3 g	5,3 g	1 g	220	21 g
Brunch Lauch-Schalotte (Unilever)	1 Port. (25 g)	56	1,3 g	5,3 g	1 g	224	21 g
Brunch Légère mit Joghurt (Unilever)	1 Port. (25 g)	42	1,3 g	3,8 g	1 g	169	15 g
Brunch natur (Unilever)	1 Port. (25 g)	58	1,3 g	5,5 g	1 g	232	22 g
Brunch Paprika Peperoni (Unilever)	1 Port. (25 g)	55	1,3 g	5,3 g	1 g	220	21 g
Cashew-Sesam Aurstrich, Bio (Bruno Fischer)	1 Port. (25 g)	44	2,2 g	3,2 g	1,6 g	176	12,7 g
Champignonpastete (Bruno Fischer)	1 Port. (25 g)	53	1,1 g	3,3 g	0,7 g	213	13,2 g
Cheese & Fun (Adler)	1 Port. (25 g)	67	2,9 g	5,6 g	1,3 g	269	22,4 g
Chili-Bohnen-Aufstrich (Bio.k.)	1 Port. (25 g)	37	1,2 g	2,6 g	2,1 g	146	10,4 g
Corned Beef leicht (Inzersdorfer)	1 Port. (25 g)	40	5,5 g	2 g	0 g	160	8 g
Corned Beef Leicht Pastete (Inzersdorfer)	1 Port. (25 g)	40	5,5 g	2 g	0 g	160	8 g
Crema piccante Bärlauch (Vitaquell)	1 Port. (25 g)	65	1,8 g	6,3 g	0,8 g	261	25 g
Crema piccante Curry (Vitaquell)	1 Port. (25 g)	64	1,5 g	5,8 g	1,5 g	255	23 g
Crema piccante Gurke und Dill (Vitaquell)	1 Port. (25 g)	65	1,8 g	6,3 g	0,8 g	261	25 g
Crema piccante Leinöl und Kümmel (Vitaquell)	1 Port. (25 g)	63	1,5 g	6 g	0,8 g	252	24 g
Crema Stracciatella (Dr. Oetker)	1 Port. (25 g)	38	0,7 g	2,3 g	3,7 g	152	9,1 g
Crema Tomate-Basilikum (Becel)	1 Port. (25 g)	61	1,5 g	5,3 g	2 g	244	21 g
Creme Schmelzkäse (Alma)	1 Port. (50 g)	137	7,5 g	11 g	2 g	274	22 g
Curryaufstrich (Bio.k.)	1 Port. (25 g)	55	2,5 g	4,6 g	0,8 g	218	18,3 g
Curry-Grünkern Aufstrich, Bio (Bruno Fischer)	1 Port. (25 g)	43	1,6 g	2,9 g	2,7 g	173	11,6 g
Danette (Danone)	1 Port. (80 g)	160	3,4 g	9,1 g	16,2 g	200	11,4 g
Delikat Schmelzkäse (Alma)	1 Port. (50 g)	92	9,5 g	5 g	2,3 g	184	10 g

Lebensmittel	Pkg./Port./Stk. EL/Menge (g)	kcal/ Portion	Nährstoffgehalt pro Portion			Pro 100 Gramm	
			EW	Fett	KH	kcal	Fett
Diabetiker-Brotaufstrich Cremiger Genuss (Schneekoppe)	1 Port. (25 g)	60	0 g	0 g	15 g	240	0 g
Diät-Truthahnaufstrich (Delikatessa)	1 Port. (25 g)	81	3,5 g	7,3 g	0 g	325	29,2 g
Du darfst Die Leichte (Unilever)	1 Port. (25 g)	63	0,6 g	6 g	1,6 g	251	24 g
Du darfst Finesse Frischkäse mit Buttermilch (Unilever)	1 Port. (25 g)	33	2,8 g	2 g	1,1 g	130	8 g
Du darfst Finesse Frischkäse mit feinen Kräutern (Unilever)	1 Port. (25 g)	32	2,5 g	2 g	1,1 g	129	8 g
Du darfst Finesse Frischkäse mit ital. Gemüse (Unilever)	1 Port. (25 g)	32	2,8 g	2 g	1,1 g	129	8 g
Edle Pasteten Asia Shiitake (Tartex)	1 Port. (25 g)	51	1,3 g	4,3 g	1,9 g	204	17 g
Edle Pasteten Champagner Trüffel (Tartex)	1 Port. (25 g)	61	1,3 g	5,4 g	1,9 g	244	21,5 g
Edle Pasteten Kräuter der Provence (Tartex)	1 Port. (25 g)	51	1,3 g	4,3 g	1,9 g	204	17 g
Edle Pasteten Madras Curry (Tartex)	1 Port. (25 g)	40	1,3 g	3 g	1,9 g	159	12 g
Edle Pasteten Pesto d'Italia (Tartex)	1 Port. (25 g)	44	1,3 g	3,5 g	1,9 g	176	14 g
Emmentaler Schmelzkäse-Zubereitung (Rupp)	1 Port. (25 g)	63	3,4 g	5,4 g	0,7 g	250	21,6 g
Entenpastete	1 Port. (25 g)	77	4,5 g	5,8 g	2 g	306	23 g
Exquisa (Karwendel)	1 Port. (25 g)	67	1,6 g	6,4 g	0,6 g	266	25,6 g
Exquisa Deliziosa All'Arrabiata (Karwendel)	1 Port. (25 g)	62	1,4 g	5,8 g	1 g	246	23,2 g
Exquisa Deliziosa Italienische Kräuter (Karwendel)	1 Port. (25 g)	70	1,7 g	6,9 g	0,6 g	281	27,5 g
Exquisa Deliziosa Quattro Formaggi (Karwendel)	1 Port. (25 g)	72	1,8 g	6,9 g	0,6 g	287	27,5 g
Exquisa Deliziosa Tomate & Olive (Karwendel)	1 Port. (25 g)	68	1,6 g	6,5 g	0,7 g	270	26 g
Exquisa fitline, 0,2 % Kräuter (Karwendel)	1 Port. (25 g)	16	2,8 g	0,1 g	1,1 g	62	0,2 g
Exquisa fitline, 0,2 % Natur (Karwendel)	1 Port. (25 g)	15	2,8 g	0,1 g	1 g	61	0,2 g
Exquisa fitline, 0,2 % Paprika-Chili (Karwendel)	1 Port. (25 g)	17	2,8 g	0,1 g	1,3 g	66	0,2 g
Exquisa Frischkäse (Karwendel)	1 Port. (25 g)	65	1,6 g	6,4 g	0,6 g	260	25,6 g
Exquisa Frischkäse Balance mit Joghurt (Karwendel)	1 Port. (25 g)	42	1,8 g	3,5 g	0,8 g	166	14 g

Lebensmittel	Pkg./Port./Stk. EL/Menge (g)	kcal/ Portion	Nährstoffgehalt pro Portion			Pro 100 Gramm	
			EW	Fett	KH	kcal	Fett
Exquisa Frischkäse Balance mit Joghurt Kräuter (Karwendel)	1 Port. (25 g)	44	1,8 g	3,8 g	0,8 g	175	15 g
Exquisa Frischkäse Der Sahnige Kräuter (Karwendel)	1 Port. (25 g)	60	1,5 g	5,8 g	0,6 g	241	23 g
Exquisa Frischkäse Der Sahnige Natur (Karwendel)	1 Port. (25 g)	63	1,5 g	6 g	0,6 g	250	24 g
Exquisa Frischkäse Der Sahniger Meerrettich (Karwendel)	1 Port. (25 g)	56	1.4 g	5,3 g	0,9 g	225	21 g
Exquisa Frischkäse Krabbe-Gurke-Dill (Karwendel)	1 Port. (25 g)	56	1,4 g	5,3 g	0,7 g	223	21 g
Exquisa Frischkäse mit Joghurt (Karwendel)	1 Port. (25 g)	43	1,9 g	3,6 g	0,8 g	173	14,4 g
Exquisa vital (Karwendel)	1 Port. (25 g)	29	3,4 g	1,3 g	1 g	115	5,2 g
Exquisa Vital Natur (Karwendel)	1 Port. (25 g)	23	2,6 g	1 g	0,8 g	90	4 g
Exquisa Vital Natur (Karwendel)	1 Port. (25 g)	23	2,6 g	1 g	0,8 g	90	4 g
Feine Pastete Champignon (Schneekoppe)	1 Port. (25 g)	51	1,7 g	3,8 g	2,5 g	203	15 g
Feine Pastete Delikatesse (Schneekoppe)	1 Port. (25 g)	69	1,8 g	6,3 g	1,5 g	277	25 g
Feine Pastete Kräuter der Provence (Schneekoppe)	1 Port. (25 g)	72	1,8 g	6 g	1,5 g	286	24 g
Feine Pastete Olive (Schneekoppe)	1 Port. (25 g)	60	1,7 g	5 g	2 g	241	20 g
Feine Pastete Ungarisch (Schneekoppe)	1 Port. (25 g)	64	1,5 g	5,8 g	1,8 g	255	23 g
Fetaaufstrich Tomate, Bio (Zwergenwiese)	1 Port. (25 g)	31	1,3 g	1,6 g	2,8 g	123	6,4 g
Fleischschmalz	1 Port. (25 g)	126	2,8 g	13 g	0 g	504	52 g
Freiburger Schmalztöpfle (Tartex)	1 Port. (25 g)	209	0 g	22,5 g	1,5 g	834	90 g
Freiburger Schmalztöpfle, div. Sorten (Tartex)	1 Port. (25 g)	208	0,2 g	22,5 g	1,2 g	832	90 g
Frischkäse	1 Port. (25 g)	94	2,4 g	9,3 g	0,7 g	377	37,2 g
Frischkäse Balance mit Joghurt (Exquisa)	1 Port. (25 g)	32	2,5 g	2 g	1,1 g	129	8 g
Frischkäse leicht&gut (milfina Landfrisch)	1 Port. (25 g)	46	2,3 g	3,8 g	0,9 g	185	15,2 g
Frischkäse mit Kräutern	1 Port. (25 g)	77	2 g	7,5 g	0,5 g	308	30 g
Frischkäse mit Kräutern (milfina Landfrisch)	1 Port. (25 g)	46	2,3 g	3,8 g	0,9 g	185	15,2 g

Lebensmittel	Pkg./Port./Stk. EL/Menge (g)	kcal/ Portion	Nährstoffgehalt pro Portion			Pro 100 Gramm	
			EW	Fett	KH	kcal	Fett
Frischkäse natur (Ja! Natürlich)	1 Port. (25 g)	73	2 g	0,5 g	7 g	292	2 g
Frischkäse, körniger	1 Port. (25 g)	20	3,4 g	0,7 g	Spuren	81	2,9 g
Frischkäse, körniger, fitline, 0,8 % Fett (Exquisa)	1 Port. (25 g)	16	3,4 g	0,2 g	0,3 g	65	0,8 g
FRÜHLING Streichkäse (Wojnar's)	1 Port. (25 g)	69	1,9 g	5 g	1,5 g	277	20 g
Frühstücks Pastete (Vitaquell)	1 Port. (25 g)	63	2 g	4,8 g	3 g	253	19 g
Frühstücksaufstrich Natur (Die leichte Muh)	1 Port. (25 g)	21	2,1 g	1 g	0,9 g	84	4 g
Frühstückseckerl Schmelzkäse 55 % F. i. T. (Alma)	1 Port. (25 g)	75	3,1 g	6,6 g	0,8 g	301	26,4 g
Frühstücksfleisch	1 Port. (25 g)	52	3,5 g	4 g	0,5 g	207	16 g
Frühstücksfleisch (Beach Flower)	1 Port. (25 g)	91	2,3 g	8,8 g	0,6 g	363	35,2 g
Frühstücksfleisch extraleichte Pastete (Inzersdorfer)	1 Port. (25 g)	52	3,5 g	4 g	0,5 g	208	16 g
Frühstücksfleisch leicht (Inzersdorfer)	1 Port. (25 g)	53	3,5 g	4 g	0,5 g	210	16 g
Gänseleber-Pastete	1 Port. (25 g)	53	4,6 g	3,6 g	0,5 g	210	14,4 g
Geflügel-Pastete (Inzersdorfer)	1 Port. (25 g)	56	3,7 g	4,6 g	0,1 g	223	18,4 g
Gelundener nach Bauernart (Josef Ellersdorfer)	1 Port. (25 g)	21	1,5 g	1,4 g	0,4 g	84	5,6 g
Gemüsepastete (Bio.k.)	1 Port. (25 g)	56	2,3 g	4,7 g	1,1 g	222	18,7 g
Géramont Finesse, 59 % F. i. T. (Bongrain)	1 Port. (25 g)	86	4 g	7,6 g	0,3 g	342	30,5 g
Géramont Fraiche, 64 % F. i. T. (Bongrain)	1 Port. (25 g)	86	3,5 g	7,9 g	0,3 g	344	31,5 g
Géramont leicht und Kräuter leicht, 31 % F. i. T. (Bongrain)	1 Port. (25 g)	50	5,3 g	3 g	0,5 g	200	12 g
Géramont mit Joghurt, Vollfettstufe (Bongrain)	1 Port. (25 g)	67	5 g	5 g	0,5 g	268	20 g
Géramont, 60 % F. i. T. (Bongrain)	1 Port. (25 g)	89	4,1 g	7,9 g	0,3 g	354	31,5 g
Gervais 55 % F. i. T.	1 Port. (25 g)	62	2,7 g	5,3 g	0,9 g	247	21,2 g
Gervais 65 % F. i. T.	1 Port. (25 g)	70	2 g	6,6 g	0,7 g	280	26,4 g
Gervais 65 % F. i. T. (Schärdinger)	1 Port. (25 g)	70	2,4 g	6,4 g	0,6 g	280	25,6 g

Lebensmittel	Pkg./Port./Stk. EL/Menge (g)	kcal/ Portion	Nährstoffgehalt pro Portion			Pro 100 Gramm	
			EW	Fett	KH	kcal	Fett
Gervais 70 % F. i. T.	1 Port. (25 g)	79	2,2 g	7,7 g	0,5 g	314	30,8 g
Gervais Kräuterquark 69 % F. i. T. (Danone)	1 Port. (25 g)	19	2,4 g	0,6 g	1,2 g	77	2,4 g
Gervais Rahmkäse (Danone)	1 Port. (25 g)	65	1,7 g	6,3 g	0,8 g	260	25,2 g
Goodlife bio Vital-Aufstrich Curry (INS Marketing)	1 Port. (25 g)	69	2,7 g	5,1 g	3,1 g	275	20,4 g
Goodlife bio Vital-Aufstrich Grünkern (INS Marketing)	1 Port. (25 g)	46	2 g	3,4 g	2 g	184	13,5 g
Goodlife bio Vital-Aufstrich Mediterran (INS Marketing)	1 Port. (25 g)	32	2,3 g	3,7 g	3,1 g	128	14,7 g
Goodlife bio Vital-Aufstrich Mexican (INS Marketing)	1 Port. (25 g)	62	2,2 g	4,2 g	3,8 g	246	16,9 g
Grünkernaufstrich (Bio.k.)	1 Port. (25 g)	54	2,9 g	4,5 g	0,5 g	217	18 g
Gurke-Paprika Brotaufstrich (Alnatura)	1 Port. (25 g)	31	0,7 g	1,8 g	3 g	123	7,2 g
Gutsleber-Pastete (Inzersdorfer)	1 Port. (25 g)	62	3,9 g	5,2 g	0,2 g	249	20,8 g
HEURIGEN Streichkäse (Wojnar's)	1 Port. (25 g)	64	1,6 g	5 g	1,2 g	256	20 g
Heurigen-Aufstrich	1 Port. (25 g)	80	3,2 g	7,5 g	0 g	318	30 g
Holzknecht Brotaufstrich (SO.JA.REI)	1 Port. (25 g)	219	0,1 g	24,3 g	0,3 g	874	97,2 g
Indianerbohnen-Aufstrich (Bio.k.)	1 Port. (25 g)	42	0,9 g	3,5 g	1,8 g	169	14 g
Jagdwurst	1 Port. (25 g)	65	3,5 g	5,5 g	0,5 g	260	22 g
Jäger-Pastete (Inzersdorfer)	1 Port. (25 g)	44	4,2 g	2,9 g	0,8 g	174	11,6 g
Kalbfleisch-Pastete	1 Port. (25 g)	51	5,1 g	3,4 g	0 g	205	13,6 g
Karotte-Ingwer-Aufstrich (Bio.k.)	1 Port. (25 g)	38	0,9 g	3 g	1,4 g	153	11,8 g
Kichererbse mit Ingwer (Alnatura)	1 Port. (25 g)	80	1,4 g	7 g	2,9 g	320	28 g
KNOBI Streichkäse (Wojnar's)	1 Port. (25 g)	72	1,9 g	5,1 g	1,9 g	286	20,4 g
Knuspli (Zentis)	1 Port. (25 g)	130	1 g	7,5 g	14,8 g	520	30 g
Kochkäse	1 Port. (25 g)	31	3,4 g	1,4 g	0,9 g	122	5,6 g
Kombucha-Aufstrich (Wojnar's)	1 Port. (25 g)	70	3,4 g	5,8 g	0,8 g	278	23,2 g

Lebensmittel	Pkg./Port./Stk. EL/Menge (g)	kcal/ Portion	Nährstoffgehalt pro Portion			Pro 100 Gramm	
			EW	Fett	KH	kcal	Fett
Kraftkorn-Aufstrich (Bio.k.)	1 Port. (25 g)	49	0,7 g	3,5 g	3,7 g	196	14 g
Kräuter-Fitness-Aufstrich (Wojnar's)	1 Port. (25 g)	57	2,1 g	3,5 g	1,7 g	228	14 g
Kräuter-Frischkäse Der Sahnige (Exquisa)	1 Port. (25 g)	60	1,5 g	5,8 g	0,6 g	241	23 g
Kräuter-Gervais (Alma)	1 Port. (25 g)	66	1,7 g	6,4 g	0,5 g	332	32 g
Kräuterlight-Schmelzkäse (Alma)	1 Port. (45 g)	69	9 g	2,7 g	2,3 g	154	6 g
Kümmel-Schmelzkäse (Alma)	1 Port. (25 g)	69	3,8 g	5,5 g	1 g	274	22 g
Kürbiskernaufstrich (Bio.k.)	1 Port. (25 g)	57	3,1 g	5 g	0,2 g	229	19,8 g
Lätta Brotaufstrich extra leicht, (Unilever)	1 Port. (25 g)	73	0,8 g	7 g	1,5 g	290	28 g
Le Tartare feine Kräuter 70 % F. i. T.	1 Port. (25 g)	87	2,3 g	8,4 g	0,6 g	348	33,6 g
Le Tartare Kräuter-Leicht	1 Port. (25 g)	25	2,6 g	1,3 g	0,8 g	99	5 g
Leberpastete	1 Port. (25 g)	79	3 g	7,5 g	0 g	316	30 g
Leber-Pastete extraleicht (Inzersdorfer)	1 Port. (25 g)	27	3,5 g	0,8 g	1,6 g	109	3,2 g
Light-Schmelzkäse (Alma)	1 Port. (45 g)	69	9 g	2,7 g	2,3 g	154	6 g
Liptauer Aufstrichtopfen (Schärdinger)	1 Port. (25 g)	34	3 g	2 g	0,9 g	136	8 g
milfina Dreierlei leicht (milfina)	1 Stk. (31 g)	56	5,6 g	3,1 g	1,6 g	182	10 g
miree 60 % F. i. T. (Karwendel)	1 Port. (25 g)	66	1,8 g	6,3 g	0,6 g	262	25,2 g
Olivenaufstrich (Bio.k.)	1 Port. (25 g)	57	1 g	5,2 g	1,5 g	228	20,9 g
Olive-Paprika Brotaufstrich (Alnatura)	1 Port. (25 g)	42	0,3 g	3,1 g	3 g	166	12,5 g
Original Corned Beef (Beach Flower)	1 Port. (25 g)	75	6,8 g	4,5 g	0 g	300	18 g
Paprika-Aufstrich (Bio.k.)	1 Port. (25 g)	46	1,9 g	3,7 g	1,2 g	182	14,8 g
Paprika-Fitness-Aufstrich (Wojnar's)	1 Port. (25 g)	57	1,9 g	3,5 g	1,5 g	226	14 g
Paprika-Nuss Brotaufstrich (Alnatura)	1 Port. (25 g)	38	0,8 g	2 g	4,1 g	150	8 g
Pastete Apfel Zwiebel (Alnatura)	1 Port. (25 g)	43	1,6 g	3,3 g	1,9 g	172	13 g

Lebensmittel	Pkg./Port./Stk. EL/Menge (g)	kcal/ Portion	Nährstoffgehalt pro Portion			Pro 100 Gramm	
			EW	Fett	KH	kcal	Fett
Pastete Champignon (Alnatura)	1 Port. (25 g)	52	1,9 g	3,9 g	2,5 g	209	15,5 g
Pastete Curry Ananas (Alnatura)	1 Port. (25 g)	42	1,1 g	3,3 g	2,2 g	169	13 g
Pastete Delikatess (Alnatura)	1 Port. (25 g)	50	1,8 g	3,8 g	2,2 g	198	15 g
Pastete Grüner Pfeffer (Alnatura)	1 Port. (25 g)	49	1,8 g	3,8 g	2,1 g	197	15 g
Pastete Kräuter (Alnatura)	1 Port. (25 g)	51	1,8 g	3,8 g	2,5 g	203	15 g
Pastete Oliven (Alnatura)	1 Port. (25 g)	50	1,3 g	4,1 g	2 g	201	16,5 g
Pastete Paprika (Alnatura)	1 Port. (25 g)	50	1,5 g	3,9 g	2,3 g	199	15,5 g
Pastete Paprika -Chili (Alnatura)	1 Port. (25 g)	48	1,3 g	3,8 g	2,1 g	190	15 g
Pastete Shiitake (Alnatura)	1 Port. (25 g)	50	1,8 g	3,8 g	2,4 g	201	15 g
Pfeffer Schmelzkäse (Alma)	1 Port. (40 g)	120	5 g	10,4 g	1,5 g	299	26 g
Pflanzlicher Aufstrich, feine Leberwurst (Tartex)	1 Port. (25 g)	56	1,8 g	5 g	1,2 g	225	19,8 g
Pflanzlicher Aufstrich, Pfälzer Leberwurst (Tartex)	1 Port. (25 g)	58	1,8 g	5 g	1,5 g	233	20 g
Pflanzlicher Aufstrich, Teewurst (Tartex)	1 Port. (25 g)	59	2 g	5,2 g	1,2 g	235	20,6 g
Pflanzliches Schmalz mit Zwiebeln und Äpfeln (Vitaquell)	1 Port. (25 g)	208	0,2 g	22,3 g	1,8 g	830	89 g
Philadelphia „so leicht“ Klassisch (KRAFT)	1 Port. (25 g)	28	2,8 g	1,3 g	1,1 g	110	5,1 g
Philadelphia „so leicht“ Kräuter (KRAFT)	1 Port. (25 g)	28	2,8 g	1,3 g	1,1 g	110	5,1 g
Philadelphia Balance Joghurt (KRAFT)	1 Port. (25 g)	49	2 g	4,1 g	1 g	196	16,5 g
Philadelphia Balance Klassisch (KRAFT)	1 Port. (25 g)	48	2 g	4 g	0,9 g	191	16 g
Philadelphia Balance Klassisch 4 x 35 g (KRAFT)	1 Port. (25 g)	40	1,8 g	3,4 g	0,7 g	161	13,5 g
Philadelphia Balance Kräuter (KRAFT)	1 Port. (25 g)	47	1,9 g	3,9 g	0,9 g	186	15,5 g
Philadelphia Balance Lachs (KRAFT)	1 Port. (25 g)	47	2,1 g	3,9 g	0,9 g	189	15,5 g
Philadelphia Balance Meerrettich (KRAFT)	1 Port. (25 g)	44	1,8 g	3,6 g	1 g	177	14,5 g
Philadelphia Balance Olive (KRAFT)	1 Port. (25 g)	47	1,8 g	4 g	0,9 g	187	16 g

Lebensmittel	Pkg./Port./Stk. EL/Menge (g)	kcal/ Portion	Nährstoffgehalt pro Portion			Pro 100 Gramm	
			EW	Fett	KH	kcal	Fett
Philadelphia Balance Paprika-Kräuter (KRAFT)	1 Port. (25 g)	41	1,7 g	3 g	1,6 g	162	12 g
Philadelphia Balance Schnitt-lauch (KRAFT)	1 Port. (25 g)	48	2 g	4 g	0,9 g	190	16 g
Philadelphia Doppelrahmstufe Klassisch (KRAFT)	1 Port. (25 g)	73	1,6 g	7 g	0,8 g	290	28 g
Philadelphia Doppelrahmstufe Kräuter (KRAFT)	1 Port. (25 g)	63	1,5 g	5,9 g	0,9 g	250	23,5 g
Philadelphia Fitness (KRAFT)	1 Port. (25 g)	48	1,9 g	4 g	0,9 g	190	16 g
Pikant Enzian Paprikaschmelz-käse (Rupp)	1 Port. (40 g)	66	6,6 g	3,6 g	1,8 g	165	9 g
Pikant Paprika Schmelzkäse (Alma)	1 Port. (50 g)	131	7 g	11 g	2 g	261	22 g
PIKANT Streichkäse (Wojnar's)	1 Port. (25 g)	64	1,6 g	5 g	1,3 g	256	20 g
Pikantes Knusperschmalz (Tartex)	1 Port. (25 g)	209	0,5 g	22,8 g	0,5 g	835	91 g
Pumuckl Kinder-Käsle (Rupp)	1 Port. (18,8 g)	34	3,4 g	1,9 g	0,9 g	182	10,1 g
Pußta-Aufstrich	1 Port. (25 g)	79	3 g	7,5 g	0 g	314	30 g
Rama Balance (Unilever)	1 Port. (25 g)	94	0,3 g	9,8 g	1,3 g	374	39 g
Räucher Pastete (Vitaquell)	1 Port. (25 g)	86	2,7 g	6,8 g	3,5 g	343	27,1 g
Rauchfleisch-Aufstrich	1 Port. (25 g)	80	3,2 g	7,5 g	0 g	318	30 g
Rote Linse Brotaufstrich (Alnatura)	1 Port. (25 g)	62	2,1 g	4,7 g	2,8 g	249	18,9 g
Rupp Alpen-Pikant-Käsle, laktosefrei	1 Port. (40 g)	103	4,8 g	8,4 g	2 g	257	21 g
Rupp-Käsle Doppel-Rahm-Käsle	1 Port. (40 g)	126	4,8 g	11,9 g	0 g	316	29,8 g
Rupp-Käsle Frisch-Rahm-Gervais	1 Port. (40 g)	118	4,6 g	11 g	0 g	294	27,5 g
Rupp-Käsle Kren-Rahm-Gervais	1 Port. (40 g)	118	4,6 g	10,8 g	0,6 g	295	27 g
Rupp-Käsle Pfeffer-Rahm-Gervais	1 Port. (40 g)	118	4,6 g	11 g	0,2 g	294	27,5 g
Rupp-Käsle Puszta-Paprika Käsle	1 Port. (40 g)	99	4,8 g	8 g	2 g	248	20 g
Rupp-Käsle Rahm-Käsle	1 Port. (40 g)	119	4,9 g	10,3 g	1,6 g	297	25,8 g
Rupp-Käsle S'leichte Eck	1 Port. (40 g)	60	7,4 g	2,4 g	2 g	148	6 g

Lebensmittel	Pkg./Port./Stk. EL/Menge (g)	kcal/ Portion	Nährstoffgehalt pro Portion			Pro 100 Gramm	
			EW	Fett	KH	kcal	Fett
Rupp-Käsle Vorarlberger Berg-käse	1 Port. (40 g)	92	3,2 g	8,2 g	1,6 g	231	20,5 g
Schinken extraleichte Pastete (Inzersdorfer)	1 Port. (25 g)	23	3,5 g	0,8 g	0,6 g	92	3 g
Schinken Schmelzkäse (Alma)	1 Port. (50 g)	104	7 g	7,5 g	2 g	207	15 g
Schinken-Pastete	1 Port. (25 g)	55	3,7 g	4,5 g	0 g	221	18 g
Schinken-Pastete (Inzersdorfer)	1 Port. (25 g)	50	3,4 g	4 g	0,3 g	201	16 g
Schinken-Pastete extraleicht (Inzersdorfer)	1 Port. (25 g)	29	4 g	0,8 g	1,5 g	115	3,2 g
Schlemmer Pastete (Vitaquell)	1 Port. (25 g)	44	1,3 g	3,3 g	2,5 g	177	13 g
Schmelzkäse	1 Port. (25 g)	96	2,3 g	9,4 g	0,8 g	383	37,6 g
Schmelzkäse mit Pilzen	1 Port. (25 g)	93	2 g	9 g	1,1 g	370	36 g
Schmelzkäse mit Schinken	1 Port. (25 g)	93	2 g	9 g	1,1 g	370	36 g
Schnittlauch Aufstrichtopfen (Schärdinger)	1 Port. (25 g)	34	3 g	2 g	0,9 g	136	8 g
Tartex vegetabile Pastete Delikatess	1 Port. (25 g)	57	1,9 g	4,5 g	2,1 g	226	18 g
Tartex vegetabile Pastete Kräuter	1 Port. (25 g)	55	1,9 g	4,3 g	2,1 g	219	17,2 g
Thunfisch Gemüse Fisch Pastete (Inzersdorfer)	1 Port. (25 g)	98	3 g	9,5 g	0,2 g	393	38 g
Thunfisch scharf Fisch Pastete (Inzersdorfer)	1 Port. (25 g)	93	3 g	8,8 g	0,5 g	370	35 g
Tomate mit Basilikum Brotauf-strich (Alnatura)	1 Port. (25 g)	60	0,8 g	4,5 g	4,1 g	239	18 g
Tomate-Basilikum-Aufstrich (Bio.k.)	1 Port. (25 g)	45	2,7 g	3,8 g	0,3 g	181	15 g
Tomaten-Pastete (Alnatura)	1 Port. (25 g)	50	1,5 g	3,8 g	2,6 g	200	15 g
Toskana Schmalz (Tartex)	1 Port. (25 g)	208	0,3 g	22,8 g	0,6 g	833	91 g
Truthahn extraleichte Pastete (Inzersdorfer)	1 Port. (25 g)	21	3,3 g	0,7 g	0,7 g	85	2,6 g
Truthahn-Aufstrich	1 Port. (25 g)	56	4 g	4,5 g	0 g	225	18 g
Vollrahm-Gervais (Alma)	1 Port. (20 g)	66	1,7 g	6,4 g	0,5 g	332	32 g
Wiesner Abkochter (Wiesner)	1 Port. (25 g)	29	3,5 g	1,3 g	1 g	115	5,2 g

Lebensmittel	Pkg./Port./Stk. EL/Menge (g)	kcal/ Portion	Nährstoffgehalt pro Portion			Pro 100 Gramm	
			EW	Fett	KH	kcal	Fett
Würziger Brotaufstrich (Alnatura)	1 Port. (25 g)	54	7,6 g	0,1 g	5,6 g	214	0,3 g
ZIGEUNER Streichkäse (Wojnar's)	1 Port. (25 g)	66	1,6 g	5,1 g	1,3 g	263	20,4 g
Zwiebel-Schmalz (Alnatura)	1 Port. (25 g)	182	1,4 g	19 g	1,4 g	726	75,8 g
AUFSTRICHE / SÜSS							
Aachener Pflümli Pflaumenmus (Zentis)	1 Port. (25 g)	50	0,1 g	Spuren	12 g	200	0,5 g
Alpenmilch Schoko-Creme (Zentis)	1 Port. (25 g)	137	1 g	8,3 g	12 g	548	33 g
Apfel-Zimt Aufstrich (Bio.k.)	1 Port. (25 g)	64	2,1 g	4,5 g	3,9 g	256	17,9 g
Belmandel Mandel-Nougat-Creme (Zentis)	1 Port. (25 g)	136	1 g	8,3 g	14,5 g	545	33 g
BelRoyal Gourmet-Fruchtaufstrich, Apfel-Gelee, Cassis-Himbeer-Gelee (Zentis)	1 Port. (25 g)	61	0 g	Spuren	15 g	244	0,1 g
BelRoyal Gourmet-Fruchtaufstrich, Aprikose, Erdbeere, Heidelbeere, Himbeere, Kiwi, Sauerkirsche (Zentis)	1 Port. (25 g)	51	0 g	Spuren	12,5 g	203	0,1 g
Bio-Akazienhonig (Alnatura)	1 Port. (25 g)	75	0,1 g	0 g	20 g	301	0 g
Brotaufstrich Sanddorn-Orangen-Zubereitung (Schneekoppe)	1 Port. (25 g)	68	0,2 g	0,5 g	15,3 g	270	2 g
Choco Creme (Rapunzel)	1 Port. (25 g)	160	0,7 g	13,3 g	9,5 g	641	53,2 g
Cremiger Genuss mit Honig-Aroma (Schneekoppe)	1 Port. (25 g)	60	0 g	0 g	15 g	240	0 g
Crunchy Peanutbutter (Rapunzel)	1 Port. (25 g)	167	5,2 g	14,7 g	3,4 g	668	58,9 g
Diät-Fruchtaufstrich Erdbeer-Rhabarber mit Vanille (Schneekoppe)	1 Port. (25 g)	42	0,1 g	0,1 g	10 g	166	0,2 g
Diät-Fruchtaufstrich Exotic (Schneekoppe)	1 Port. (25 g)	42	0,1 g	Spuren	10,3 g	169	0,1 g
Diät-Pflaumenmus (Schneekoppe)	1 Port. (25 g)	39	0,2 g	0,1 g	9 g	155	0,2 g
Diät-Sirup (Schneekoppe)	1 Port. (25 g)	75	0 g	0 g	19,5 g	300	0 g
Du darfst Fruchtaufstrich, div. Sorten (Unilever)	1 Port. (25 g)	36	0,1 g	0,1 g	8,8 g	144	0,2 g
Erdbeer-Aufstrich (Bio.k.)	1 Port. (25 g)	57	1,7 g	3,5 g	4,8 g	229	13,9 g
Erdnuss-Creme 25 % weniger Fett (Ültje)	1 Port. (25 g)	139	5,3 g	9,8 g	7,3 g	554	39 g

Lebensmittel	Pkg./Port./Stk. EL/Menge (g)	kcal/ Portion	Nährstoffgehalt pro Portion			Pro 100 Gramm	
			EW	Fett	KH	kcal	Fett
Erdnuss-Creme creamy (Ültje)	1 Port. (25 g)	161	4,3 g	14,5 g	4,3 g	645	58 g
Erdnuss-Creme crunchy (Ültje)	1 Port. (25 g)	160	4,5 g	14 g	4 g	639	56 g
Erdnusscreme mit Erdnussstücken (Alnatura)	1 Port. (25 g)	152	6,5 g	13 g	2,2 g	609	52,1 g
Erdnussmus fein (Rapunzel)	1 Port. (25 g)	142	7,4 g	12 g	1,2 g	567	47,9 g
Exquisa Der Sahnige Ananas-Mango (Karwendel)	1 Port. (25 g)	66	1,3 g	5,3 g	3,5 g	265	21 g
Exquisa Der Sahnige Erdbeer (Karwendel)	1 Port. (25 g)	71	1,3 g	5,6 g	3,8 g	283	22,5 g
Extra-Auslese-Honig, cremig (Schneekoppe)	1 Port. (25 g)	76	0,1 g	0 g	20,3 g	305	0 g
Feine Auslese Honig (Alnatura)	1 Port. (25 g)	75	0,1 g	0 g	20 g	301	0 g
Frucht pur Aprikose (Allos)	1 Port. (25 g)	31	0,1 g	Spuren	7,5 g	123	0,1 g
Frucht pur Brombeere (Allos)	1 Port. (25 g)	31	0,1 g	Spuren	7,7 g	125	0,1 g
Frucht pur Erdbeere (Allos)	1 Port. (25 g)	29	0,1 g	0,1 g	7 g	115	0,2 g
Frucht pur Heidelbeere (Allos)	1 Port. (25 g)	30	0,1 g	0,1 g	7,2 g	120	0,3 g
Frucht pur Mango (Allos)	1 Port. (25 g)	36	0,1 g	0,1 g	8,9 g	145	0,2 g
Frucht pur Orange (Allos)	1 Port. (25 g)	42	0,1 g	Spuren	10,3 g	167	0,1 g
Frucht pur Pfirsich-Maracuja (Allos)	1 Port. (25 g)	32	0,1 g	Spuren	7,8 g	127	0,1 g
Frucht pur Pflaume (Allos)	1 Port. (25 g)	31	0,1 g	Spuren	7,7 g	125	0,1 g
Frucht pur Quitte (Allos)	1 Port. (25 g)	36	0 g	0 g	9 g	143	0 g
Frucht pur Rote Johannisbeere (Allos)	1 Port. (25 g)	31	0,1 g	Spuren	7,5 g	123	0,1 g
Frucht pur Sauerkirsche (Allos)	1 Port. (25 g)	33	0,1 g	0,1 g	8 g	132	0,2 g
Frucht pur Waldfrucht (Allos)	1 Port. (25 g)	28	0,1 g	0,1 g	6,8 g	113	0,3 g
Fruchtaufstrich Belroyal Gourmet (Zentis)	1 Port. (25 g)	54	0,3 g	0,3 g	13 g	214	1 g
Fruchtaufstrich Erdbeere (Alnatura)	1 Port. (25 g)	44	0,1 g	0,1 g	10,7 g	174	0,3 g
Fruchtaufstrich Extra (Schwartau)	1 Port. (25 g)	66	0,3 g	0,3 g	15,5 g	265	1 g

Lebensmittel	Pkg./Port./Stk. EL/Menge (g)	kcal/ Portion	Nährstoffgehalt pro Portion			Pro 100 Gramm	
			EW	Fett	KH	kcal	Fett
Fruchtaufstrich Hagebutte (Alnatura)	1 Port. (25 g)	48	0,4 g	Spuren	11,5 g	191	0,1 g
Fruchtaufstrich Himbeere (Alnatura)	1 Port. (25 g)	43	0,1 g	0,1 g	10,6 g	173	0,2 g
Fruchtaufstrich mit Rohrohr-zucker Aprikose (Allos)	1 Port. (25 g)	53	0,1 g	0,1 g	15,6 g	211	0,2 g
Fruchtaufstrich mit Rohrohr-zucker Erdbeere (Allos)	1 Port. (25 g)	57	0,1 g	0,1 g	14 g	190	0,3 g
Fruchtaufstrich mit Rohrohr-zucker Himbeere (Allos)	1 Port. (25 g)	52	0,2 g	0,1 g	12,7 g	173	0,2 g
Fruchtaufstrich mit Rohrohr-zucker Kirsche (Allos)	1 Port. (25 g)	46	0,1 g	0,1 g	11,1 g	182	0,3 g
Fruchtaufstrich mit Rohrohr-zucker Waldfrucht (Allos)	1 Port. (25 g)	47	0,2 g	0,1 g	11,4 g	189	0,5 g
Fruchtaufstrich Sanddorn-Orange (Alnatura)	1 Port. (25 g)	50	0,2 g	0,5 g	11,1 g	198	1,9 g
Fruchtaufstrich Sauerkirsche (Alnatura)	1 Port. (25 g)	46	0,1 g	0,1 g	11,1 g	182	0,3 g
Fruchtaufstrich Spezialitäten in Dosen (Schwartau)	1 Port. (25 g)	57	0,3 g	0,3 g	13,5 g	228	1 g
Fruchtaufstrich Waldfrucht (Alnatura)	1 Port. (25 g)	47	0,2 g	0,1 g	11,4 g	189	0,5 g
Fruchtaufstrich Wellness (Schwartau)	1 Port. (25 g)	40	0,1 g	0,2 g	9,3 g	160	0,6 g
Fruchtaufstrich, Bio (Dr. Ritter)	1 Port. (25 g)	30	0,1 g	0,1 g	7,3 g	120	0,2 g
Gourmet Creme Schoko Haselnuss Creme (Mibell)	1 Port. (25 g)	32	0,7 g	1,1 g	4,8 g	128	4,4 g
Haselnusscreme mit Fruchtzu-cker (Darbo)	1 Port. (25 g)	140	1,3 g	8,8 g	14 g	560	35,2 g
Haselnuss-Kakao-Aufstrich (Bio.k.)	1 Port. (25 g)	83	2,4 g	6,3 g	4,3 g	332	25,1 g
Heidelbeer-Aufstrich (Bio.k.)	1 Port. (25 g)	59	1,8 g	3,5 g	5 g	234	14 g
Honig	1 Port. (25 g)	75	0,1 g	0 g	20,3 g	301	0 g
Macadamia Nuss-Creme bio (Vitaquell)	1 Port. (25 g)	150	1,5 g	10,8 g	11 g	599	43 g
Mandel Traum (Rapunzel)	1 Port. (25 g)	158	4,4 g	14,7 g	2,1 g	632	58,8 g
Mandelmus, weiß (Alnatura)	1 Port. (25 g)	155	5,8 g	14,4 g	0,6 g	619	57,5 g
Nuss-Nougat-Creme mit Frucht-zucker (Schneekoppe)	1 Port. (25 g)	140	1,4 g	9,1 g	13 g	560	36,5 g
Nusspli Nuss-Nougat-Creme (Zentis)	1 Port. (25 g)	130	7,5 g	7,5 g	14,8 g	520	30 g

Lebensmittel	Pkg./Port./Stk. EL/Menge (g)	kcal/ Portion	Nährstoffgehalt pro Portion			Pro 100 Gramm	
			EW	Fett	KH	kcal	Fett
Nutella (Ferrero)	1 Port. (25 g)	128	1,8 g	7,5 g	13,5	513	30 g
Peanut Butter creamy (Allos)	1 Port. (25 g)	149	6,2 g	12,7 g	2,5 g	595	50,8 g
Peanut Butter crunchy (Allos)	1 Port. (25 g)	148	6,2 g	12,6 g	2,5 g	592	50,2 g
Rapshonig (Alnatura)	1 Port. (25 g)	75	0,1 g	0 g	20,3 g	301	0 g
Sanddorn-Aufstrich (Schneekoppe)	1 Port. (25 g)	68	0,2 g	0,5 g	15,3 g	270	2 g
Schoko-Nuss (Alnatura)	1 Port. (25 g)	144	2,5 g	11 g	8,9 g	577	43,8 g
Sesammus - Tahin (Rapunzel)	1 Port. (25 g)	147	4,6 g	4,6 g	2,7 g	586	18,4 g
Vielblütenhonig (Alnatura)	1 Port. (25 g)	75	0,1 g	0 g	20,3 g	301	0 g
Waldbeere Fruchtaufstrich (BioGourmet)	1 Port. (25 g)	57	0,2 g	0,1 g	13,3 g	226	0,5 g
Waldhonig (Alnatura)	1 Port. (25 g)	75	0,1 g	0 g	20,3 g	301	0 g
Zentino's Frühstücks-Creme (Zentis)	1 Port. (25 g)	144	0,3 g	9,5 g	14,5 g	577	38 g
MARMELADE / KONFITÜRE							
Apfel-Marmelade	1 Port. (25 g)	69	0 g	0 g	16,9 g	276	0 g
Birnen-Marmelade	1 Port. (25 g)	69	0,1 g	0 g	16,9 g	275	0 g
Brombeer-Marmelade	1 Port. (25 g)	67	0,1 g	0,1 g	16 g	267	0,4 g
Darbo Naturrein Gelee Extra, div. Sorten	1 Port. (25 g)	58	0,1 g	Spuren	13,9 g	230	0,1 g
Darbo Naturrein Konfitüre Extra, div. Sorten	1 Port. (25 g)	58	1,5 g	0,1 g	13,5 g	230	0,4 g
Diät-Gelee Extra Quitte (Schneekoppe)	1 Port. (25 g)	41	0,1 g	0,1 g	10,5 g	164	0,3 g
Diät-Konfitüre Extra Schwarze Johannisbeere (Schneekoppe)	1 Port. (25 g)	41	0,1 g	Spuren	9,5 g	165	0,1 g
Diät-Konfitüre Extra, div. Sorten (Schneekoppe)	1 Port. (25 g)	43	0,1 g	Spuren	10,3 g	170	0,1 g
Diät-Konfitüre Extra Hagebutte (Schneekoppe)	1 Port. (25 g)	41	0,1 g	0,1 g	9,5 g	164	0,3 g
Diät-Konfitüre Extra Hagebutte-Sanddorn (Schneekoppe)	1 Port. (25 g)	43	0,2 g	0,4 g	9,3 g	172	1,7 g

Lebensmittel	Pkg./Port./Stk. EL/Menge (g)	kcal/ Portion	Nährstoffgehalt pro Portion			Pro 100 Gramm	
			EW	Fett	KH	kcal	Fett
Erdbeer-Marmelade	1 Port. (25 g)	67	0,1 g	0 g	16,3 g	268	0 g
Frühstücks-Konfitüre Extra, div. Sorten (Zentis)	1 Port. (25 g)	63	0 g	0,1 g	15,3 g	250	0,5 g
Gelee i. D.	1 EL (20 g)	58	0 g	0 g	14,2 g	290	0 g
Gelee i. D.	1 TL (7 g)	20	0 g	0 g	5 g	290	0 g
Hagebutten-Marmelade	1 Port. (25 g)	74	0,3 g	0,1 g	17,5 g	296	0,4 g
Heidelbeer-Marmelade	1 Port. (25 g)	68	0,1 g	0,1 g	16,4 g	271	0,4 g
Himbeer-Marmelade	1 Port. (25 g)	67	0,1 g	0 g	16,2 g	268	0 g
Konfitüre i. D.	1 EL (20 g)	58	0 g	0 g	14,2 g	290	0 g
Konfitüre i. D.	1 TL (7 g)	20	0 g	0 g	5 g	290	0 g
Leichtkonfitüre	1 Port. (25 g)	41	0,1 g	0,1 g	9,7 g	162	0,4 g
Leichtkonfitüre i. D.	1 EL (20 g)	32	0,1 g	0,1 g	7,8 g	162	0,5 g
Leichtkonfitüre i. D.	1 TL (7 g)	11	0 g	0 g	0,1 g	162	0 g
Marillen-Marmelade	1 Port. (25 g)	68	0,1 g	0 g	16,5 g	272	0 g
Marmelade i. D.	1 TL (7 g)	20	0 g	0 g	5 g	290	0 g
Marmelade i. D.	1 EL (20 g)	58	0 g	0 g	14,2 g	290	0 g
Orangen-Marmelade	1 Port. (25 g)	68	0,1 g	0 g	16,6 g	273	0 g
Pfirsich-Marmelade	1 Port. (25 g)	68	0,1 g	0 g	16,6 g	271	0 g
Pflaumen-Marmelade	1 Port. (25 g)	68	0,1 g	0 g	16,7 g	273	0 g
Preiselbeer-Marmelade	1 Port. (25 g)	68	0 g	0,1 g	16,4 g	270	0,4 g
Quitten-Marmelade	1 Port. (25 g)	68	0 g	0,1 g	16,4 g	270	0,4 g
Ribisel-Marmelade (Johannisbeer-)	1 Port. (25 g)	64	0,3 g	0,1 g	15,1 g	257	0,4 g
Stachelbeer-Marmelade	1 Port. (25 g)	68	0,1 g	0 g	16,5 g	272	0 g
Weichsel-Marmelade	1 Port. (25 g)	69	0,1 g	0 g	16,8 g	277	0 g

Lebensmittel	Pkg./Port./Stk. EL/Menge (g)	kcal/ Portion	Nährstoffgehalt pro Portion			Pro 100 Gramm	
			EW	Fett	KH	kcal	Fett
Zentis Diät-Konfitüre Extra, div. Sorten (Zentis)	1 Port. (25 g)	29	0,1 g	Spuren	6,7 g	115	0,1 g
Zentis Extra Konfitüre Extra, div. Sorten (Zentis)	1 Port. (25 g)	63	0 g	Spuren	15,3 g	250	0,1 g
Zwetschgen-Marmelade	1 Port. (25 g)	68	0,1 g	0 g	16,6 g	272	0 g

Obst

Lebensmittel	Pkg./Port./Stk. EL/Menge (g)	kcal/ Portion	Nährstoffgehalt pro Portion			Pro 100 Gramm	
			EW	Fett	KH	kcal	Fett
Ananas Hawaii	1 Stk. (1.000 g)	317	2,5 g	0,8 g	70,8 g	32	0,1 g
Apfel	1 Stk. (170 g)	81	0,5 g	0,6 g	17,9 g	48	0,4 g
Banane	1 Stk. (150 g)	96	1,2 g	0,2 g	21,5 g	64	0,1 g
Birne	1 Stk. (170 g)	83	0,8 g	0,5 g	19,6 g	49	0,3 g
Brombeere	1 Stk. (5 g)	2	0,1 g	0,1 g	0,1 g	30	2 g
Cherimoya	100 g	62	1,5 g	0,3 g	13,4 g	62	0,3 g
Clementine	1 Stk. (60 g)	19	0,3 g	0,1 g	3,7 g	31	0,2 g
Dattel	1 Stk. (8 g)	20	0,1 g	0 g	4,5 g	244	0 g
Erdbeere	1 Stk. (8 g)	2	0,1 g	0 g	0,4 g	31	0 g
Feige	1 Stk. (60 g)	37	0,8 g	0,3 g	7,7 g	62	0,5 g
Granatapfel	1 Stk. (250 g)	68	0,6 g	0,5 g	14,6 g	27	0,2 g
Grapefruit	1 Stk. (350 g)	115	1,4 g	0,4 g	20,7 g	33	0,1 g
Grenadilla	100 g	67	2,4 g	0,4 g	13,4 g	67	0,4 g
Guave	1 Stk. (150 g)	53	1,2 g	0,7 g	8,9 g	34	0,5 g
Hagebutte	100 g	70	2,3 g	0,4 g	12,5 g	70	0,4 g
Heidelbeere	100 g	41	0,6 g	0,6 g	7,3 g	41	0,6 g
Himbeere	1 Stk. (2 g)	1	0 g	0 g	0,1 g	33	0 g
Holunderbeere	100 g	33	1,8 g	0,4 g	5,2 g	33	0,4 g

Lebensmittel	Pkg./Port./Stk. EL/Menge (g)	kcal/ Portion	Nährstoffgehalt pro Portion			Pro 100 Gramm	
			EW	Fett	KH	kcal	Fett
Honigmelone	1 Port. (150 g)	28	0,9 g	0,1 g	5,6 g	18	0,1 g
Kaki	1 Stk. (250 g)	151	1,4 g	0,6 g	34 g	60	0,2 g
Kaktusfeige	1 Stk. (90 g)	34	0,7 g	0,6 g	6,4 g	38	0,7 g
Karambole	1 Stk. (120 g)	28	1,4 g	0,6 g	4,2 g	23	0,5 g
Kirsche	1 Stk. (5 g)	3	0,1 g	0 g	0,7 g	63	0 g
Kiwi	1 Stk. (80 g)	42	0,7 g	0,4 g	7,5 g	53	0,5 g
Kumquat	1 Stk. (10 g)	7	0,1 g	0 g	1,5 g	68	0 g
Limette	1 Stk. (80 g)	29	0,3 g	1,5 g	1,2 g	36	1,9 g
Litschi	1 Stk. (30 g)	14	0,2 g	0,1 g	3,2 g	48	0,3 g
Mandarine	1 Stk. (60 g)	20	0,3 g	0,1 g	3,9 g	33	0,2 g
Mango	1 Stk. (250 g)	104	1 g	0,8 g	22,1 g	42	0,3 g
Mangostane	100 g	77	17,3 g	0,6 g	17,3 g	77	0,6 g
Maracuja, (Passionsfrucht)	1 Stk. (40 g)	19	0,6 g	0,1 g	3,2 g	48	0,3 g
Marille (Aprikose)	1 Stk. (40 g)	15	0,3 g	0 g	3,1 g	38	0 g
Maulbeere	100 g	44	1,3 g	0 g	8,1 g	44	0 g
Mirabelle	100 g	60	0,7 g	0,2 g	13,2 g	60	0,2 g
Mispel	100 g	49	0,5 g	0,2 g	10,6 g	49	0,2 g
Moosbeere	100 g	36	0,4 g	0,7 g	3,9 g	36	0,7 g
Nashi-Birne	1 Stk. (170 g)	54	0 g	0 g	13,6 g	32	0 g
Nektarine	1 Stk. (125 g)	65	1 g	0,1 g	14,3 g	52	0,1 g
Orange	1 Stk. (150 g)	51	1,1 g	0,2 g	9,9 g	34	0,1 g
Papaya	1 Stk. (400 g)	37	1,5 g	0,3 g	6,9 g	9	0,1 g
Pfirsich	1 Stk. (140 g)	52	1 g	0,1 g	11,5 g	37	0,1 g

Lebensmittel	Pkg./Port./Stk. EL/Menge (g)	kcal/ Portion	Nährstoffgehalt pro Portion			Pro 100 Gramm	
			EW	Fett	KH	kcal	Fett
Pflaume	1 Stk. (40 g)	18	0,2 g	0 g	4 g	47	0 g
Physalis	100 g	73	2,3 g	1,1 g	13,3 g	73	1,1 g
Preiselbeere	100 g	36	0,3 g	0,5 g	6,7 g	36	0,5 g
Quitte	1 Stk. (150 g)	49	0,5 g	0,6 g	9,2 g	33	0,4 g
Rhabarber	100 g	10	0,5 g	0,1 g	1,1 g	10	0,1 g
Ribisel rot (Johannisbeere)	100 g	42	1,1 g	0,2 g	7,2 g	42	0,2 g
Ribisel schwarz (Johannisbeere)	100 g	56	1,3 g	0,2 g	10,1 g	56	0,2 g
Ribisel weiß (Johannisbeere)	100 g	50	0,9 g	0,2 g	9 g	50	0,2 g
Sanddornbeere	100 g	56	0,8 g	4,3 g	3,1 g	56	4,3 g
Schlehe	100 g	69	0,8 g	1 g	11,7 g	69	1 g
Stachelbeere	1 Stk. (4 g)	2	0 g	0 g	0,3 g	43	0 g
Sultanine	1 EL (20 g)	60	0,5 g	0,1 g	13,2 g	298	0,5 g
Tamarillo	100 g	56	1,7 g	0,8 g	10,6 g	56	0,8 g
Vogelbeere	100 g	50	0,8 g	1 g	10,1 g	50	1 g
Waldbrombeere	100 g	30	1,2 g	1 g	2,7 g	30	1 g
Walderdbeere	100 g	32	0,8 g	0,4 g	5,5 g	32	0,4 g
Waldhimbeere	100 g	34	1,3 g	0,3 g	4,8 g	34	0,3 g
Wassermelone	1 Port. (125 g)	21	0,3 g	0,1 g	4,6 g	17	0,1 g
Weichsel	1 Stk. (6 g)	3	0,1 g	0 g	0,6 g	51	0 g
Weintraube weiß und rot	1 Stk. (6 g)	4	0 g	0 g	0,9 g	68	0 g
Zitrone	1 Stk. (80 g)	29	0,4 g	0,3 g	4,1 g	36	0,4 g
Zuckermelone	1 Port. (125 g)	23	0,8 g	0,1 g	4,6 g	18	0,1 g
Zwetschge	1 Stk. (20 g)	8	0,1 g	0 g	1,7 g	41	0 g

Lebensmittel	Pkg./Port./Stk. EL/Menge (g)	kcal/ Portion	Nährstoffgehalt pro Portion			Pro 100 Gramm	
			EW	Fett	KH	kcal	Fett
OBST IM GLAS							
Ananas-Stücke (Natreen)	1 Glas (370 ml)	133	1,1 g	1,5 g	29,6 g	36	0,5 g
Apfelkompott (Odenwald)	1 Glas (370 ml)	274	0,7 g	0,4 g	65,9 g	74	0,1 g
Apfelmus (Odenwald)	1 Glas (370 ml)	259	0,7 g	0,4 g	62,2 g	70	0,1 g
Aprikosen (Natreen)	1 Glas (370 ml)	103	2,2 g	0,4 g	20,4 g	28	0,1 g
Cocktailkirschen entsteint (Odenwald)	1 Glas (212 ml)	450	0,2 g	0 g	112 g	212	0 g
Erdbeeren (Natreen)	1 Glas (370 ml)	74	1,9 g	1,1 g	13 g	20	0,3 g
Fruchtcocktail (Natreen)	1 Glas (370 ml)	144	1,9 g	0,7 g	32,2 g	39	0,2 g
Mandarinen-Orangen (Natreen)	1 Glas (370 ml)	122	1,9 g	0,7 g	27 g	33	0,2 g
Mirabellen (Natreen)	1 Glas (370 ml)	130	1,5 g	0,4 g	28,5 g	35	0,1 g
Mirabellen entsteint, gezuckert (Odenwald)	100 g	71	0,5 g	0,1 g	16,8 g	71	0,1 g
Pfirsiche (Natreen)	1 Glas (370 ml)	100	1,9 g	0,4 g	21,5 g	27	0,1 g
Pfirsiche halbe Frucht, gezuckert (Odenwald)	1 Glas (580 ml)	406	2,9 g	0,6 g	96,3 g	70	0,1 g
Pflaumen (Natreen)	1 Glas (370 ml)	107	1,5 g	0,4 g	22,9 g	29	0,1 g
Pflaumen halbe Frucht, gezuckert (Odenwald)	100 g	62	0,4 g	0,1 g	14,6 g	62	0,1 g
Schattenmorellen (Sauerkirschen) (Natreen)	1 Glas (370 ml)	126	2,2 g	1,1 g	23,7 g	34	0,3 g
Schattenmorellen entsteint, gezuckert (Odenwald)	1 Glas (370 ml)	278	1,9 g	1,1 g	61,8 g	75	0,3 g
Stachelbeeren (Natreen)	1 Glas (370 ml)	81	1,9 g	0,4 g	15,9 g	22	0,1 g
Süßkirschen (Natreen)	1 Glas (370 ml)	148	2,2 g	0,7 g	31,8 g	40	0,2 g
Süßkirschen dunkel entsteint, gezuckert (Odenwald)	100 g	71	0,6 g	0,2 g	16,6 g	71	0,2 g
Wald-Heidelbeeren (Natreen)	1 Glas (370 ml)	70	1,1 g	1,1 g	11,8 g	19	0,3 g
Williams-Christ-Birnen, halbe Frucht gezuckert (Odenwald)	1 Glas (580 ml)	435	1,7 g	1,2 g	103 g	75	0,2 g

Lebensmittel	Pkg./Port./Stk. EL/Menge (g)	kcal/ Portion	Nährstoffgehalt pro Portion			Pro 100 Gramm	
			EW	Fett	KH	kcal	Fett
KONSERVENOBST							
Ananas Scheiben (Del Monte)	1 Stk. (69 g)	45	0 g	0 g	11,5 g	65	0 g
Ananas Scheiben ohne Zuckerzusatz (Libby's)	1 Dose (230 g)	143	2,3 g	0 g	34,7 g	62	0 g
Ananasscheiben, gesüßt	1 Dose (425 g)	374	2,3 g	0,4 g	89,3 g	88	0,1 g
Ananasscheiben, ungesüßt	1 Dose (425 g)	242	2,3 g	0,4 g	55,3 g	57	0,1 g
Birnen halbe Frucht, gezuckert (Beach Flower)	1 Dose (425 g)	289	0,9 g	0 g	71,4 g	68	0 g
Fruchtcocktail, gezuckert (Beach Flower)	1 Dose (425 g)	302	1,7 g	0,4 g	73,1 g	71	0,1 g
Fruchtcocktail, leicht gezuckert (Kim)	1 Dose (425 g)	293	4 g	0 g	66,7 g	69	0 g
Litschi, gesüßt	1 Dose (425 g)	412	2,2 g	0 g	97,8 g	97	0 g
Lychees, leicht gezuckert (Beach Flower)	1 Dose (425 g)	400	2,6 g	0 g	72,7 g	94	0 g
Mandarinen, gesüßt	1 Dose (425 g)	353	2,2 g	0 g	80,8 g	83	0 g
Mandarinen-Orangen, natursüß (Libby's)	1 Dose (425 g)	179	0,4 g	0,4 g	42,9 g	42	0,1 g
Mango in Spalten (Kim)	1 Dose (425 g)	285	1,5 g	0,9 g	68 g	67	0,2 g
Pfirsich in Spalten, light (Beach Flower)	1 Dose (425 g)	208	1,7 g	0 g	50,6 g	49	0 g
Pfirsich, gesüßt	1 Dose (425 g)	332	2,2 g	0 g	80,8 g	78	0 g
Pfirsich, ungesüßt	1 Dose (425 g)	208	2,2 g	0 g	46,8 g	49	0 g
Tropischer Fruchtmix, leicht gezuckert (Del Monte)	1 Dose (425 g)	276	1,7 g	0,4 g	65,5 g	65	0,1 g
TROCKENOBST							
Ananasstücke, gesüßt (Seeberger)	100 g	255	0,2 g	0,1 g	64 g	255	0,1 g
Ananas, getrocknet	100 g	289	2,3 g	0,7 g	64,6 g	289	0,7 g
Ananas, kandiert	100 g	263	0,2 g	0,1 g	64,3 g	263	0,1 g
Apfelringe extra (Seeberger)	100 g	254	1,4 g	1,6 g	57 g	254	1,6 g

Lebensmittel	Pkg./Port./Stk. EL/Menge (g)	kcal/ Portion	Nährstoffgehalt pro Portion			Pro 100 Gramm	
			EW	Fett	KH	kcal	Fett
Aprikose (Marille), kandiert	100 g	257	0,4 g	0 g	62,7 g	257	0 g
Aprikose (Marille), getrocknet	100 g	249	5,3 g	0,6 g	50,5 g	249	0,6 g
Aprikosen (Marillen), ungeschwefelt (Seeberger)	100 g	240	5 g	0,5 g	48 g	240	0,5 g
Banane, kandiert	100 g	276	0,5 g	0,1 g	67,2 g	276	0,1 g
Bananenchips (Alnatura)	100 g	505	1,8 g	29,4 g	58,3 g	505	29,4 g
Bananenstücke (Seeberger)	100 g	384	3,9 g	1,8 g	82 g	384	1,8 g
Blaue Weinbeeren extra (Seeberger)	100 g	291	2,5 g	0,6 g	68 g	291	0,6 g
Datteln, entsteint (Seeberger)	100 g	276	1,9 g	0,5 g	65 g	276	0,5 g
Delikatess-Feigen (Seeberger)	100 g	250	3,5 g	1,3 g	55 g	250	1,3 g
Heidelbeere, getrocknet	100 g	222	3,2 g	3,2 g	38,9 g	222	3,2 g
Ingwerstücke, kandiert (Seeberger)	100 g	308	0,1 g	0,4 g	76 g	308	0,4 g
Mango, getrocknet (Bio-leben)	100 g	269	2,9 g	2,2 g	36,5 g	269	2,2 g
Mango, kandiert	100 g	264	0,3 g	0,2 g	64,2 g	264	0,2 g
Orange, kandiert	100 g	259	0,4 g	0,1 g	62,9 g	259	0,1 g
Papaya, getrocknet (Bio-leben)	100 g	192	7,7 g	1,3 g	36,5 g	192	1,3 g
Pflaumen extra groß, entsteint (Seeberger)	100 g	222	2,3 g	0,6 g	53 g	222	0,6 g
Preiselbeere, getrocknet	100 g	248	1,9 g	3,2 g	45,6 g	248	3,2 g
Rosine	100 g	298	2,5 g	0,5 g	66 g	298	0,5 g
Soft Aprikosen (Seeberger)	100 g	199	4,2 g	0,4 g	40 g	199	0,4 g
Soft Feigen (Seeberger)	100 g	211	3 g	1,1 g	46 g	211	1,1 g
Soft-Pflaumen (Seeberger)	100 g	200	2,1 g	0,5 g	48 g	200	2,1 g
Weintraube, kandiert	100 g	268	0,3 g	0,1 g	65,1 g	268	0,1 g
Zibeben, getrocknet	100 g	295	2,5 g	0,5 g	65 g	295	0,5 g

Lebensmittel	Pkg./Port./Stk. EL/Menge (g)	kcal/ Portion	Nährstoffgehalt pro Portion			Pro 100 Gramm	
			EW	Fett	KH	kcal	Fett
Zitrone, kandiert	100 g	262	0,3 g	0,2 g	62,5 g	262	0,2 g
Zwetschge, getrocknet	100 g	253	3,5 g	0,6 g	51,4 g	253	0,6 g
OBST, TIEFGEKÜHLT							
Bunter Beerenkorb (Frosta)	1 Pkg. (600 g)	186	6 g	1,8 g	36,6 g	31	0,3 g
Bunter Beerenteller (Iglo)	1 Pkg. (250 g)	108	2,8 g	1,3 g	21,3 g	43	0,5 g
Erdbeeren (Iglo)	1 Pkg. (250 g)	80	2 g	1 g	15,8 g	32	0,4 g
Exotischer Fruchtsalat (bofrost)	1/2 Pkg. (500 g)	285	3 g	1 g	66 g	57	0,2 g
Feine Obstmischung (bofrost)	1/2 Pkg. (500 g)	205	4 g	2 g	43 g	41	0,4 g
Heidelbeeren (Iglo)	1 Pkg. (250 g)	93	2,5 g	1 g	20 g	37	0,4 g
Himbeeren (Iglo)	1 Pkg. (250 g)	93	2,5 g	1,3 g	17,5 g	37	0,5 g

Gemüse

Lebensmittel	Pkg./Port./Stk. EL/Menge (g)	kcal/ Portion	Nährstoffgehalt pro Portion			Pro 100 Gramm	
			EW	Fett	KH	kcal	Fett
Artischocke	1 Stk. (200 g)	20	2,2 g	0,1 g	2,4 g	10	0,1 g
Artischockenboden	100 g	22	2,4 g	0,1 g	2,6 g	22	0,1 g
Avocado	1 Stk. (300 g)	488	4,3 g	52,9 g	0,9 g	163	17,6 g
Blattspinat	1 Port. (150 g)	26	3,8 g	0,5 g	0,8 g	17	0,3 g
Bleichsellerie (Staudensellerie)	1 Port. (150 g)	23	1,8 g	0,3 g	3,3 g	15	0,2 g
Blaukraut (Rotkohl)	1 Port. (150 g)	27	1,8 g	0,2 g	4,1 g	18	0,1 g
Brokkoli	1 Port. (150 g)	26	3,2 g	0,2 g	2,4 g	17	0,1 g
Brunnenkresse	1 Käst. (25 g)	5	0,4 g	0,1 g	0,5 g	19	0,4 g
Chicorée	1 Port. (75 g)	11	0,9 g	0,1 g	1,5 g	15	0,1 g
Chinakohl	1 Port. (75 g)	8	0,7 g	0,2 g	0,7 g	11	0,3 g
Eisbergsalat	1 Port. (75 g)	8	0,6 g	0,1 g	0,9 g	11	0,1 g
Endiviensalat	1 Port. (75 g)	6	1 g	0,1 g	0,2 g	9	0,1 g
Essiggurke	1 Stk. (50 g)	4	0,2 g	0,1 g	0,6 g	8	0,2 g
Feldsalat	1 Port. (75 g)	11	1,4 g	0,3 g	0,5 g	14	0,4 g
Fenchel	1 Stk. (75 g)	17	1,7 g	0,2 g	2 g	23	0,3 g
Frühlingszwiebel	100 g	23	2 g	0,5 g	3 g	23	0,5 g
Gewürzgurke	1 Stk. (50 g)	6	0,2 g	0 g	0,5 g	12	0 g
Gurke	1 Stk. (400 g)	35	1,7 g	0,6 g	5,2 g	9	0,2 g

Lebensmittel	Pkg./Port./Stk. EL/Menge (g)	kcal/ Portion	Nährstoffgehalt pro Portion			Pro 100 Gramm	
			EW	Fett	KH	kcal	Fett
Häuptelsalat (Kopfsalat)	1 Port. (75 g)	6	0,7 g	0,1 g	0,6 g	8	0,1 g
Ingwer	100 g	50	1,2 g	1 g	9 g	50	1 g
Karfiol (Blumenkohl)	1 Kopf (450 g)	63	6,9 g	0,8 g	6,5 g	14	0,2 g
Karfiol (Blumenkohl)	1 Port. (150 g)	21	2,3 g	0,3 g	2,2 g	14	0,2 g
Karotte	1 Stk. (40 g)	9	0,3 g	0,1 g	1,6 g	21	0,3 g
Kartoffel	1 Stk. (70 g)	50	1,4 g	0,1 g	10,4 g	71	0,1 g
Kartoffel	1 Port. (150 g)	107	3,1 g	0,2 g	22,2 g	71	0,1 g
Kohlrabi	1 Port. (150 g)	24	2 g	0,1 g	3,6 g	16	0,1 g
Kohlsprossen (Kohlsprossen)	1 Port. (150 g)	42	5,2 g	0,4 g	3,8 g	28	0,3 g
Knoblauch	1 Zehe (5 g)	6	0,3 g	0 g	1,2 g	123	0 g
Kraut (Kohl)	1 Port. (150 g)	37	2,1 g	0,3 g	6,2 g	25	0,2 g
Kren (Meerrettich)	1 TL (3 g)	2	0,1 g	0 g	0,4 g	64	0 g
Kürbis	1 Port. (150 g)	28	1,5 g	0,2 g	4,8 g	19	0,1 g
Mangold	1 Port. (150 g)	31	2,6 g	0,4 g	3,5 g	20	0,3 g
Maniok	100 g	137	1 g	0,2 g	32,1 g	137	0,2 g
Melanzani (Auberginen)	1 Stk. (250 g)	36	2,5 g	0,4 g	5,1 g	14	0,2 g
Okras	100 g	33	2 g	0 g	6 g	33	0 g
Oliven grün	1 Stk. (4 g)	5	0,1 g	0,5 g	0,1 g	130	12,5 g
Oliven schwarz	1 Stk. (4 g)	14	0,1 g	1,4 g	0,2 g	345	35 g
Paprika gelb	1 Stk. (150 g)	45	1,8 g	0,5 g	8 g	30	0,3 g
Paprika grün	1 Stk. (150 g)	30	1,8 g	0,5 g	4,4 g	20	0,3 g
Paprika rot	1 Stk. (150 g)	55	2 g	0,8 g	9,6 g	37	0,5 g
Pastinake	100 g	17	1 g	0,3 g	2,2 g	17	0,3 g

Lebensmittel	Pkg./Port./Stk. EL/Menge (g)	kcal/ Portion	Nährstoffgehalt pro Portion			Pro 100 Gramm	
			EW	Fett	KH	kcal	Fett
Porree (Lauch)	1 Port. (150 g)	22	1,9 g	0,3 g	2,8 g	15	0,2 g
Radicchio	1 Port. (75 g)	7	0,7 g	0,1 g	0,8 g	10	0,1 g
Radieschen	1 Stk. (12 g)	1	0,1 g	0 g	0,2 g	9	0 g
Rettich	1 Stk. (200 g)	21	1,6 g	0,2 g	2,9 g	10	0,1 g
Rote Rübe (Rote Bete)	1 Port. (150 g)	49	1,8 g	0,1 g	9,8 g	33	0,1 g
Schalotte	100 g	22	1,5 g	0,2 g	3,3 g	22	0,2 g
Schwarzwurzel	1 Port. (150 g)	14	1,2 g	0,3 g	1,4 g	9	0,2 g
Sellerie	1 Stk. (200 g)	33	2,4 g	0,4 g	4,4 g	17	0,2 g
Spargel	1 Port. (150 g)	19	2 g	0,2 g	2,1 g	12	0,1 g
Spinat	1 Port. (150 g)	22	3,2 g	0,4 g	0,7 g	15	0,3 g
Sauerkraut	1 Port. (150 g)	25	2,3 g	0,5 g	1,2 g	17	0,3 g
Tamarillos	100 g	56	1,7 g	0,8 g	10,6 g	56	0,8 g
Tomate	1 Stk. (120 g)	21	1,1 g	0,3 g	3,1 g	18	0,2 g
Topinambur	1 Port. (200 g)	62	4,9 g	0,8 g	8 g	31	0,4 g
Vogerlsalat (Feldsalat)	1 Port. (75 g)	9	1,2 g	0,2 g	0,5 g	12	0,3 g
Weißkraut (Kohl)	1 Port. (150 g)	29	1,6 g	0,2 g	4,9 g	20	0,1 g
Wirsingkohl	1 Port. (150 g)	28	3,2 g	0,4 g	2,6 g	19	0,3 g
Zucchini	1 Stk. (200 g)	32	2,7 g	0,7 g	3,5 g	16	0,4 g
Zuckermais	1 Port. (150 g)	134	4,9 g	1,8 g	23,6 g	89	1,2 g
Zwiebel	1 Stk. (50 g)	13	0,6 g	0,1 g	2,3 g	26	0,2 g

Lebensmittel	Pkg./Port./Stk. EL/Menge (g)	kcal/ Portion	Nährstoffgehalt pro Portion			Pro 100 Gramm	
			EW	Fett	KH	kcal	Fett
PILZE							
Austernpilze	1 Port. (150 g)	17	3,6 g	0,2 g	0 g	11	0,1 g
Birkenpilz	1 Port. (150 g)	28	4,7 g	0,9 g	0,3 g	19	0,6 g
Champignons	1 Port. (150 g)	18	3,3 g	0,3 g	0,7 g	12	0,2 g
Eierschwammerln (Pfifferlinge), getrocknet	1 Port. (150 g)	17	2,4 g	0,8 g	0,3 g	12	0,5 g
Eierschwammerln (Pfifferlinge), getrocknet	100 g	120	16,4 g	5,2 g	2,1 g	120	5,2 g
Morchel	1 Port. (150 g)	17	2,5 g	0,5 g	0,8 g	11	0,3 g
Steinpilz	1 Port. (150 g)	30	5,4 g	0,6 g	0,8 g	20	0,4 g
Steinpilz, getrocknet	100 g	149	27,1 g	3 g	4 g	149	3 g
Trüffel	1 Port. (75 g)	36	4,1 g	0,5 g	5,6 g	48	0,6 g
HÜLSENFRÜCHTE							
Erbsen grün	1 Port. (150 g)	49	3,9 g	0,3 g	7,4 g	33	0,2 g
Erbsen grün, getrocknet	100 g	287	23,7 g	1,7 g	42,4 g	287	1,7 g
Fisolen (grüne Bohnen)	1 Port. (150 g)	35	3,3 g	0,3 g	4,5 g	24	0,2 g
Getreidesprossen	100 g	70	3,2 g	0,4 g	13 g	70	0,4 g
Kichererbsen	1 Port. (150 g)	212	11,3 g	4,1 g	31,9 g	142	2,7 g
Kichererbsen, getrocknet	100 g	325	17,8 g	6,4 g	47,8 g	325	6,4 g
Limabohnen	1 Port. (150 g)	39	2 g	0,1 g	7,2 g	26	0,1 g
Limabohnen, getrocknet	100 g	310	17 g	1 g	56,9 g	310	1 g
Linsen	1 Port. (150 g)	455	34,5 g	2,1 g	72,5 g	303	1,4 g
Rote Linsen	1 Port. (150 g)	528	40,1 g	2,3 g	86,7 g	352	1,5 g
Saubohnen	1 Port. (150 g)	344	38,4 g	2,6 g	40,1 g	229	1,7 g

Lebensmittel	Pkg./Port./Stk. EL/Menge (g)	kcal/ Portion	Nährstoffgehalt pro Portion			Pro 100 Gramm	
			EW	Fett	KH	kcal	Fett
Sojabohne	1 Port. (150 g)	402	42 g	22,5 g	7,8 g	268	15 g
Sojakeimlinge	1 EL (12 g)	5	0,5 g	0,1 g	0,5 g	43	0,8 g
Sojasprossen	100 g	43	4,4 g	1 g	3,9 g	43	1 g
Weiße Bohnen, gegart	1 Port. (150 g)	168	14 g	1 g	25 g	112	0,7 g
Weiße Bohnen, getrocknet	100 g	261	21,1 g	1,1 g	39,4 g	261	1,1 g
Zuckererbsen	1 Port. (150 g)	36	2,4 g	0,1 g	6 g	24	0,1 g
Zuckererbsen, getrocknet	100 g	261	18,2 g	0,9 g	43,1 g	261	0,9 g
GEMÜSE IN KONSERVEN / IM GLAS							
Artischockenboden, Konserve	100 g	12	1,3 g	0,1 g	1,4 g	12	0,1 g
Artischockenherzen	100 g	40	2,2 g	0 g	8 g	40	0 g
Aufschnitt Gurken (Felix)	100 g	24	0,3 g	0,1 g	4,5 g	24	0,1 g
Braune Bohnen (De Rit)	1 Glas (340 g)	282	18,7 g	1,7 g	47,6 g	83	0,5 g
Braune Linsen (De Rit)	1 Glas (360 g)	310	20,9 g	0 g	5,2 g	86	0 g
Champignons (in Dose, abgetropft)	100 g	14	2,6 g	0,2 g	0,5 g	14	0,2 g
Delikatess Gurken (Felix)	100 g	24	0,3 g	0,1 g	4,5 g	24	0,1 g
Erbsen mit Möhrchen extra fein (Bonduelle)	1 Dose (212 g)	100	5,5 g	1,5 g	15,9 g	47	0,7 g
Goldmais (Bonduelle)	1 Dose (212 g)	153	5,7 g	2,8 g	25,9 g	72	1,3 g
Grüne Oliven in Kräuteröl (De Rit)	1 Glas (250 g)	829	3,3 g	91,3 g	2,5 g	331	36,5 g
Junge Erbsen sehr fein (Bonduelle)	1 Dose (212 g)	138	10,6 g	1,3 g	21,2 g	65	0,6 g
Junger Zuckermais (Felix)	1 Dose (400 g)	228	8,8 g	4 g	40 g	57	1 g
Kapuzinererbsen (De Rit)	1 Glas (360 g)	310	21,6 g	0 g	54 g	86	0 g
Kichererbsen (De Rit)	1 Glas (360 g)	504	25,6 g	9 g	78,5 g	140	2,5 g

Lebensmittel	Pkg./Port./Stk. EL/Menge (g)	kcal/ Portion	Nährstoffgehalt pro Portion			Pro 100 Gramm	
			EW	Fett	KH	kcal	Fett
Kidney Bohnen (Bonduelle)	1 Dose (212 g)	223	19,1 g	1,3 g	33,9 g	105	0,6 g
Maiskölbchen pikant (Felix)	1 Glas (390 ml)	129	3,9 g	0,8 g	27,3 g	33	0,2 g
Maiskolben	100 g	43	2 g	0 g	8 g	43	0 g
Mexiko Mix (Bonduelle)	1 Dose (212 g)	112	5,1 g	1,7 g	19,3 g	53	0,8 g
Mixed Pickles	100 g	24	1 g	0 g	5 g	24	0 g
Möhrchen extra fein (Bonduelle)	1 Dose (212 g)	53	1,1 g	1,5 g	8,9 g	25	0,7 g
Mungobohnenkeime (Bonduelle)	100 g	14	1 g	0,1 g	14 g	14	0,1 g
Perlzwiebel (Konserve)	1 Stk. (2 g)	1	0 g	0 g	0,2 g	48	0 g
Pfifferling (De Rit)	1 Glas (250 g)	30	3,8 g	1,3 g	0,8 g	12	0,5 g
Rote Bete (De Rit)	1 Glas (340 g)	125	2 g	0 g	29,2 g	37	0 g
Rote Indianerbohnen (Felix)	1 Dose (400 g)	252	22 g	12 g	36 g	63	0,3 g
Rote Kidneybohnen (in der Dose)	100 g	90	4,6 g	0,7 g	16,5 g	90	0,7 g
Rotkohl (De Rit)	1 Glas (355 g)	149	3,2 g	0 g	34,1 g	42	0 g
Sandwichgurken mild süß sauer (Felix)	100 g	40	0,3 g	0,1 g	9 g	40	0,1 g
Sandwichgurken würzig pikant (Felix)	100 g	33	0,3 g	0,1 g	7 g	33	0,1 g
Schwarzwurzel (Bonduelle)	1 Dose (212 g)	59	3,4 g	0,8 g	9,5 g	28	0,4 g
Schwarzwurzel (d'aucy)	1 Dose (400 g)	128	3,8 g	0,4 g	15,5 g	32	0,1 g
Silberzwiebel sauer (De Rit)	1 Glas (340 g)	95	2 g	0 g	20,4 g	28	0 g
Silberzwiebel süß-sauer (De Rit)	1 Glas (340 g)	109	3,4 g	0 g	23,8 g	32	0 g
Sonnnengetrocknete Tomaten in Öl (De Rit)	1 Glas (250 g)	915	1,5 g	100 g	7 g	366	40 g
Spanische Artischockenherzen (Bonduelle)	100 g	21	2 g	0,6 g	1,8 g	21	0,6 g
Spargelspitzen (leBaron)	1 Glas (180 g)	27	1,4 g	0,1 g	2,2 g	15	0,1 g
Tomaten geschält, passiert	1 Dose (400 g)	96	5,6 g	1,6 g	13,6 g	24	0,4 g

Lebensmittel	Pkg./Port./Stk. EL/Menge (g)	kcal/ Portion	Nährstoffgehalt pro Portion			Pro 100 Gramm	
			EW	Fett	KH	kcal	Fett
Tomaten getrocknet in Öl	100 g	60	3,7 g	5 g	0,2 g	60	5 g
Tomatenfruchtfleisch in Stücken (Parmalat)	1 Pkg. (500 g)	90	5 g	1 g	15 g	18	0,2 g
Tomatenfruchtfleisch mit Stücken (Konserve)	100 g	18	1 g	0,2 g	3 g	18	0,2 g
Weiße Bohnen (Bonduelle)	1 Dose (425 g)	370	23,3 g	2,1 g	31,8 g	87	0,5 g
Weiße Bohnen (De Rit)	1 Glas (350 g)	364	23,8 g	2,5 g	60,9 g	104	0,7 g
Weiße Bohnen, (Konserve), abgetropft	100 g	65	5,3 g	0,4 g	9,9 g	65	0,4 g
Zuckermais (De Rit)	1 Glas (360 g)	338	10,4 g	9,7 g	51,1 g	94	2,7 g
Zuckermais (Konserve)	1 Port. (150 g)	85	3,2 g	1,2 g	14,8 g	57	0,8 g
TIEFKÜHLGEMÜSE							
3 Rosen-Mischung (Iglo)	1 Pkg. (550 g)	99	11,6 g	2,8 g	6,6 g	18	0,5 g
Apfel-Rotkohl (Iglo)	1 Pkg. (450 g)	293	6,3 g	7,7 g	49,5 g	65	1,7 g
Asiatische Gemüsepfanne (Frosta)	1 Pkg. (550 g)	297	12,7 g	12,7 g	32,5 g	54	2,3 g
Babykarotten (Iglo)	1 Pkg. (300 g)	63	2,1 g	0 g	13,5 g	21	0 g
Balkangemüse (Iglo)	1 Pkg . (300 g)	255	12,3 g	2,7 g	45 g	85	0,9 g
Bioland Junge Brechbohnen (Frosta)	1 Pkg. (500 g)	175	11,5 g	1,5 g	28,5 g	35	0,3 g
Bioland Sommer-Gemüse (Frosta)	1 Pkg. (500 g)	180	11,5 g	2 g	29 g	36	0,4 g
Broccoli (Iglo)	1 Pkg. (300 g)	96	9 g	0 g	15 g	32	0 g
Buntes Pusztagemüse (Iglo)	1 Pkg. (750 g)	285	17,3 g	3 g	48 g	38	0,4 g
Butter Gemüse Pfanne (Frosta)	1 Pkg. (550 g)	511	16 g	30,3 g	43,5 g	93	5,5 g
Buttergemüse (Iglo)	1 Pkg. (300 g)	312	9,6 g	17,7 g	28,8 g	104	5,9 g
Butter-Leipziger-Allerlei (Iglo)	1 Pkg. (300 g)	354	9,6 g	21,6 g	30 g	118	7,2 g
Champignons in Scheiben (bofrost)	1/2 Pkg. (500 g)	100	13,5 g	1 g	9,5 g	20	0,2 g

Lebensmittel	Pkg./Port./Stk. EL/Menge (g)	kcal/ Portion	Nährstoffgehalt pro Portion			Pro 100 Gramm	
			EW	Fett	KH	kcal	Fett
Crème-fraiche-Broccoli-Gemüsemischung (bofrost)	1/2 Pkg. (500 g)	350	13,5 g	22 g	24 g	70	4,4 g
Cremespinat (Iglo)	1 Pkg. (450 g)	230	14,9 g	14,4 g	10,3 g	51	3,2 g
Dicke Bohnen (bofrost)	1/2 Pkg. (500 g)	385	33,5 g	2,5 g	56,5 g	77	0,5 g
Edler Garten Mix (Frosta)	1 Pkg. (500 g)	180	17 g	2,5 g	22 g	36	0,5 g
Edles Gemüse & Krebsbutter-Sauce (Frosta)	1 Pkg. (500 g)	295	9 g	19,5 g	21 g	59	3,9 g
Edles Pilzragout (bofrost)	1 Pkg. (750 g)	780	18 g	59,3 g	43,5 g	104	7,9 g
Farmers Gemüse (Iglo)	1 Pkg. (700 g)	322	16,8 g	7 g	48,3 g	46	1 g
Feine Prinzess Bohnen (Frosta)	1 Pkg. (500 g)	140	10 g	1,5 g	23 g	28	0,3 g
Feinschmecker-Pilzmischung (bofrost)	1 Pkg. (500 g)	75	6,5 g	1,5 g	8,5 g	15	0,3 g
Fisolen-Gemüse mit Rahm (Iglo)	1 Pkg. (450 g)	378	8,6 g	27,9 g	23 g	84	6,2 g
Frühlingsgemüse & Bechamel-Sauce (Frosta)	1 Pkg. (500 g)	280	9 g	18 g	20 g	56	3,6 g
Ganze Fisolen (Iglo)	1 Pkg. (750 g)	203	15 g	1,5 g	34,5 g	27	0,2 g
Gemüse à la Crème Bunte Auslese (Iglo)	1 Pkg. (400 g)	420	10,8 g	27,6 g	32 g	105	6,9 g
Gemüse à la Crème Erbsen und Karotten (Iglo)	1 Pkg. (400 g)	348	11,2 g	22,8 g	24,4 g	87	5,7 g
Gemüse à la Crème Rahm-Broccoli (Iglo)	1 Pkg. (300 g)	243	8,1 g	21,9 g	3,3 g	81	7,3 g
Gemüse à la Crème Rahm-Farmers (Iglo)	1 Pkg. (300 g)	297	6,3 g	22,5 g	17,1 g	99	7,5 g
Gemüse à la Crème Spargel und Co (Iglo)	1 Pkg. (350 g)	312	10,2 g	23,1 g	15,8 g	89	6,6 g
Gemüse Allerlei (Iglo)	1 Pkg. (450 g)	144	9,9 g	0,9 g	23,9 g	32	0,2 g
Gemüsemischung in Rahm-Rieslingsoße (bofrost)	1/2 Pkg. (500 g)	400	11 g	27,5 g	26,5 g	80	5,5 g
Grünkohl (Iglo)	1 Pkg. (450 g)	131	9,9 g	2,3 g	17,1 g	29	0,5 g
Grünkohl, gehackt (bofrost)	1/4 Pkg. (300 g)	111	12,9 g	2,7 g	9 g	37	0,9 g
Italienische Gemüsepfanne (Frosta)	1 Pkg. (550 g)	286	9,4 g	16,5 g	24,8 g	52	3 g
Junge Erbsen (Iglo)	1 Pkg. (300 g)	183	14,7 g	1,8 g	27 g	61	0,6 g

Lebensmittel	Pkg./Port./Stk. EL/Menge (g)	kcal/ Portion	Nährstoffgehalt pro Portion			Pro 100 Gramm	
			EW	Fett	KH	kcal	Fett
Junge Fisolen (Iglo)	1 Pkg. (300 g)	345	6 g	0,6 g	12,9 g	115	0,2 g
Kaiserschoten (bofrost)	1 Pkg. (500 g)	150	16,5 g	1,5 g	18 g	30	0,3 g
Karotten Zweierlei (bofrost)	1/2 Pkg. (500 g)	120	3 g	2 g	22 g	24	0,4 g
Kochsalat (Iglo)	1 Pkg. (450 g)	212	5,4 g	0,9 g	5 g	47	0,2 g
Kochsalat mit Erbsen fix / fertig (Iglo)	1 Pkg. (450 g)	252	10,4 g	15,8 g	17,6 g	56	3,5 g
Kohlgemüse (Iglo)	1 Pkg. (450 g)	266	6,8 g	18,5 g	17,6 g	59	4,1 g
Kohlsprossen (Iglo)	1 Pkg. (300 g)	108	10,5 g	3,9 g	1,5 g	36	1,3 g
Krautsalat mit Speck (Iglo)	1 Pkg. (450 g)	320	5 g	23,9 g	20,7 g	71	5,3 g
Leipziger Allerlei (bofrost)	1/2 Pkg. (500 g)	280	19,5 g	1,5 g	47,5 g	56	0,3 g
Letscho (Iglo)	1 Pkg. (450 g)	261	6,3 g	11,7 g	32,4 g	58	2,6 g
Poree (bofrost)	1/4 Pkg. (300 g)	72	6,6 g	0,9 g	9,6 g	24	0,3 g
Rahm Blumenkohl (Iglo)	1 Pkg. (300 g)	285	9,3 g	21 g	15 g	95	7 g
Rahm Gartengemüse (Iglo)	1 Pkg. (300 g)	351	9,3 g	23,7 g	24,9 g	117	7,9 g
Rahm Kartotten (Iglo)	1 Pkg. (300 g)	297	4,2 g	21,6 g	21,6 g	99	7,2 g
Rahm Kohlrabi (Iglo)	1 Pkg. (300 g)	279	6,3 g	20,4 g	18 g	93	6,8 g
Rahm Königsgemüse (Iglo)	1 Pkg. (300 g)	372	7,8 g	27,9 g	22,5 g	124	9,3 g
Rahm Poree Minis (Iglo)	1 Pkg. (300 g)	192	5,7 g	12 g	15,6 g	64	4 g
Rahm Rosenkohl (Iglo)	1 Pkg. (300 g)	402	13,5 g	25,5 g	29,4 g	134	8,5 g
Rahm Wirsing Minis (Iglo)	1 Pkg. (300 g)	228	9,6 g	11,7 g	21 g	76	3,9 g
Rahmspinat (bofrost)	1/4 Pkg. (300 g)	120	7,2 g	7,2 g	6,9 g	40	2,4 g
Rahmwirsing (bofrost)	1/2 Pkg. (500 g)	240	9 g	15 g	17,5 g	48	3 g
Romanesco Mix (Frosta)	1 Pkg. (550 g)	138	9,4 g	1,7 g	20,9 g	25	0,3 g
Romanesco-Gemüse Mix (bofrost)	1/2 Pkg. (500 g)	155	11 g	1,5 g	24,5 g	31	0,3 g

Lebensmittel	Pkg./Port./Stk. EL/Menge (g)	kcal/ Portion	Nährstoffgehalt pro Portion			Pro 100 Gramm	
			EW	Fett	KH	kcal	Fett
Rosenkohl-Röschen (bofrost)	1/4 Pkg. (500 g)	145	19 g	2,5 g	12 g	29	0,5 g
Röstgemüse 4 Jahreszeiten (Iglo)	1 Pkg. (400 g)	232	7,2 g	16,8 g	13,2 g	58	4,2 g
Röstgemüse Erdäpfel und mehr (Iglo)	1 Pkg. (480 g)	475	11,5 g	24 g	53,8 g	99	5 g
Röstgemüse Mais & Mehr (Iglo)	1 Pkg. (500 g)	460	14,5 g	24,5 g	45 g	92	4,9 g
Röstgemüse Sommer-Ernte (Iglo)	1 Pkg. (480 g)	322	12 g	14,4 g	35,5 g	67	3 g
Rotkraut (Iglo)	1 Pkg. (450 g)	257	5,4 g	11,3 g	33,8 g	57	2,5 g
Rotkraut mit Apfelstücken (Iglo)	1 Pkg. (225 g)	144	2,7 g	5,4 g	20,9 g	64	2,4 g
Schwarzwurzel & Co (Iglo)	1 Pkg. (400 g)	440	11,6 g	22 g	49,2 g	110	5,5 g
Schwarzwurzel in Sahnesoße (bofrost)	1 Pkg. (750 g)	668	23,3 g	27 g	83,3 g	89	3,6 g
Sommergemüse (Iglo)	1 Pkg. (300 g)	147	6,6 g	3 g	23,4 g	49	1 g
Speckfisolen (Iglo)	1 Pkg (400 g)	304	18 g	17,6 g	18,4 g	76	4,4 g
Steak Gemüse & Barbecue-Sauce	1 Pkg. (500 g)	255	9 g	11 g	29 g	51	2,3 g
Suppengemüse (Iglo)	1 Pkg. (300 g)	135	5,1 g	3,6 g	20,7 g	45	1,2 g
Tomatenmark (Iglo)	1 Pkg. (300 g)	129	6 g	0,9 g	23,7 g	42	0,3 g
Toskana Mix (Frosta)	1 Pkg. (550 g)	127	9,4 g	1,7 g	18,7 g	23	0,3 g
Weißer Stangenspargel (bofrost)	1/2 Pkg. (500 g)	85	9,5 g	1 g	10 g	17	0,2 g
Wok Gemüse (Iglo)	1 Pkg. (580 g)	139	10 g	1,7 g	21,5 g	24	0,3 g
Wok Mango-Curry (Frosta)	1 Pkg. (500 g)	400	10,5 g	11 g	75,5 g	80	2,2 g
Wok Mix (Frosta)	1/2 Pkg. (375 g)	105	7,9 g	1,1 g	15,4 g	28	0,3 g
Wok Red Curry-Kokos (Frosta)	1 Pkg. (500 g)	535	12 g	26 g	63,5 g	107	5,2 g
Wok scharf-sauer (Frosta)	1 Pkg. (500 g)	430	17,5 g	12 g	62,5 g	86	2,4 g
Zarte Sojabohnen (Iglo)	1 Pkg. (300 g)	450	36,9 g	18,9 g	33, 0 g	150	6,3 g
Zuckermais (Iglo)	1 Pkg. (300 g)	270	10,2 g	5,4 g	45 g	90	1,8 g

Lebensmittel	Pkg./Port./Stk. EL/Menge (g)	kcal/ Portion	Nährstoffgehalt pro Portion			Pro 100 Gramm	
			EW	Fett	KH	kcal	Fett
TIEFKÜHL-KARTOFFELPRODUKTE							
Backofen frites (bofrost)	1 Port. (250 g)	375	6,5 g	12 g	60,5 g	150	4,8 g
Backofen Knusper Pommes (bofrost)	1 Port. (250 g)	448	6 g	18,5 g	64,3 g	179	7,4 g
Backofen Kringel frites (bofrost)	1 Port. (250 g)	403	5,8 g	14,3 g	62,5 g	161	5,7 g
Backofen-Kroketten (bofrost)	1 Port. (250 g)	555	8,5 g	25,5 g	72,8 g	222	10,2 g
Backrohr Frites (Iglo)	1/4 Pkg. (250 g)	410	6,3 g	13,8 g	65 g	164	5,5 g
Backrohr Kroketten (Iglo)	1/2 Pkg. (280 g)	515	7,8 g	17,9 g	80,4 g	184	6,4 g
Backrohr Röstinchen (Iglo)	1/2 Pkg. (300 g)	534	8,7 g	26,1 g	65,7 g	178	8,7 g
Duchesse Kroketten (Iglo)	1/2 Pkg. (250 g)	413	4,5 g	15,3 g	63,8 g	165	6,1 g
Erdäpfel Wedges (Iglo)	1/2 Pkg. (300 g)	453	7,5 g	13,5 g	75 g	151	4,5 g
Kartoffel-Puffer (Iglo)	1/2 Pkg. (250 g)	465	6,5 g	19,5 g	65,5 g	186	7,8 g
Mikrowellen-Pommes (bofrost)	1 Port. (150 g)	387	5,3 g	19,5 g	47,6 g	258	13 g
Pommes Classic (Iglo)	1/4 Pkg. (250 g)	358	6,3 g	11,3 g	55 g	143	4,5 g
Pommes Mediterran (bofrost)	1/4 Pkg. (250 g)	420	5 g	20 g	55 g	168	8 g
SONSTIGES							
Kartoffelmehl (Ruf)	1 EL (15 g)	50	0,1 g	Spuren	12,5 g	335	0,1 g
SOJAPRODUKTE Sojaaufstriche: siehe Aufstriche S. 97 / Sojadrinks: siehe Getränke S. 159							
Alpro soja Cuisine	1 EL (15 g)	26	0,3 g	2,6 g	0,3 g	170	17,2 g
Alpro soja Dessert Caramel	1 Be. (125 g)	103	3,8 g	2,1 g	17,1 g	82	1,7 g
Alpro soja Dessert dunkle Schokolade	1 Be. (125 g)	115	3,8 g	2,8 g	18,3 g	92	2,2 g
Alpro soja Dessert Schoko	1 Be. (125 g)	110	3,8 g	2,9 g	17,3 g	88	2,3 g

Lebensmittel	Pkg./Port./Stk. EL/Menge (g)	kcal/ Portion	Nährstoffgehalt pro Portion			Pro 100 Gramm	
			EW	Fett	KH	kcal	Fett
Alpro soja Dessert Vanille	1 Be. (125 g)	100	3,8 g	2,3 g	16,3 g	80	1,8 g
Alpro soja Yofus Bio Natur	1 Be. (125 g)	74	5,9 g	3,4 g	4 g	59	2,7 g
Alpro soja Yofus Erdbeere	1 Be. (125 g)	104	4,8 g	2,8 g	14,4 g	83	2,2 g
Alpro soja Yofus Exotic	1 Be. (125 g)	108	4,6 g	2,8 g	15,4 g	86	2,2 g
Alpro soja Yofus Pfirsich	1 Be. (125 g)	109	4,8 g	2,8 g	15,5 g	87	2,2 g
Alpro soja Yofus Vanille	1 Be. (125 g)	113	4,9 g	2,9 g	16 g	90	2,3 g
Alpro soja Yofus Waldfrüchte	1 Be. (125 g)	106	4,5 g	2,8 g	14,9 g	85	2,2 g
Aufschnittvurst fein (Vegavita)	1 Port. (30 g)	79	7,3 g	1,9 g	4,6 g	262	6,3 g
Bio-Schokosoja in Vollmilchschokoade (Grüner Hoof)	1 Pkg. (60 g)	292	10,4 g	19,3 g	19,2 g	487	32,2 g
Bio-Schokosoja in weißer Schokoade (Grüner Hoof)	1 Pkg. (60 g)	243	16 g	13 g	43 g	405	21,7 g
Bratvurst Curry (Vegavita)	1 Stk. (100 g)	230	23,2 g	11,7 g	7,1 g	230	11,7 g
CreSoy Soja Natur (Sojasahne) (Natumi)	1 EL (15 g)	23	0,5 g	2,1 g	0,6 g	152	14 g
Grillknacker (Taifun)	100 g	225	13,4 g	16,2 g	6,8 g	225	16,2 g
Knackvurst (Vegavita)	1 Stk. (120 g)	312	29,2 g	18,2 g	7,6 g	262	15,2 g
Räuchertofu (Taifun)	1 Port. (150 g)	263	28,7 g	14,1 g	5,4 g	175	9,4 g
Seidentofu (Taifun)	1 Port. (150 g)	71	7,7 g	3,3 g	7,7 g	47	2,2 g
Soja Bio-Knabersnack (Dr. Ritter)	100 g	441	38,5 g	23,5 g	18,8 g	441	23,5 g
Soja Cuisine (Prvamel)	100 g	187	3 g	17,7 g	4 g	187	17,7 g
Soja Knabberlinge (Allos)	1 Pkg. (50 g)	186	19,3 g	6,1 g	4,3 g	372	12,2 g
Sojamehl halbfett	1 EL (15 g)	44	7,5 g	1,1 g	1 g	291	7,3 g
Sojamehl vollfett	1 EL (15 g)	55	6,4 g	3,1 g	0,5 g	366	20,7 g
Sojamehl vollfett (Sobo)	100 g	408	37,3 g	20,6 g	26,4 g	408	20,6 g
Sojamilch	1/4 l	52	4,5 g	1,9 g	4,9 g	21	0,8 g

Lebensmittel	Pkg./Port./Stk. EL/Menge (g)	kcal/ Portion	Nährstoffgehalt pro Portion			Pro 100 Gramm	
			EW	Fett	KH	kcal	Fett
Sojaschnetzel getrocknet	1 Port. (30 g)	86	10 g	1 g	10 g	286	2 g
Soja-Schoko-Knabberlinge (Allos)	1 Pkg. (50 g)	196	11,2 g	10,9 g	13,3 g	392	21,7 g
Soyatoo Schlagcreme (Viana)	100 g	155	1,6 g	11 g	0 g	155	11 g
Soyatoo Sprühcreme (Viana)	100 g	155	1,6 g	11 g	0 g	155	11 g
Tempeh (fermentierte Sojabohnen)	1 Port. (150 g)	220	27 g	11 g	3 g	147	8 g
Tofu Arame (Tofurei Nagel)	1 Port. (150 g)	225	22,4 g	13,1 g	4,3 g	150	8,7 g
Tofu Basilikum (Taifun)	1 Port. (150 g)	326	26,9 g	21,9 g	5,7 g	217	14,6 g
Tofu Madagaskar (Tofurei Nagel)	1 Port. (150 g)	210	20,4 g	13,2 g	2,3 g	140	8,8 g
Tofu natur (Taifun)	1 Port. (150 g)	161	20,2 g	11,5 g	1,2 g	129	7,5 g
Tofu Rosso (Taifun)	1 Port. (150 g)	361	26 g	25,5 g	6,8 g	241	17 g
Tofu-Bratwurst (Vitaquell)	100 g	329	10,2 g	30,8 g	2,7 g	329	30,8 g
Tofu-Bratwurst Thüringer-Art (Taifun)	100 g	253	14,6 g	18,7 g	6,5 g	253	18,7 g
Tofutti Slices Cheddar (Tofutti)	100 g	318	10,5 g	26,3 g	10,5 g	318	26,3 g
Tofu-Wiener (Taifun)	100 g	267	14,8 g	20,1 g	6,8 g	267	20,1 g
Vegetarische Rostbrat-Würstchen Nürnberger Art (Vitaquell)	1 Stk. (25 g)	54	4 g	3,5 g	1,5 g	216	14 g
Vleischkäse (Vegavita)	1 Pkg. (140 g)	410	29,7 g	28,3 g	8,5 g	293	20,2 g
Vrankfurter (Vegavita)	1 Stk. (60 g)	156	14,3 g	3,8 g	3,8 g	260	6,3 g

Getreide und Getreideprodukte

Lebensmittel	Pkg./Port./Stk. EL/Menge (g)	kcal/ Portion	Nährstoffgehalt pro Portion			Pro 100 Gramm	
			EW	Fett	KH	kcal	Fett
Amaranth, roh	1 Port. (50 g)	183	7,3 g	4,4 g	28,6 g	365	8,8 g
Amaranth, gekocht	1 Port. (150 g)	180	7,2 g	4,4 g	28,4 g	120	2,9 g
Basmati braun, roh	1 Port. (50 g)	173	3,6 g	1,1 g	37,1 g	345	2,2 g
Basmati braun, gekocht	1 Port. (150 g)	167	3,6 g	Spuren	36,8 g	111	Spuren
Basmati weiß, roh	1 Port. (50 g)	172	3,4 g	0,3 g	38,9 g	344	0,6 g
Basmati weiß, gekocht	1 Port. (150 g)	167	3,4 g	Spuren	36,8 g	111	Spuren
Buchweizen Mehl	1 EL (15 g)	52	Spuren	Spuren	11,7 g	346	Spuren
Buchweizen, roh	100 g	340	9 g	2 g	71 g	340	2 g
Buchweizen, gekocht	1 Port. (150 g)	164	5 g	Spuren	22 g	109	Spuren
Bulgur, roh	100 g	325	9 g	1 g	68,9 g	325	1 g
Bulgur, gekocht	1 Port. (150 g)	160	4,5 g	0,5 g	34 g	107	0,3 g
Cous-Cous, roh	1 Port. (50 g)	177	5,5 g	1 g	36,5 g	353	2 g
Cous-Cous, gekocht	1 Port. (150 g)	176	5,5 g	1 g	36,5 g	117	0,3 g
Dinkel Flocken	1 EL (10 g)	32	1,1 g	0,3 g	6,3 g	324	3 g
Dinkel Grieß	1 Port. (15 g)	50	1,5 g	0,3 g	10,7 g	344	2 g
Dinkel, roh	1 Port. (100 g)	324	11 g	3 g	63 g	324	3 g
Dinkel, gekocht	1 Port. (150 g)	160	5,5 g	1,2 g	31,5 g	107	0,8 g
Duftreis (Jasminreis), roh	1 Port. (50 g)	176	3,5 g	0,4 g	39,5 g	351	0,8 g

Lebensmittel	Pkg./Port./Stk. EL/Menge (g)	kcal/ Portion	Nährstoffgehalt pro Portion			Pro 100 Gramm	
			EW	Fett	KH	kcal	Fett
Duftreis (Jasminreis), gekocht	1 Port. (150 g)	169	3,4 g	0,4 g	39,3 g	113	0,3 g
Ebly Zartweizen, roh (Masterfoods)	1 Port. (50 g)	172	6,1 g	0,7 g	35,3 g	343	1,4 g
Ebly Zartweizen, gekocht (Masterfoods)	1 Port. (150 g)	167	6 g	0,7 g	35,1 g	111	0,5 g
Fünfkorn-Flocken	1 EL (10 g)	33	1,1 g	0,4 g	6,3 g	325	4 g
Gerste Flocken	1 EL (10 g)	31	Spuren	Spuren	6,6 g	314	1,5 g
Gerste ganzes Korn, roh	100 g	320	9,8 g	2,1 g	64,3 g	320	2,1 g
Gerste ganzes Korn, gekocht	1 Port. (150 g)	153	6 g	Spuren	31,5 g	102	Spuren
Gerste Graupen	1 EL (20 g)	68	1,9 g	Spuren	14,2 g	339	1,4 g
Gerste Grütze	1 EL (20 g)	63	1,6 g	Spuren	13,2 g	314	Spuren
Gerste Grütze, gekocht	1 Port. (150 g)	135	3,7 g	Spuren	27,8 g	90	Spuren
Gerste Mehl	1 EL (15 g)	50	1,5 g	Spuren	10,3 g	336	Spuren
Getreideflocken	1 EL (10 g)	37	1,3 g	Spuren	6,3 g	370	7 g
Grünkern ganzes Korn, roh	100 g	324	10,8 g	2,7 g	63,2 g	324	2,7 g
Grünkern ganzes Korn, gekocht	1 Port. (150 g)	156	6 g	1,5 g	30 g	104	1 g
Grünkern Mehl	1 EL (15 g)	52	1,4 g	Spuren	10,6 g	344	2 g
Hafer Flocken	1 EL (10 g)	37	1,3 g	Spuren	6,3 g	370	7 g
Hafer ganzes Korn, roh	100 g	353	11,7 g	7,1 g	59,8 g	353	7,1 g
Hafer ganzes Korn, gekocht	1 Port. (150 g)	170	6 g	3 g	28,5 g	113	2 g
Hafer Grütze	1 EL (20 g)	74	2,6 g	1,2 g	13,1 g	371	5,8 g
Hafer Mehl	1 EL (15 g)	56	2,1 g	1,1 g	9,4 g	375	7,1 g
Haferkleie	1 EL (10 g)	34	1,4 g	0,9 g	5,1 g	340	9 g
Hirse Flocken	1 EL (10 g)	35	Spuren	Spuren	6,9 g	354	3,9 g
Hirse ganzes Korn, roh	100 g	331	9,6 g	3,6 g	64 g	331	3,6 g

Lebensmittel	Pkg./Port./Stk. EL/Menge (g)	kcal/ Portion	Nährstoffgehalt pro Portion			Pro 100 Gramm	
			EW	Fett	KH	kcal	Fett
Hirse ganzes Korn, gekocht	1 Port. (150 g)	171	5,2 g	2,1 g	32,4 g	114	1,4 g
Hirse Mehl	1 EL (15 g)	52	Spuren	Spuren	11,3 g	345	1,7 g
Langkornreis, parboiled, roh	1 Port. (50 g)	172	3,3 g	0,3 g	39,2 g	344	0,5 g
Langkornreis, parboiled, gekocht	1 Port. (150 g)	167	3,4 g	Spuren	36,8 g	111	Spuren
Mais ganzes Korn, roh	100 g	331	8,5 g	3,8 g	64,7 g	331	3,8 g
Mais ganzes Korn, gekocht	1 Port. (150 g)	159	4,5 g	1,5 g	31,5 g	106	1 g
Mais Grieß	1 EL (15 g)	52	1,3 g	Spuren	11,1 g	345	1,1 g
Mais Mehl	1 EL (15 g)	53	1,2 g	Spuren	10,9 g	354	2,8 g
Mais Stärke	1 EL (10 g)	35	Spuren	Spuren	8,6 g	351	Spuren
Milchreis, roh	1 Port. (50 g)	172	3,4 g	0,3 g	38,9 g	344	0,6 g
Milchreis, gekocht	1 Port. (150 g)	167	3,4 g	Spuren	36,8 g	111	Spuren
Naturreis Langkorn, roh	1 Port. (50 g)	175	3,6 g	0,6 g	39 g	350	1,1 g
Naturreis Langkorn, gekocht	1 Port. (150 g)	168	3,5 g	Spuren	36,8 g	112	Spuren
Naturreis mit Wildreis, roh	1 Port. (50 g)	176	4,2 g	0,6 g	38,4 g	351	1,1 g
Naturreis mit Wildreis, gekocht	1 Port. (150 g)	169	3,7 g	Spuren	36,8 g	113	Spuren
Naturreis Mittelkorn, roh	1 Port. (50 g)	171	3,5 g	1,1 g	36,7 g	341	2,2 g
Naturreis Mittelkorn, gekocht	1 Port. (150 g)	167	3,4 g	Spuren	36,8 g	111	Spuren
Naturreis, roh	1 Port. (50 g)	175	3,6 g	0,6 g	39 g	350	1,1 g
Naturreis, gekocht	1 Port. (150 g)	168	3,5 g	Spuren	36,8 g	112	Spuren
Puffmais	1 EL (2 g)	7	Spuren	Spuren	1,3 g	369	5 g
Puffreis	1 EL (2 g)	8	Spuren	Spuren	1,7 g	390	2,3 g
Puffweizen	1 EL (2 g)	7	Spuren	Spuren	1,4 g	359	1,3 g
Quinoa, roh	1 Port. (50 g)	172	6,9 g	2,5 g	26 g	344	5 g

Lebensmittel	Pkg./Port./Stk. EL/Menge (g)	kcal/ Portion	Nährstoffgehalt pro Portion			Pro 100 Gramm	
			EW	Fett	KH	kcal	Fett
Quinoa, gekocht	1 Port. (150 g)	168	6,7 g	2,2 g	25,8 g	112	1,5 g
Reis Flocken	1 EL (10 g)	34	0,8 g	0,3 g	7 g	335	2,6 g
Reis geschält, roh	1 Port. (50 g)	174	3,4 g	Spuren	38,9 g	349	Spuren
Reis geschält, gekocht	1 Port. (150 g)	140	3 g	Spuren	30,7 g	93	Spuren
Reis Mehl	1 EL (15 g)	52	1 g	Spuren	11,6 g	348	Spuren
Reis parboiled, roh	1 Port. (50 g)	172	3,3 g	0,3 g	39,2 g	344	0,5 g
Reis parboiled, gekocht	1 Port. (150 g)	167	3,4 g	Spuren	36,8 g	111	Spuren
Reis Stärke	1 EL (10 g)	35	Spuren	0 g	8,5 g	347	0 g
Reis ungeschält, roh	1 Port. (50 g)	175	3,6 g	1,1 g	37 g	350	2,2 g
Reis ungeschält, gekocht	1 Port. (150 g)	168	3,8 g	1,2 g	35 g	112	Spuren
Reis, roh	1 Port. (50 g)	174	3,4 g	Spuren	38,9 g	349	Spuren
Reis, gekocht	1 Port. (150 g)	167	3,6 g	Spuren	36,8 g	111	Spuren
Reiscrispies	1 Port. (25 g)	94	1,5 g	Spuren	21,2 g	377	Spuren
Risotto-Reis, roh	1 Port. (50 g)	175	3,5 g	1 g	37 g	349	2 g
Risotto-Reis, gekocht	1 Port. (150 g)	168	3,5 g	Spuren	36,8 g	112	Spuren
Roggen Feinmehl < 650	1 EL (15 g)	49	Spuren	Spuren	10,7 g	324	1 g
Roggen Flocken	1 EL (10 g)	30	Spuren	Spuren	6 g	296	1,7 g
Roggen ganzes Korn, roh	100 g	294	9 g	1,7 g	59,7 g	294	1,7 g
Roggen ganzes Korn, gekocht	1 Port. (150 g)	141	4,5 g	Spuren	28,5 g	94	Spuren
Roggen Keime	1 EL (12 g)	41	4,7 g	1,3 g	2,5 g	341	10,8 g
Roggen Schrot >1700	1 EL (20 g)	59	2 g	Spuren	11,8 g	293	1,5 g
Roggen Vollkornmehl	1 EL (15 g)	44	1,4 g	Spuren	9 g	294	1,7 g
Rollgerste, roh	1 Port. (50 g)	170	5 g	0,7 g	36 g	339	1,4 g

Lebensmittel	Pkg./Port./Stk. EL/Menge (g)	kcal/ Portion	Nährstoffgehalt pro Portion			Pro 100 Gramm	
			EW	Fett	KH	kcal	Fett
Rollgerste, gekocht	1 Port. (150 g)	162	6 g	Spuren	35 g	108	Spuren
Schwarzer Reis (Vensureis), roh	1 Port. (50 g)	189	4,2 g	1,4 g	38,7 g	377	2,8 g
Schwarzer Reis (Vensureis), gekocht	1 Port. (150 g)	187	4,1 g	1,4 g	38,6 g	125	0,9 g
Weizen Flocken	1 EL (10 g)	31	1,2 g	Spuren	6,1 g	313	2 g
Weizen ganzes Korn, roh	100 g	313	11,7 g	2 g	61 g	313	2 g
Weizen ganzes Korn, gekocht	1 Port. (150 g)	152	6 g	Spuren	28,5 g	101	Spuren
Weizen Grieß	1 EL (15 g)	49	1,4 g	Spuren	10,3 g	326	Spuren
Weizen Keime	1 EL (12 g)	38	3,2 g	1,1 g	3,7 g	314	9,2 g
Weizen Kleie	1 EL (10 g)	17	1,5 g	Spuren	1,7 g	172	4,7 g
Weizen Mehl Type 1050	1 EL (15 g)	50	1,7 g	Spuren	10,1 g	334	1,8 g
Weizen Schrot >1700	1 EL (15 g)	48	1,7 g	Spuren	9,5 g	322	2,1 g
Weizen Vollkornmehl	1 EL (15 g)	46	1,7 g	Spuren	8,9 g	309	2,4 g
Wildreis, roh	1 Port. (50 g)	176	6,9 g	0,4 g	36,3 g	352	0,8 g
Wildreis, gekocht	1 Port. (150 g)	169	5,9 g	0,4 g	36,1 g	113	0,3 g
MÜSLI / FRÜHSTÜCKSCEREALIEN							
Amaranth-Flakes (Allos)	1 Port. (30 g)	116	2,8 g	1,1 g	23,1 g	385	3,7 g
Amaranth-Honig Poppies (Allos)	1 Port. (30 g)	104	2,4 g	2,3 g	18,8 g	354	7,8 g
Amaranth-Knusperfrühstück (Allos)	1 Port. (30 g)	107	1,7 g	0,8 g	23,1 g	355	2,8 g
Äpple-Minis (Neslé)	1 Port. (30 g)	112	1,4 g	0,7 g	25,1 g	374	2,4 g
Buchweizen-Flakes (Allos)	1 Port. (30 g)	108	2,7 g	0,7 g	22,5 g	360	2,2 g
Chocella (Nestlé)	1 Port. (30 g)	123	1,8 g	2,8 g	22,6 g	409	9,3 g
Chocolade-Clusters (Nestlé)	1 Port. (30 g)	116	2,5 g	2,1 g	21,8 g	388	7,1 g

Lebensmittel	Pkg./Port./Stk. EL/Menge (g)	kcal/ Portion	Nährstoffgehalt pro Portion			Pro 100 Gramm	
			EW	Fett	KH	kcal	Fett
Cini-Minis (Neslé)	1 Port. (30 g)	123	1,4 g	2,9 g	22,8 g	410	9,8 g
Cookie Crisp (Nestlé)	1 Port. (30 g)	116	1,4 g	0,9 g	25,7 g	387	2,9 g
Cornflakes	1 Port. (30 g)	107	2,1 g	Spuren	23,7 g	355	Spuren
Dinkel-Honig Poppies (Allos)	1 Port. (30 g)	97	2,1 g	1 g	19,8 g	322	3,3 g
Fit for Fun - active muesli (Kölln)	1 Port. (30 g)	116	3,5 g	1,9 g	21,4 g	388	6,3 g
Fit for Fun - fruit & crisp (Kölln)	1 Port. (30 g)	110	2,9 g	2,4 g	19,2 g	367	8 g
Fit for Fun - tropicana muesli (Kölln)	1 Port. (30 g)	105	2,6 g	1,5 g	20,4 g	351	5 g
Fitness & Fruit (Nestlé)	1 Port. (30 g)	107	1,7 g	0,6 g	23,6 g	357	2,1 g
Fitness (Nestlé)	1 Port. (30 g)	111	2,3 g	0,4 g	24,5 g	369	1,3 g
Fitness Chocolat (Nestlé)	1 Port. (30 g)	118	2,3 g	1,7 g	23,6 g	394	5,5 g
Hirse-Honig Poppies (Allos)	1 Port. (30 g)	101	2,2 g	1,2 g	20,4 g	337	4 g
Kellogg's Choco Krispies	1 Port. (30 g)	115	1,5 g	0,9 g	25,2 g	383	3 g
Kellogg's Choco Krispies Cruncher	1 Port. (30 g)	114	2,1 g	1,1 g	24 g	380	3,5 g
Kellogg's Chocos	1 Port. (30 g)	111	2,1 g	0,6 g	24 g	370	2 g
Kellogg's Corn Flakes	1 Port. (30 g)	111	2,1 g	0,2 g	25,2 g	370	0,7 g
Kellogg's Corn Flakes Mehrkorn & Früchte	1 Port. (30 g)	109	2,1 g	0,8 g	23,7 g	363	2,5 g
Kellogg's Crunchy Nut Corn Flakes	1 Port. (30 g)	116	1,8 g	0,8 g	25,5 g	387	2,5 g
Kellogg's Davita Flakes	1 Port. (30 g)	106	3 g	1,2 g	20,7 g	352	4 g
Kellogg's Davita Flakes Früchte	1 Port. (30 g)	107	2,4 g	1,8 g	20,4 g	358	6 g
Kellogg's Disney Micky's Magix	1 Port. (30 g)	113	2,1 g	1,2 g	23,4 g	376	4 g
Kellogg's Disney Winnie Puuh Honig-Bienchen	1 Port. (30 g)	114	1,8 g	0,6 g	25,5 g	381	2 g
Kellogg's Froot Loops	1 Port. (30 g)	115	2,4 g	1,1 g	24 g	384	3,5 g
Kellogg's Frosties	1 Port. (30 g)	111	1,4 g	0,2 g	26,1 g	371	0,5 g

Lebensmittel	Pkg./Port./Stk. EL/Menge (g)	kcal/ Portion	Nährstoffgehalt pro Portion			Pro 100 Gramm	
			EW	Fett	KH	kcal	Fett
Kellogg's Frosties Grrr-Tiger-Kissen	1 Port. (30 g)	128	2,4 g	3,9 g	20,7 g	424	13 g
Kellogg's Frosties mit wenig Zucker	1 Port. (30 g)	111	1,8 g	0,2 g	25,5 g	369	0,5 g
Kellogg's Honey Loops	1 Port. (30 g)	110	2,4 g	0,9 g	23,1 g	367	3 g
Kellogg's Pops	1 Port. (30 g)	115	1,5 g	0,5 g	26,1 g	382	1,5 g
Kellogg's Rice Krispies	1 Port. (30 g)	115	2,1 g	0,5 g	25,5 g	382	1,5 g
Kellogg's Smacks	1 Port. (30 g)	112	2,1 g	0,6 g	24,6 g	374	2 g
Kellogg's Smacks Choco Tresor	1 Port. (30 g)	132	2,4 g	5,1 g	19,2 g	441	17 g
Kellogg's Special K	1 Port. (30 g)	112	4,8 g	0,3 g	22,5 g	373	1 g
Kellogg's Special K Black Berry	1 Port. (30 g)	112	3,9 g	0,3 g	23,1 g	374	1 g
Kellogg's Special K Choco	1 Port. (30 g)	117	4,5 g	1,4 g	21,6 g	389	4,5 g
Kellogg's Special K Red Fruit	1 Port. (30 g)	111	4,2 g	0,3 g	22,8 g	369	1 g
Kellogg's Toppas	1 Port. (30 g)	104	3 g	0,6 g	21,6 g	346	2 g
Kellogg's Toppas Choco	1 Port. (30 g)	115	2,7 g	3 g	19,2 g	382	10 g
Kellogg's Toppas Traube	1 Port. (30 g)	106	2,7 g	0,6 g	20,7 g	352	2 g
Knölln Feinschmecker Knusper Müsli Apfel & Zimt	1 Port. (30 g)	130	2,5 g	4,7 g	19,3 g	433	15,8 g
Knölln Feinschmecker Knusper Müsli Schoko & Krokant	1 Port. (30 g)	136	2,9 g	5,8 g	18,1 g	453	19,3 g
Knölln Joghurt Müsli	1 Port. (30 g)	118	3,8 g	3,6 g	17, 6 g	392	11,9 g
Kölln Cranberry Müsli	1 Port. (30 g)	108	3,1 g	1,8 g	20 g	360	5,9 g
Kölln Früchte Vollkorn Müsli	1 Port. (30 g)	105	2,9 g	2,1 g	18,5 g	349	7 g
Kölln Heidelbeer Müsli	1 Port. (30 g)	113	3,6 g	3,1 g	17,9 g	378	10,2 g
Kölln Karibik Müsli	1 Port. (30 g)	111	2,8 g	2,5 g	19,3 g	369	8,3 g
Kölln Knusperflakes Müsli Honig	1 Port. (30 g)	129	2,1 g	4,1 g	21,1 g	431	13,5 g
Kölln Knusperflakes Müsli Schokolade	1 Port. (30 g)	123	2,5 g	3,5 g	20,3 g	409	11,6 g

Lebensmittel	Pkg./Port./Stk. EL/Menge (g)	kcal/ Portion	Nährstoffgehalt pro Portion			Pro 100 Gramm	
			EW	Fett	KH	kcal	Fett
Kölln Knusprige Haferfleks	1 Port. (30 g)	116	3,1 g	1,7 g	22,2 g	386	5,5 g
Kölln Knusprige Haferfleks Honig	1 Port. (30 g)	116	2,6 g	1,2 g	23,7 g	387	4,1 g
Kölln Knusprige Haferfleks Schoko	1 Port. (30 g)	114	2,5 g	1,3 g	23,3 g	381	4,2 g
Kölln Schoko Müsli	1 Port. (30 g)	116	3,3 g	3,2 g	18,8 g	389	10,6 g
Kornland Knusper-Müsli Haselnuss (Bahlsen)	1 Port. (30 g)	130	3 g	4,5 g	18,9 g	434	15 g
Kornland Knusper-Müsli Schokolade (Bahlsen)	1 Port. (30 g)	127	2,7 g	3,9 g	20,1 g	423	13 g
Lions Cereals (Nestlé)	1 Port. (30 g)	127	1,9 g	2,9 g	23,3 g	422	10 g
Mandel-Nuss-Clusters (Nestlé)	1 Port. (30 g)	119	3,2 g	3 g	19,9 g	398	10,1 g
Müsli mit Früchten, gezuckert	1 Port. (30 g)	126	2,1 g	5 g	18,6 g	420	15 g
Müsli mit Früchten, ungezuckert	1 Port. (30 g)	99	2,4 g	1,3 g	19,2 g	330	4,4 g
Müsli mit Früchten, mit Fruktose gesüßt	1 Port. (30 g)	101	3,6 g	1,5 g	18,3 g	337	5 g
Müsli mit Früchten und Honig	1 Port. (30 g)	136	2,4 g	5,3 g	5,3 g	454	17,6 g
Müsli mit Früchten und Nüssen, ungezuckert	1 Port. (30 g)	108	3 g	2,7 g	18 g	361	9 g
Müsli mit Nüssen, gezuckert	1 Port. (30 g)	130	3 g	4,5 g	19,2 g	434	15 g
Müsli mit Rosinen, gezuckert	1 Port. (30 g)	122	2,7 g	4,2 g	18 g	408	14 g
Müsli mit Rosinen, mit Honig gezuckert	1 Port. (30 g)	96	3 g	1,2 g	18,3 g	320	4 g
Müsli mit Schokolade, gezuckert	1 Port. (30 g)	120	3 g	3,9 g	18,6 g	400	13 g
Müsli mit Schokolade, ungezuckert	1 Port. (30 g)	107	12,2 g	1,5 g	20,4 g	355	5 g
Nesquik Knusper Frühstück (Nestlé)	1 Port. (30 g)	119	1,9 g	1,5 g	24,4 g	395	5 g
Ovomaltine Crisp Müsli (Wander)	1 Port. (30 g)	128	3,1 g	3,7 g	20,5 g	426	12,4 g
Quinoa-Flakes (Allos)	1 Port. (30 g)	116	2,7 g	0,8 g	23,7 g	385	2,8 g
Quinoa-Honig Poppies (Allos)	1 Port. (30 g)	101	2,1 g	1,5 g	18,9 g	335	4,9 g
Quinoa-Knusperfrühstück (Allos)	1 Port. (30 g)	113	2,8 g	1,2 g	22,6 g	375	4 g

Lebensmittel	Pkg./Port./Stk. EL/Menge (g)	kcal/ Portion	Nährstoffgehalt pro Portion			Pro 100 Gramm	
			EW	Fett	KH	kcal	Fett
Sechskornmischung	1 Port. (30 g)	106	3,6 g	1,2 g	21,3 g	352	4 g
Trio (Nestlé)	1 Port. (30 g)	117	1,9 g	0,8 g	25,5 g	390	2,5 g
Vitalis Feiner Zauber (Dr.Oetker)	1 Port. (30 g)	98	3 g	2,4 g	16,2 g	326	8 g
Vitalis Flakes & Frucht (Dr. Oetker)	1 Port. (30 g)	117	2,6 g	2,1 g	21,6 g	390	7 g
Vitalis Flakes & Nuss (Dr.Oetker)	1 Port. (30 g)	129	3 g	4,5 g	18,9 g	430	15 g
Vitalis Flakes & Schoko (Dr. Oetker)	1 Port. (30 g)	126	2,6 g	3,2 g	21,6 g	420	10,5 g
Vitalis Früchte Müsli (Dr.Oetker)	1 Port. (30 g)	99	2,4 g	1,3 g	18,9 g	330	4,4 g
Vitalis Gartenliebe (Dr.Oetker)	1 Port. (30 g)	90	2,7 g	1,3 g	17,1 g	300	4,2 g
Vitalis Knusper Müsli (Dr.Oetker)	1 Port. (30 g)	126	3 g	4,5 g	18,6 g	420	15 g
Vitalis Müsli Plus (Dr. Oetker)	1 Port. (30 g)	90	3,2 g	1,7 g	15,6 g	300	5,7 g
Vitalis Schoko Müsli (Dr.Oetker)	1 Port. (30 g)	121	2,8 g	3,6 g	19,4 g	403	11,9 g
Vitalis Südseetraum (Dr.Oetker)	1 Port. (30 g)	107	2,7 g	2,8 g	17,4 g	355	9,4 g
Vitalis Tropic Müsli (Dr.Oetker)	1 Port. (30 g)	113	2,9 g	3 g	18,5 g	378	10,1 g
Vitamin Flakes (Schneekoppe)	1 Port. (30 g)	108	2,1 g	0,3 g	24,3 g	360	1 g
Vitamin Frühstück 10 Früchte (Schneekoppe)	1 Port. (30 g)	96	2,4 g	1,1 g	18,9 g	321	3,8 g
Vitamin Frühstück Basis Müsli + nat. Beta-Glukane (Schneekoppe)	1 Port. (30 g)	95	3,9 g	1,4 g	16,5 g	315	4,6 g
Vitamin Frühstück Cranberry-Dinkel (Schneekoppe)	1 Port. (30 g)	103	3 g	1,1 g	20,4 g	343	3,7 g
Vitamin Frühstück Exotische Früchte (Schneekoppe)	1 Port. (30 g)	103	2,3 g	1,1 g	20,7 g	342	3,5 g
Vitamin Frühstück Früchte + nat. Beta-Glukane	1 Port. (30 g)	95	2,6 g	1,2 g	18 g	315	4,1 g
Vitamin Frühstück Schoko-Kakao (Schneekoppe)	1 Port. (30 g)	107	2,9 g	2,9 g	17,4 g	358	9,8 g

Lebensmittel	Pkg./Port./Stk. EL/Menge (g)	kcal/ Portion	Nährstoffgehalt pro Portion			Pro 100 Gramm	
			EW	Fett	KH	kcal	Fett
BROT UND GEBÄCK							
Baguette	1 Stk. (250 g)	629	19,5 g	3,5 g	127,5 g	251	1,4 g
Bauernbrot	1 Stk. (40 g)	87	2,6 g	0,5 g	18,1 g	218	1,2 g
Briochekipferl	1 Stk. (50 g)	178	2,9 g	9,7 g	19 g	356	19,4 g
Burgerbrötchen mit Sesam	1 Stk. (70 g)	209	6,2 g	5,3 g	34,3 g	299	7,5 g
Buttercroissant	1 Stk. (70 g)	281	4,8 g	16 g	29,5 g	401	22,8 g
Buttertoast	1 Stk. (20 g)	52	1,7 g	0,7 g	9,7 g	261	3,7 g
Ciabatta-Brötchen	1 Stk. (80 g)	191	5,8 g	0,8 g	40,2 g	239	1 g
Croissant	1 Stk. (50 g)	254	3,8 g	16,6 g	22,6 g	508	33,2 g
Dinkelbrot	1 Stk. (40 g)	93	4,6 g	2,4 g	13,9 g	233	6 g
Feldbacher Diät-Zwieback	1 Sch. (10 g)	43	1,1 g	0,1 g	6,7 g	417	1 g
Feldbacher Tafel-Zwieback	1 Sch. (10 g)	42	1,1 g	0,6 g	7,8 g	425	6 g
Feldbacher Zwieback	1 Sch. (10 g)	43	1,1 g	0,6 g	7,8 g	425	6 g
Finnenbrot	1 Stk. (40 g)	100	3,8 g	2,4 g	15,9 g	250	6,1 g
Fladenbrot	1 Sch. (40 g)	96	3 g	0,5 g	19,4 g	239	1,3 g
Grahambrot	1 Sch. (50 g)	109	3,9 g	0,7 g	21,4 g	218	1,4 g
Grahamweckerl	1 Stk. (40 g)	100	3,2 g	0,6 g	20,1 g	250	1,5 g
Haferkornbrot	1 Sch. (40 g)	86	2,9 g	1 g	15,7 g	215	2,5 g
Hafervollkornbrot	1 Sch. (40 g)	90	3,3 g	0,9 g	16,7 g	225	2,3 g
Hefezopf	1 Sch. (30 g)	91	2,3 g	2,7 g	14 g	303	9 g
Holzofenbrot	1 Sch. (40 g)	85	2,3 g	0,3 g	17,9 g	213	0,8 g
Italienisches Weißbrot	1 Stk. (30 g)	76	2,5 g	0,7 g	15,1 g	253	2,2 g
Kipferl (Hörnchen)	1 Stk. (50 g)	191	4,3 g	5,6 g	30,7 g	381	11,1 g

Lebensmittel	Pkg./Port./Stk. EL/Menge (g)	kcal/ Portion	Nährstoffgehalt pro Portion			Pro 100 Gramm	
			EW	Fett	KH	kcal	Fett
Knäckebrot	1 Sch. (10 g)	36	1,1 g	0,2 g	7,3 g	358	2 g
Knäckebrot leicht & cross	1 Sch. (10 g)	35	1,1 g	0,1 g	7,1 g	345	1 g
Knäckebrot mit Kleie	1 Sch. (10 g)	34	1,1 g	0,2 g	6,8 g	344	2 g
Knäckebrot mit Leinsamen	1 Sch. (10 g)	36	1,2 g	0,4 g	6,8 g	359	4 g
Knäckebrot mit Sesam	1 Sch. (10 g)	37	1,2 g	0,5 g	6,8 g	371	5 g
Kornspitz	1 Stk. (60 g)	137	5,1 g	1,5 g	25,2 g	228	2,5 g
Kornweckerl mit Sonnenblumenkernen	1 Stk. (60 g)	136	4 g	1,8 g	25,5 g	227	3 g
Kümmelweckerl	1 Stk. (60 g)	137	5,1 g	1,2 g	26 g	228	2 g
Kürbiskernbrot	1 Stk. (40 g)	94	3,7 g	2 g	14,9 g	235	5 g
Kürbiskernweckerl	1 Stk. (70 g)	223	8,4 g	7,8 g	30 g	318	11,2 g
Laugenbrezel	1 Stk. (60 g)	169	5,8 g	1 g	34 g	281	1,7 g
Laugengebäck	1 Stk. (45 g)	153	4,2 g	1,2 g	30,8 g	340	2,7 g
Laugenstange	1 Stk. (69 g)	196	6,1 g	1,7 g	39,3 g	284	2,4 g
Leinsamenweckerl	1 Stk. (60 g)	139	5,3 g	1,7 g	24,9 g	230	2,8 g
Mehrkornbrot	1 Sch. (40 g)	81	3 g	1 g	14,6 g	203	2,5 g
Mehrkorn-Knäckebrot	1 Sch. (10 g)	34	1 g	0,2 g	7,1 g	343	2 g
Mohnsemmel	1 Stk. (50 g)	131	4,2 g	1,7 g	24,4 g	262	3,4 g
Mohnweckerl	1 Stk. (50 g)	135	4,5 g	1,8 g	25,1 g	270	3,5 g
Nussbrot	1 Stk. (40 g)	100	3,3 g	2,2 g	16,6 g	251	5,6 g
Olivenbrot	1 Stk. (40 g)	111	3 g	2,7 g	18,4 g	278	6,8 g
Pumpernickel	1 Sch. (40 g)	75	2,6 g	0,4 g	15 g	187	1 g
Roggen-Knäckebrot	1 Sch. (10 g)	34	1 g	0,2 g	7 g	336	2 g
Roggen-Knusperbrot	1 Sch. (10 g)	36	1 g	0,5 g	6,8 g	358	5 g

Lebensmittel	Pkg./Port./Stk. EL/Menge (g)	kcal/ Portion	Nährstoffgehalt pro Portion			Pro 100 Gramm	
			EW	Fett	KH	kcal	Fett
Roggen-Vollkornbrot	1 Sch. (40 g)	82	3 g	0,5 g	15,8 g	203	1,3 g
Roggen-Vollkorn-Toastbrot	1 Sch. (20 g)	48	1,6 g	0,8 g	8,6 g	242	4 g
Röstbrotwürfel (Croûtons)	100 g	275	9,3 g	1,6 g	54,9 g	275	1,6 g
Salzstangerl	1 Stk. (48 g)	121	3,7 g	0,7 g	24,5 g	251	1,5 g
Schwarzbrot	1 Sch. (40 g)	85	2,3 g	0,3 g	17,8 g	213	0,8 g
Semmel	1 Stk. (50 g)	126	3,9 g	0,7 g	25,5 g	251	1,4 g
Semmelbrösel	1 EL (10 g)	36	1 g	0,2 g	7,4 g	358	2 g
Sesamsemmel	1 Stk. (50 g)	133	4,1 g	1,9 g	24,5 g	266	3,8 g
Simonsbrot	1 Sch. (40 g)	75	2,6 g	0,4 g	15 g	187	1 g
Sonnenblumenkernbrot	1 Sch. (40 g)	105	3,7 g	2,3 g	17,7 g	262	5,8 g
Sonnenblumenweckerl	1 Stk. (70 g)	224	8,1 g	8,2 g	29,8 g	320	11,7 g
Steinmetzbrot	1 Sch. (40 g)	84	2,4 g	0,3 g	17,6 g	211	0,8 g
Steinofenbrot	1 Sch. (40 g)	85	2,3 g	0,3 g	17,8 g	213	0,8 g
Striezel	1 Stk. (30 g)	93	2,6 g	2,2 g	15,5 g	309	7,3 g
Südtiroler Schüttelbrot	100 g	331	9,8 g	1,8 g	69 g	331	1,8 g
Vinschgauer	1 Stk. (130 g)	300	11,1 g	1,2 g	61,6 g	231	0,9 g
Vollkornbrot	1 Sch. (40 g)	75	2,6 g	0,4 g	15 g	187	1 g
Vollkornbrot mit Kleie	1 Sch. (40 g)	75	2,8 g	0,5 g	14,6 g	186	1,3 g
Vollkornbrot mit Leinsamen	1 Sch. (40 g)	78	2,9 g	0,9 g	14,4 g	195	2,3 g
Vollkornbrot mit Sonnenblumenkernen	1 Sch. (40 g)	81	2,8 g	1,2 g	14,6 g	203	3 g
Vollkorn-Knäckebrot	1 Sch. (10 g)	31	1,1 g	0,2 g	6 g	314	2 g
Vollkorn-Knäckebrot mit Sesam	1 Sch. (10 g)	34	1,2 g	0,7 g	5,6 g	339	7 g
Vollkornsemmel	1 Stk. (50 g)	112	4,1 g	0,8 g	21,8 g	223	1,6 g

Lebensmittel	Pkg./Port./Stk. EL/Menge (g)	kcal/ Portion	Nährstoffgehalt pro Portion			Pro 100 Gramm	
			EW	Fett	KH	kcal	Fett
Vollkorntoast	1 Stk. (20 g)	48	1,6 g	0,7 g	8,7 g	241	3,7 g
Vollkornzwieback	1 Sch. (10 g)	35	1,3 g	0,6 g	5,9 g	346	6 g
Wachauer	1 Stk. (80 g)	180	6,4 g	0,9 g	35,9 g	225	1,1 g
Weißbrot	1 Sch. (30 g)	72	2,2 g	0,4 g	14,6 g	239	1,3 g
Weißbrot-Mehrkornbrot	1 Sch. (30 g)	69	2,4 g	0,5 g	13,3 g	230	1,7 g
Weißbrot-Toastbrot	1 Sch. (20 g)	52	1,6 g	0,7 g	9,7 g	259	3,5 g
Weißbrot-Toastbrot mit Schrotanteilen	1 Sch. (20 g)	52	1,6 g	0,7 g	9,6 g	258	3,5 g
Weizen-Knusperbrot	1 Sch. (10 g)	38	1,2 g	0,3 g	7,4 g	375	3 g
Weizen-Roggen-Vollkornbrot	1 Sch. (40 g)	87	3,2 g	0,7 g	16,6 g	217	1,8 g
Weizen-Vollkornbrot	1 Sch. (40 g)	90	3,3 g	0,7 g	17,1 g	225	1,8 g
Weizen-Vollkorn-Toastbrot	1 Sch. (20 g)	58	0,8 g	0,4 g	12,4 g	289	2 g
Wiener Zopf	1 Stk. (30 g)	99	2,5 g	2,3 g	17,1 g	331	7,7 g
Zwieback	1 Sch. (10 g)	40	1 g	0,4 g	7,9 g	401	4 g
Zwieback (Picard S. A.)	1 Sch. (8 g)	32	0,8 g	0,5 g	6,2 g	405	6,3 g
Zwiebelbrot	1 Stk. (40 g)	86	2,4 g	0,7 g	17,2 g	215	1,8 g
TEIGWAREN							
Bandnudeln, gekocht	1 Port. (210 g)	264	9,3 g	2,1 g	51,3 g	126	1 g
Bandnudeln, roh	100 g	352	12,3 g	2,8 g	68,3 g	352	2,8 g
Eiergraupen, gekocht	1 Port. (210 g)	264	9,3 g	2,1 g	51,3 g	126	1 g
Eiergraupen, roh	100 g	352	12,3 g	2,8 g	68,3 g	352	2,8 g
Glasnudeln, roh	100 g	167	0 g	0 g	40 g	167	0 g
Hörnchen, gekocht	1 Port. (210 g)	264	9,3 g	2,1 g	51,3 g	126	1 g

Lebensmittel	Pkg./Port./Stk. EL/Menge (g)	kcal/ Portion	Nährstoffgehalt pro Portion			Pro 100 Gramm	
			EW	Fett	KH	kcal	Fett
Hörnchen, roh	100 g	352	12,3 g	2,8 g	68,3 g	352	2,8 g
Makkaroni, gekocht	1 Port. (210 g)	264	9,3 g	2,1 g	51,3 g	126	1 g
Makkaroni, roh	100 g	352	12,3 g	2,8 g	68,3 g	352	2,8 g
Spagetti, gekocht	1 Port. (210 g)	264	9,3 g	2,1 g	51,3 g	126	1 g
Spagetti, roh	100 g	352	12,3 g	2,8 g	68,3 g	352	2,8 g
Spätzle, gekocht	1 Port. (210 g)	302	8,8 g	1,6 g	61,1 g	144	0,8 g
Spätzle, roh	100 g	359	10,5 g	1,9 g	72,7 g	359	1,9 g
Suppennudeln, gekocht	1 Port. (210 g)	264	9,3 g	2,1 g	51,3 g	126	1 g
Suppennudeln, roh	100 g	352	12,3 g	2,8 g	68,3 g	352	2,8 g
Teigwaren aus Hartgrieß, gekocht	1 Port. (210 g)	314	11,3 g	1,1 g	63,7 g	150	0,5 g
Teigwaren aus Hartgrieß, roh	100 g	347	12,5 g	1,2 g	70,5 g	347	1,2 g
Teigwaren mit Eiern, gekocht	1 Port. (210 g)	264	9,3 g	2,1 g	51,3 g	126	1 g
Teigwaren mit Eiern, roh	100 g	352	12,3 g	2,8 g	68,3 g	352	2,8 g
Teigwaren mit Spinat, gekocht	1 Port. (210 g)	255	8 g	1,9 g	50,5 g	121	0,9 g
Teigwaren mit Spinat, roh	100 g	340	10,7 g	2,6 g	67,2 g	340	2,6 g
Teigwaren ohne Eier, gekocht	1 Port. (210 g)	314	11,3 g	1,1 g	63,7 g	150	0,5 g
Teigwaren ohne Eier, roh	100 g	347	12,5 g	1,2 g	70,5 g	347	1,2 g
Vollkornteigwaren aus Hirse, gekocht	1 Port. (210 g)	310	10,7 g	1,9 g	61,6 g	148	0,9 g
Vollkornteigwaren aus Hirse, roh	100 g	343	11,8 g	2,1 g	68,1 g	343	2,1 g
Vollkornteigwaren mit Eiern, gekocht	1 Port. (210 g)	300	11,1 g	3,8 g	54,4 g	143	1,8 g
Vollkornteigwaren mit Eiern, roh	100 g	333	12,5 g	4,2 g	60,3 g	333	4,2 g
Vollkornteigwaren mit Soja, gekocht	1 Port. (210 g)	238	12,1 g	3,8 g	38,3 g	113	1,8 g
Vollkornteigwaren mit Soja, roh	100 g	329	16,7 g	5,3 g	53 g	329	5,3 g

Lebensmittel	Pkg./Port./Stk. EL/Menge (g)	kcal/ Portion	Nährstoffgehalt pro Portion			Pro 100 Gramm	
			EW	Fett	KH	kcal	Fett
Vollkornteigwaren ohne Eier, gekocht	1 Port. (210 g)	291	12,1 g	2,3 g	54,7 g	139	1,1 g
Vollkornteigwaren ohne Eier, roh	100 g	323	13,4 g	2,5 g	60,6 g	323	2,5 g

Samen und Nüsse

Lebensmittel	Pkg./Port./Stk. EL/Menge (g)	kcal/ Portion	Nährstoffgehalt pro Portion			Pro 100 Gramm	
			EW	Fett	KH	kcal	Fett
Buchecker	100 g	588	6 g	50 g	30 g	588	50 g
Cashewnuss ohne Schale	1 Stk. (1 g)	6	0,2 g	0,4 g	0,3 g	568	42 g
Cashewnuss ohne Schale	1 EL (15 g)	85	3 g	8 g	5 g	568	42 g
Erdnuss ohne Schale	1 Stk. (0,5 g)	3	0,1 g	0,2 g	Spuren	561	48 g
Erdnuss ohne Schale	1 EL (15 g)	84	4 g	7 g	2 g	561	48 g
Erdnuss, geröstet	1 Stk. (0,5 g)	3	0,1 g	0,2 g	Spuren	579	49 g
Erdnuss, geröstet	1 EL (15 g)	87	4 g	8 g	2 g	579	49 g
Haselnuss ohne Schale	1 Stk. (0,5 g)	3	0,1 g	0,3 g	Spuren	636	62 g
Haselnuss ohne Schale	1 EL (15 g)	96	2 g	10 g	2 g	636	62 g
Haselnuss, gerieben	1 EL (7 g)	45	Spuren	4 g	Spuren	636	62 g
Kokosnuss	100 g	358	4 g	37 g	5 g	358	37 g
Kokosnussraspel	1 EL (10 g)	61	Spuren	6 g	Spuren	610	63 g
Kürbiskerne	1 EL (15 g)	84	4 g	7 g	2 g	560	46 g
Leinsamen	1 EL (15 g)	56	4 g	5 g	0 g	372	31 g
Leinsamen, geschrotet	1 EL (15 g)	57	4 g	5 g	0 g	379	32 g
Macadamianuss	1 Stk. (2 g)	14	0,1 g	1,5 g	0 g	676	73 g
Macadamianuss	1 EL (15 g)	102	1 g	11 g	0 g	676	73 g
Macadamianuss, geröstet	1 EL (15 g)	106	1 g	12 g	0 g	706	77 g

Lebensmittel	Pkg./Port./Stk. EL/Menge (g)	kcal/ Portion	Nährstoffgehalt pro Portion			Pro 100 Gramm	
			EW	Fett	KH	kcal	Fett
Mandel	1 Stk. (1 g)	6	Spuren	1 g	Spuren	569	54 g
Mandel	1 EL (15 g)	86	3 g	8 g	1 g	569	54 g
Mandel, gerieben	1 EL (8 g)	46	2 g	4 g	Spuren	569	54 g
Mandel, geröstet	1 Stk. (1 g)	6	0,2 g	0,5 g	0,1 g	586	54 g
Mandel, geröstet	1 EL (15 g)	88	3 g	8 g	1 g	586	54 g
Maroni	1 Stk. (20 g)	35	Spuren	Spuren	7 g	173	2 g
Mohn	1 EL (8 g)	38	2 g	3 g	Spuren	472	42 g
Paranuss ohne Schale	1 Stk. (1 g)	7	0,1 g	0,7 g	Spuren	660	67 g
Paranuss ohne Schale	1 EL (15 g)	99	2 g	10 g	Spuren	660	67 g
Pecanuss ohne Schale	1 Stk. (2 g)	14	Spuren	1,5 g	Spuren	692	72 g
Pecanuss ohne Schale	1 EL (15 g)	104	2 g	11 g	Spuren	692	72 g
Pinienkerne	1 EL (20 g)	115	5 g	10 g	2 g	575	51 g
Pistazie ohne Schale	1 Stk. (1 g)	6	0,2 g	0,5 g	0,1 g	575	52 g
Pistazie ohne Schale	1 EL (15 g)	86	3 g	8 g	2 g	575	52 g
Pistazie, geröstet	1 EL (20 g)	125	4 g	11 g	3 g	627	55 g
Sesam	1 EL (20 g)	112	4 g	10 g	2 g	559	50 g
Sonnenblumenkerne	1 EL (20 g)	115	5 g	10 g	3 g	574	49 g
Walnuss ohne Schale	1/2 Stk. (2 g)	13	0 g	1 g	0 g	654	63 g
Walnuss ohne Schale	1 EL (17 g)	111	2 g	11 g	2 g	654	63 g
Walnuss, gehackt	1 EL (12 g)	78	2 g	8 g	Spuren	654	63 g
Walnuss, gerieben	1 EL (8 g)	52	1 g	5 g	Spuren	654	63 g

Getränke

Lebensmittel	Pkg./Port./Stk. EL/Menge (g)	kcal/ Portion	Nährstoffgehalt pro Portion			Pro 100 Gramm	
			EW	Fett	KH	kcal	Fett
ALKOHOLFREIE GETRÄNKE							
Almdudler g'spritzt	1/4 l	63	0 g	0 g	14,8 g	25	0 g
Almdudler light	1/4 l	5	1 g	0 g	1 g	2	0 g
Almdudler still, div. Sorten	1/4 l	68	0 g	0 g	16,3 g	27	0 g
Ananas Fruchtnektar	1/4 l	175	0,5 g	0,2 g	41,6 g	70	0,1 g
Ananas Fruchtsaft	1/4 l	148	1,1 g	0,3 g	33,4 g	59	0,1 g
Apfel Fruchtnektar	1/4 l	161	0,4 g	0,4 g	38,3 g	65	0,2 g
Apfel Fruchtsaft	1/4 l	123	0,8 g	0,8 g	26,5 g	49	0,3 g
BioBio Apfelsaft naturtrüb	1/4 l	118	0,3 g	0 g	27,5 g	47	0 g
BioBio Gemüsesaft	1/4 l	53	1,8 g	0,3 g	10,5 g	21	0,1 g
BioBio Karottensaft mit Honig	1/4 l	93	1,3 g	0,6 g	20,3 g	37	0,2 g
BioBio Tomatensaft	1/4 l	45	1,8 g	0,3 g	8 g	18	0,1 g
Birne Fruchtnektar	1/4 l	169	0,6 g	0,3 g	41 g	68	0,1 g
Birne Fruchtsaft	1/4 l	135	1,2 g	0,6 g	32,2 g	54	0,2 g
Bravo Apfel gespritzt (Rauch)	1/4 l	103	0,3 g	0,3 g	24,8 g	41	0,1 g
Bravo Blutorange (Rauch)	1/4 l	113	0,3 g	0,3 g	26,8 g	45	0,1 g
Bravo Cocos-Ananas (Rauch)	1/4 l	73	0,3 g	0,3 g	16,3 g	29	0,1 g
Bravo Johannisbeere gespritzt (Rauch)	1/4 l	78	0,6 g	0,3 g	18 g	31	0,1 g

Lebensmittel	Pkg./Port./Stk. EL/Menge (g)	kcal/ Portion	Nährstoffgehalt pro Portion			Pro 100 Gramm	
			EW	Fett	KH	kcal	Fett
Bravo Mandarine ACE (Rauch)	1/4 l	105	0,3 g	0,3 g	25,8 g	42	0,1 g
Bravo Multivit (Rauch)	1/4 l	103	0,3 g	0,3 g	24,8 g	41	0,1 g
Bravo red orange BCE (Rauch)	1/4 l	113	0,3 g	0,3 g	26,8 g	45	0,1 g
Cappy Apfel s'pritzt	1/4 l	70	0 g	0 g	17 g	28	0 g
Cappy Apfel s'pritzt	1/4 l	70	0 g	0 g	17 g	28	0 g
Cappy Orange s'pritzt	1/4 l	70	0 g	0 g	17 g	28	0 g
Cappy Orange s'pritzt	1/4 l	70	0 g	0 g	17 g	28	0 g
Carpe Diem Ginkgo (Stock Vital)	1/4 l	90	0 g	0 g	21,8 g	36	0 g
Carpe Diem Kefir (Stock Vital)	1/4 l	53	0,3 g	0 g	12,5 g	21	0 g
Carpe Diem Kombucha (Stock Vital)	1/4 l	55	0 g	0 g	13,3 g	22	0 g
Coca-Cola classic	1/4 l	110	0 g	0 g	26,3 g	44	0 g
Coca-Cola light	1/4 l	3	0 g	0 g	0,8 g	1	0 g
Coca-Cola Vanilla	1/4 l	110	0 g	0 g	27,8 g	44	0 g
Cola-Getränke	1/4 l	152	8,3 g	0 g	27,1 g	61	0 g
Cola-Getränke kalorienarm	1/4 l	9	0 g	0 g	0,3 g	4	0 g
Eistee kalorienarm	1/4 l	25	0 g	0 g	5,5 g	10	0 g
Eistee mit Früchten	1/4 l	85	0 g	0 g	21,8 g	34	0 g
Fanta Citrell Lemon	1/4 l	70	0 g	0 g	16,8 g	28	0 g
Fanta exotic	1/4 l	110	0 g	0 g	26,3 g	44	0 g
Fanta Orange	1/4 l	105	0 g	0 g	25,3 g	42	0 g
Fanta Orange light	1/4 l	8	0 g	0 g	1 g	3	0 g
Fanta, Wild Berries	1/4 l	105	0 g	0 g	25,3 g	42	0 g
Fruchtsirup	1 EL (12 g)	35	0 g	0 g	8,5 g	289	0 g

Lebensmittel	Pkg./Port./Stk. EL/Menge (g)	kcal/ Portion	Nährstoffgehalt pro Portion			Pro 100 Gramm	
			EW	Fett	KH	kcal	Fett
FruchtTiger Magic Orange (Eckes-Granini)	1/4 l	50	1,3 g	1,3 g	11,3 g	20	0,5 g
FruchtTiger Multivitamin (Eckes-Granini)	1/4 l	50	1,3 g	1,3 g	11,3 g	20	0,5 g
FruchtTiger Roter Beeren-Mix (Eckes-Granini)	1/4 l	53	1,3 g	1,3 g	12,3 g	21	0,5 g
FruchtTiger Wilde Kirsche (Eckes-Granini)	1/4 l	58	1,3 g	1,3 g	13,5 g	23	0,5 g
Grapefruit Fruchtnektar	1/4 l	161	0,7 g	0,2 g	35,5 g	64	0,1 g
Grapefruit Fruchtsaft	1/4 l	119	1,4 g	0,3 g	21,2 g	48	0,1 g
Gröbi Aqua Relax Pfirsich Melisse	1/4 l	5	0 g	0 g	0,8 g	2	0 g
Gröbi Grapefruit	1/4 l	5	0 g	0 g	0,8 g	2	0 g
Gröbi Orange	1/4 l	5	0 g	0 g	0,5 g	2	0 g
Gröbi Orange Maracuja	1/4 l	5	0 g	0 g	0,8 g	2	0 g
Gröbi TriVit ACE	1/4 l	8	0 g	0 g	1 g	3	0 g
Gröbi Waldbeere	1/4 l	3	0 g	0 g	0 g	1	0 g
Gröbi Zitrone	1/4 l	5	0 g	0 g	0,3 g	2	0 g
Grüner Tee Pfirsich (Spar)	1/4 l	73	0,3 g	1,3 g	11,5 g	29	0,5 g
happyday 100 % Amarena Kirsch (Rauch)	1/4 l	145	1 g	0,3 g	33,8 g	58	0,1 g
happyday 100 % Ananas (Rauch)	1/4 l	132	1 g	0,3 g	30,2 g	53	0,1 g
happyday 100 % Apfel (Rauch)	1/4 l	118	Spuren	0,3 g	28,3 g	47	0,1 g
happyday 100 % Grapefruit (Rauch)	1/4 l	108	1,5 g	0,3 g	22,8 g	43	0,1 g
happyday 100 % Mango (Rauch)	1/4 l	145	0,5 g	0,3 g	34,3 g	58	0,1 g
happyday 100 % Orange (Rauch)	1/4 l	115	1,8 g	0,5 g	24,3 g	46	0,2 g
happyday 100 % Pfirsich (Rauch)	1/4 l	148	1 g	0,3 g	35 g	59	0,1 g
happyday 100 % schwarze Johannisbeere (Rauch)	1/4 l	135	0,8 g	0,3 g	31,5 g	54	0,1 g
happyday Aktiv Frühstück (Rauch)	1/4 l	90	1 g	0,3 g	20 g	36	0,1 g

Lebensmittel	Pkg./Port./Stk. EL/Menge (g)	kcal/ Portion	Nährstoffgehalt pro Portion			Pro 100 Gramm	
			EW	Fett	KH	kcal	Fett
happyday Apfel naturtrüb (Rauch)	1/4 l	130	1 g	0,3 g	30,8 g	52	0,1 g
hohes C Frühstückssaft Orange Karotte (Eckes-Granini)	1/4 l	105	2,5 g	1,3 g	23,5 g	42	0,5 g
hohes C Mineral Aktiv Orange-Gemüse-Passionsfrucht (Eckes-Granini)	1/4 l	110	2,5 g	1,3 g	24,5 g	44	0,5 g
hohes C Multivitamin (Eckes-Granini)	1/4 l	115	2,5 g	1,3 g	26 g	46	0,5 g
hohes C Orange (Eckes-Granini)	1/4 l	108	0,3 g	1,3 g	22,5 g	43	0,5 g
hohes C Vital Apfel Pfirsich Maracuja (Eckes-Granini)	1/4 l	100	2,5 g	1,3 g	23,8 g	40	0,5 g
hohes C Vital Birne Mango (Eckes-Granini)	1/4 l	90	2,5 g	1,3 g	21,5 g	36	0,5 g
hohes C Vital Traube Kirsche (Eckes-Granini)	1/4 l	103	2,5 g	1,3 g	24 g	41	0,5 g
Holunder Fruchtnektar	1/4 l	151	2,3 g	0,4 g	33,3 g	61	0,2 g
Holunder Fruchtsaft	1/4 l	125	5,8 g	1 g	20 g	50	0,4 g
Ice Tea Pfirsich light (Pfanner)	1/4 l	28	0,3 g	0,3 g	6,8 g	11	0,1 g
Ja! Natürlich Ananassaft	1/4 l	123	0,5 g	0 g	28,8 g	49	0 g
Ja! Natürlich Apfel-Mango Saft	1/4 l	123	0,5 g	0 g	28,5 g	49	0 g
Ja! Natürlich Gemüsesaft	1/4 l	80	2,3 g	0 g	16,8 g	32	0 g
Ja! Natürlich Holunder Punsch	1/4 l	152	2,3 g	1,5 g	31 g	61	0,6 g
Ja! Natürlich Karottensaft	1/4 l	80	1,5 g	0 g	16,8 g	32	0 g
Ja! Natürlich Rote Rübensaft	1/4 l	93	2,8 g	0 g	20 g	37	0 g
Ja! Natürlich Sauerkrautsaft	1/4 l	30	2,5 g	0,5 g	3,8 g	12	0,2 g
Ja! Natürlich Traubensaft	1/4 l	163	0,5 g	0 g	40 g	65	0 g
Johannisbeere, rot Fruchtsaft	1/4 l	256	2,3 g	0,4 g	55,9 g	103	0,2 g
Johannisbeere, schwarz	1/4 l	284	2,7 g	0,4 g	61,9 g	114	0,2 g
Karottensaft	1/4 l	54	2,2 g	0,4 g	9,9 g	22	0,2 g
Keli Ananas	1/4 l	60	0,3 g	0,3 g	14,3 g	24	0,1 g

Lebensmittel	Pkg./Port./Stk. EL/Menge (g)	kcal/ Portion	Nährstoffgehalt pro Portion			Pro 100 Gramm	
			EW	Fett	KH	kcal	Fett
Keli Mandarine	1/4 l	53	0,3 g	0,3 g	12,3 g	21	0,1 g
Keli Orange und Maracuja	1/4 l	50	0,3 g	0,3 g	12,3 g	20	0,1 g
Keli Pfirsich	1/4 l	48	0,3 g	0,3 g	11,3 g	19	0,1 g
Keli Tropic	1/4 l	60	0,3 g	0,3 g	14,3 g	24	0,1 g
Lift Apfelschorle	1/4 l	63	0 g	0 g	15 g	25	0 g
Limonaden durchschnittlich	1/4 l	104	0 g	0 g	25 g	42	0 g
Limonaden kalorienarm	1/4 l	8	0 g	0 g	1,1 g	3	0 g
Limonaden mit Bitterstoffen	1/4 l	79	0 g	0 g	18,8 g	31	0 g
Lipton Ice Tea Lemon	1/4 l	68	0 g	0 g	17,5 g	27	0 g
Lipton Ice Tea light	1/4 l	3	0 g	0 g	0 g	1	0 g
Lipton Ice Tea Mango	1/4 l	80	0 g	0 g	20 g	32	0 g
Lipton Ice Tea Pfirsich	1/4 l	70	0 g	0 g	17,5 g	28	0 g
Marillen Fruchtnektar (Aprikosen)	1/4 l	146	0,8 g	0,1 g	34,1 g	58	Spuren
Marillen Fruchtsaft	1/4 l	111	2,1 g	0,2 g	22,9 g	45	0,1 g
Markus Mineral plus Holunder-Zitron (Markus Quelle)	1/4 l	40	0 g	0 g	9,3 g	16	0 g
Markus Vitamindrink Pfirsich-Mango (Markus Quelle)	1/4 l	35	0 g	0 g	7,5 g	14	0 g
Markus Wellness pur (Markus Quelle)	1/4 l	10	0,3 g	0 g	1,5 g	4	0 g
Mezzo Mix, Orange (Coca Cola)	1/4 l	110	0 g	0 g	26,5 g	44	0 g
Mineralwasser	1/4 l	0	0 g	0 g	0 g	0	0 g
Nativa White Tee Ingwer (Rauch)	1/4 l	23	0,3 g	0,3 g	5,3 g	9	0,1 g
Nativa Green Tea und Ginkgo (Rauch)	1/4 l	50	0,3 g	0,3 g	11,5 g	20	0,1 g
Nativa Grüner Tee Pfirsich (Rauch)	1/4 l	18	0,3 g	0,3 g	4 g	7	0,1 g
Nativa Kräutertee Zitronengras (Rauch)	1/4 l	18	0,3 g	0,3 g	4 g	7	0,1 g

Lebensmittel	Pkg./Port./Stk. EL/Menge (g)	kcal/ Portion	Nährstoffgehalt pro Portion			Pro 100 Gramm	
			EW	Fett	KH	kcal	Fett
Nativa Weißer Tee Yuzu Cirtrus (Rauch)	1/4 l	18	0,3 g	0,3 g	4 g	7	0,1 g
Nektarinen Fruchtnektar	1/4 l	167	0,9 g	0,1 g	39,3 g	67	Spuren
Nektarinen Fruchtsaft	1/4 l	145	2,1 g	0,2 g	32 g	58	0,1 g
Nestea Eistee, Pfirsich (Coca Cola)	1/4 l	80	0 g	0 g	19 g	32	0 g
Nestea Eistee, Zitrone (Coca Cola)	1/4 l	80	0 g	0 g	19 g	32	0 g
Obi Süßmost (Eckes-Granini)	1/4 l	103	3 g	0,3 g	25 g	41	0,1 g
Orangen Fruchtnektar	1/4 l	157	1,2 g	0,2 g	35,9 g	63	0,1 g
Orangen Fruchtsaft	1/4 l	112	2,3 g	0,4 g	22 g	45	0,2 g
Pago Ananas 100 %	1/4 l	135	1 g	0,3 g	30,5 g	54	0,1 g
Pago Apfel 100 %	1/4 l	118	0,3 g	0,3 g	27,5 g	47	0,1 g
Pago Aprikose	1/4 l	163	0,9 g	0 g	38,3 g	65	0 g
Pago Banane	1/4 l	160	1 g	0,3 g	38 g	64	0,1 g
Pago Erdbeere	1/4 l	138	0 g	0,3 g	36,5 g	55	0,1 g
Pago Früchte und Ballaststoffe	1/4 l	55	0,8 g	0,3 g	11,8 g	22	0,1 g
Pago multivitamin rot	1/4 l	120	0,3 g	0,3 g	28,5 g	48	0,1 g
Pago Pfirisch	1/4 l	155	0,3 g	0,3 g	37 g	62	0,1 g
Passionsfrucht Fruchtnektar	1/4 l	151	1,4 g	0,2 g	33,5 g	61	0,1 g
Passionsfrucht Fruchtsaft	1/4 l	199	5,5 g	0,8 g	34,2 g	80	0,3 g
Pepsi-Cola light	1 Dose (330 ml)	1	0,3 g	0 g	0,3 g	0	0 g
Pfanner Orange Diät Nektar	1/4 l	53	0,8 g	0,3 g	10,5 g	21	0,1 g
Pfanner schwarze Johannisbeere Nektar	1/4 l	120	0,3 g	0,3 g	30,8 g	48	0,1 g
Pfirsich Fruchtnektar	1/4 l	150	0,8 g	0,1 g	35,7 g	60	Spuren
Pfirsich Fruchtsaft	1/4 l	107	1,8 g	0,2 g	23,9 g	43	0,1 g

Lebensmittel	Pkg./Port./Stk. EL/Menge (g)	kcal/ Portion	Nährstoffgehalt pro Portion			Pro 100 Gramm	
			EW	Fett	KH	kcal	Fett
Pflaumen Fruchtnektar	1/4 l	138	0,4 g	0,1 g	33 g	55	Spuren
Pflaumen Fruchtsaft	1/4 l	122	1,4 g	0,4 g	26,7 g	49	0,2 g
Powerade, Citrus (Coca Cola)	1/4 l	88	0 g	0 g	20,5 g	35	0 g
Powerade, Orange (Coca Cola)	1/4 l	88	0 g	0 g	20,5 g	35	0 g
Punica fruchtig rot	1/4 l	35	0,3 g	0,3 g	7,3 g	14	0,1 g
Punica melon tropic	1/4 l	33	0,3 g	0,3 g	6,5 g	13	0,1 g
Punica multivitamin	1/4 l	58	0,3 g	0,3 g	12,8 g	23	0,1 g
Qoo, Apfel (Coca Cola)	1/4 l	105	0 g	0 g	25,3 g	42	0 g
Rauch Eistee light Pfirsich	1/4 l	28	0,3 g	0,3 g	6,8 g	11	0,1 g
Rauch Eistee Pfirsich	1/4 l	83	0,3 g	0,3 g	20,5 g	33	0,1 g
Rauch Eistee Zitrone	1/4 l	83	0,3 g	0,3 g	20,5 g	33	0,1 g
Römerquelle Emotion, div. Sorten	1/4 l	13	0 g	0 g	8,8 g	5	0 g
Roter-Rüben-Gemüsesaft	1/4 l	88	3,4 g	0,2 g	17,3 g	35	0,1 g
Sanddornbeere Fruchtsaft	1/4 l	219	3,3 g	14,8 g	15,7 g	87	5,9 g
Sauerkraut-Saft	1/4 l	38	3,3 g	0,6 g	1,6 g	15	0,2 g
Schartner Bombe Diät Orange	1/4 l	13	0 g	0 g	2 g	5	0 g
Schweppes Indian Tonic Water	1/4 l	95	0 g	0 g	23 g	38	0 g
Schweppes Original Bitter Lemon	1/4 l	130	0 g	0 g	32 g	52	0 g
Sprite	1/4 l	105	0 g	0 g	25,3 g	42	0 g
Sprite light	1/4 l	3	0 g	0 g	0,8 g	1	0 g
Tee	1 Tasse (150 ml)	1	0,2 g	0 g	0 g	0	0 g
Tee mit Milch	1 Tasse (150 ml)	4	0,3 g	0,2 g	0,2 g	3	0,1 g
Tee mit Milch und Zucker	1 Tasse (150 ml)	15	0,3 g	0,2 g	3,1 g	10	0,1 g

Lebensmittel	Pkg./Port./Stk. EL/Menge (g)	kcal/ Portion	Nährstoffgehalt pro Portion			Pro 100 Gramm	
			EW	Fett	KH	kcal	Fett
Tee mit Obers (Sahne)	1 Tasse (150 ml)	15	0,3 g	1,5 g	0,2 g	10	1 g
Tee mit Obers (Sahne) und Zucker	1 Tasse (150 ml)	26	0,3 g	1,4 g	3 g	17	0,9 g
Tee mit Zucker	1 Tasse (150 ml)	13	0,2 g	1,5 g	0,2 g	8	1 g
Volvic Apfel	1/4 l	33	0 g	0 g	7,5 g	13	0 g
Volvic Orange	1/4 l	33	0 g	0 g	7,5 g	13	0 g
Volvic tee création, div. Sorten	1/4 l	43	0 g	0 g	10 g	17	0 g
Volvic Zitrone	1/4 l	8	0 g	0 g	1,5 g	3	0 g
Vöslauer Balance, div. Sorten	1/4 l	13	0 g	0 g	2,8 g	5	0 g
Waldquelle Flywell Pfirsich Melisse	1/4 l	15	0 g	0 g	3 g	6	0 g
Waldquelle Flywell Traube Lemon	1/4 l	20	0 g	0 g	4,8 g	8	0 g
Wasser	1/4 l	0	0 g	0 g	0 g	0	0 g
Weichsel Fruchtnektar	1/4 l	152	0,7 g	0,3 g	34,9 g	61	0,1 g
Weichsel Fruchtsaft	1/4 l	145	2 g	0,8 g	28,4 g	58	0,3 g
Zitronensaft	1 EL (15 ml)	15	0,1 g	0,1 g	3 g	100	0,7 g
SOJA-GETREIDE-GETRÄNKE & CO.							
Alpro soja Drink Banane	1/4 l	200	9,5 g	5,5 g	27,9 g	80	2,2 g
Alpro soja Drink Erdbeere	1/4 l	170	9,5 g	5,5 g	21 g	68	2,2 g
Alpro soja Drink gekühlt Kalzium	1/4 l	115	9,3 g	5,5 g	7 g	46	2,2 g
Alpro soja Drink gekühlt Schoko	1/4 l	203	9,5 g	6 g	26,8 g	81	2,4 g
Alpro soja Drink gekühlt Soja & Fruit	1 Fl. (500 ml)	270	10,5 g	5,5 g	42 g	54	1,1 g
Alpro soja Drink gekühlt Soja & Fruit Tropical	1 Fl. (500 ml)	270	10,5 g	6 g	41 g	54	1,2 g
Alpro soja Drink gekühlt Vanille	1/4 l	153	8,8 g	5,5 g	15,5 g	61	2,2 g

Lebensmittel	Pkg./Port./Stk. EL/Menge (g)	kcal/ Portion	Nährstoffgehalt pro Portion			Pro 100 Gramm	
			EW	Fett	KH	kcal	Fett
Alpro soja Drink Kalzium	1/4 l	118	9,3 g	5,5 g	7 g	47	2,2 g
Alpro soja Drink ohne Zucker und Salzzusatz	1/4 l	90	9,3 g	5,5 g	0,3 g	36	2,2 g
Alpro soja Drink Pfirsich/Aprikose	1/4 l	168	7,8 g	4,5 g	22 g	67	1,8 g
Alpro soja Drink Schokolade	1/4 l	190	9,5 g	5,5 g	25,5 g	76	2,2 g
Alpro soja Drink Vanille	1/4 l	175	9,5 g	5,5 g	21,8 g	70	2,2 g
Chi-enzymhaltiges Ferment-getränk (Vitam)	1/4 l	70	0,3 g	0,3 g	14,5 g	28	0,1 g
Coco Cream (Dr. Martins)	1/4 l	638	2 g	2,8 g	153 g	255	1,1 g
Coco Drink (Dr. Martins)	1/4 l	60	1,8 g	0,5 g	12 g	24	0,2 g
Coco Drink Ananas-Acerola (Dr. Martins)	1/4 l	78	1,5 g	0,5 g	8,8 g	31	0,2 g
Coco Drink Banane (Dr. Martins)	1/4 l	90	2 g	0,5 g	19,5 g	36	0,2 g
Coco Milk (Dr. Martins)	1/4 l	78	7,5 g	5,3 g	7 g	31	2,1 g
HaferDrink bio (Vitaquell)	1/4 l	105	2,5 g	3,8 g	16,3 g	42	1,5 g
Haferdrink Natur und Vanille (Natumi)	1/4 l	112	0,5 g	3,8 g	15,5 g	45	1,5 g
Honig Malz (Brauerei Pinkus Müller)	1 Fl. (330 ml)	145	k. A.	k. A.	k. A.	44	k. A.
Kokosmilch	1/4 l	61	0,6 g	1 g	12,3 g	24	0,4 g
Müller's Malz (Brauerei Pinkus Müller)	1 Fl. (500 ml)	205	k. A.	k. A.	k. A.	41	k. A.
Rauch Soja Mango Passion Orange	1/4 l	160	3 g	1,3 g	33 g	64	0,5 g
ReisDrink bio (Vitaquell)	1/4 l	123	0,3 g	3 g	23,8 g	49	1,2 g
Reisdrink Natur (Natumi)	1/4 l	120	0,3 g	2,5 g	24 g	48	1 g
Reisdrink Vanille (Natumi)	1/4 l	123	0,3 g	2,5 g	24,8 g	49	1 g
Sojadrink Banane (Provamel)	1/4 l	195	9,5 g	5,5 g	26 g	78	2,2 g
SojaDrink Banane (Vitaquell)	1/4 l	153	7,5 g	5 g	19,3 g	61	2 g
Sojadrink Calcium (Natumi)	1/4 l	113	8,3 g	4,8 g	9,5 g	45	1,9 g

Lebensmittel	Pkg./Port./Stk. EL/Menge (g)	kcal/ Portion	Nährstoffgehalt pro Portion			Pro 100 Gramm	
			EW	Fett	KH	kcal	Fett
SojaDrink Calcium mit Vanille (Vitaquell)	1/4 l	115	9,3 g	5,5 g	7 g	46	2,2 g
SojaDrink Cappuccino (Schneekoppe)	1/4 l	153	7,5 g	5 g	19,3 g	61	2 g
Sojadrink Erdbeere (Provamel)	1/4 l	148	9,5 g	5,5 g	15,5 g	59	2,2 g
SojaDrink Kakao (Vitaquell)	1/4 l	208	10 g	6 g	28 g	83	2,4 g
SojaDrink Klassik (Schneekoppe)	1/4 l	105	7,5 g	4,5 g	8,5 g	42	1,8 g
Sojadrink Natur (Natumi)	1/4 l	100	9 g	5,3 g	4 g	40	2,1 g
Sojadrink Natural (Natumi)	1/4 l	88	9,3 g	5,5 g	1 g	35	2,2 g
SojaDrink ohne Zucker und Salz (Vitaquell)	1/4 l	88	9,3 g	5,5 g	0,3 g	35	2,2 g
Sojadrink Schoko (Provamel)	1/4 l	210	9,7 g	6 g	28,8 g	84	2,4 g
Sojadrink Schoko + Calzium (Natumi)	1/4 l	163	8,5 g	4,5 g	22,3 g	65	1,8 g
SojaDrink Schokolade (Schneekoppe)	1/4 l	165	7,5 g	5,5 g	21,3 g	66	2,2 g
Sojadrink Special (Provamel)	1/4 l	128	9,3 g	5,5 g	10,5 g	51	2,2 g
Sojadrink Tropical (Natumi)	1/4 l	138	5 g	2,8 g	22,3 g	55	1,1 g
SojaDrink ungesüßt (Vitaquell)	1/4 l	88	1,5 g	5,5 g	0,3 g	35	2,2 g
Sojadrink Vanille (Natumi)	1/4 l	145	8,3 g	5 g	17 g	58	2 g
SojaDrink Vanille (Vitaquell)	1/4 l	140	9,3 g	5,5 g	12,8 g	56	2,2 g
SojaDrink Waldbeere (Schneekoppe)	1/4 l	155	7,5 g	7,5 g	19,3 g	62	2 g
Sowell Tri-Drink + Calcium (Natumi)	1/4 l	110	3 g	3 g	18,8 g	44	1 g
SPORTGETRÄNKE							
Gatorade, div. Sorten	1 Fl. (750 ml)	188	0 g	0 g	45 g	25	0 g
Iso Tonic (Rauch)	1 Fl. (500 ml)	155	0,5 g	0,5 g	36,5 g	31	0,1 g
Isostar Hydrate & Perform Pet Citron (Wander)	1 Fl. (500 ml)	145	0 g	0 g	33,5 g	29	0 g

Lebensmittel	Pkg./Port./Stk. EL/Menge (g)	kcal/ Portion	Nährstoffgehalt pro Portion			Pro 100 Gramm	
			EW	Fett	KH	kcal	Fett
Isostar Hydrate & Perform Pet Fresh (Wander)	1 Fl. (500 ml)	145	0 g	0 g	33,5 g	29	0 g
Isostar Hydrate & Perform Pet Orange (Wander)	1 Fl. (500 ml)	145	0 g	0 g	33,5 g	29	0 g
Isostar, div Sorten	1 Dose (250 ml)	73	0 g	0 g	16,8 g	29	0 g
Vitacan, div. Sorten	1 Fl. (600 ml)	150	0 g	0 g	36,6 g	25	0 g
ENERGY-DRINKS							
Blue Bear stimulation Drink	1 Dose (250 ml)	120	0,8 g	0 g	27,8 g	48	0 g
Blue Bear stimulation Drink sugar free	1 Dose (250 ml)	10	0,8 g	0 g	0 g	4	0 g
Booster Energy Drink (plus)	1 Dose (250 ml)	123	1 g	0,3 g	28,3 g	49	0,1 g
Dark Energy-Drink	1 Dose (250 ml)	115	0,3 g	0 g	27,8 g	46	0 g
Dark Energy-Drink exotic	1 Dose (250 ml)	123	0,3 g	0 g	29 g	49	0 g
Dark Energy-Drink Vodka-Base, div. Sorten	1 Dose (250 ml)	115	0,3 g	0 g	27,8 g	46	0 g
effect® (MBG)	1 Dose (250 ml)	113	0 g	0 g	28,3 g	45	0 g
Flying Horse	1 Dose (250 ml)	121	0 g	0 g	30 g	48	0 g
fullspeed Energy Drink	1 Dose (250 ml)	123	0 g	0,3 g	28,5 g	49	0,1 g
Power Horse Energy Drink	1 Dose (250 ml)	113	0 g	0 g	26,8 g	45	0 g
Power Horse Energy Drink sugar free	1 Dose (250 ml)	8	0 g	0 g	0 g	3	0 g
Race Energy Drink (G. Scheler)	1 Dose (250 ml)	123	1 g	0,3 g	28,3 g	49	0,1 g
Red Bull	1 Dose (250 ml)	113	0 g	0 g	28,3 g	45	0 g
Red Bull sugar free	1 Dose (250 ml)	8	0 g	0 g	0 g	3	0 g
Red hot Energy Drink	1 Dose (250 ml)	103	0,8 g	0 g	25 g	41	0 g
Shark Energy Drink	1 Dose (250 ml)	155	1 g	0 g	37,5 g	62	0 g
Shark life Energy Drink	1 Dose (250 ml)	30	1 g	0 g	7,3 g	12	0 g

Lebensmittel	Pkg./Port./Stk. EL/Menge (g)	kcal/ Portion	Nährstoffgehalt pro Portion			Pro 100 Gramm	
			EW	Fett	KH	kcal	Fett
KAFFEE							
Café Cool Classic (McDonald's)	1 Becher (190 ml)	137	4 g	5 g	20 g	72	2,6 g
Café Cool Grande (McDonald's)	1 Becher (300 ml)	228	7 g	8 g	33 g	76	2,7 g
Café Latte Classico (McDonald's)	1 Becher (195 ml)	88	4 g	5 g	6 g	45	2,6 g
Café Latte Grande (McDonald's)	1 Becher (310 ml)	108	5 g	6 g	8 g	35	1,9 g
Caffe Latte Cappuccino (Emmi)	1 Pkg. (230 ml)	136	5,8 g	2,8 g	21,9 g	59	1,2 g
Caffe Latte Espresso (Emmi)	1 Pkg. (230 ml)	136	5,8 g	2,3 g	23 g	59	1 g
Caffe Latte Macchiato (Emmi)	1 Pkg. (230 ml)	184	5,8 g	9,2 g	19,6 g	80	4 g
Cappuccino (Maxwell House)	1 Tasse*	42	1,3 g	1,5 g	5,7 g	k. A.	k. A.
Cappuccino mit Milchschaum	1 Tasse (160 ml)	33	3,2 g	3,2 g	0,8 g	33	3,2 g
Cappuccino mit Milchschaum	1 Becher (250 ml)	51	5 g	5 g	1,3 g	33	3,2 g
Cappuccino ungesüßt (Maxwell House)	1 Tasse*	40	1,6 g	1,8 g	4,3 g	k. A.	k. A.
Cappucino Classico (McDonald's)	1 Becher (160 ml)	46	2 g	2 g	3 g	29	1,3 g
Cappucino Grande (McDonald's)	1 Becher (245 ml)	69	3 g	4 g	5 g	28	1,6 g
Capuccinomilch (frischli)	1/4 l	152	9,5 g	6,5 g	14 g	61	2,6 g
Caro Choco (Nestlé)	1 Tasse (120 ml)*	84	2 g	3 g	13 g	70	2,5 g
Caro Espresso (Nestlé)	1 Tasse (60 ml)*	1	0 g	0 g	0 g	1	0 g
Caro Extra (Nestlé)	1 Tasse (150 ml)*	8	0 g	0 g	2 g	5	0 g
Caro Original (Nestlé)	1 Tasse (150 ml)*	5	0 g	0 g	1 g	3	0 g
Caro Typ Honig (Nestlé)	1 Tasse (120 ml)*	54	1 g	2 g	9 g	36	1,7 g
Caro Typ Latte (Nestlé)	1 Tasse (120 ml)*	57	2 g	3 g	7 g	48	2,5 g
Caro Vanilla (Nestlé)	1 Tasse (120 ml)*	70	2 g	3 g	9 g	58	2,5 g
Eis Cafe der cremige (Maresi)	1 Pkg. (200 ml)	150	3,6 g	7,6 g	17 g	75	3,8 g

* zubereitet lt. Packungsanleitung ohne Zugabe von Milch und Zucker

Lebensmittel	Pkg./Port./Stk. EL/Menge (g)	kcal/ Portion	Nährstoffgehalt pro Portion			Pro 100 Gramm	
			EW	Fett	KH	kcal	Fett
Eiskaffee (Ja! Natürlich)	1 Pkg. (200 ml)	168	6,4 g	6,8 g	19,8 g	84	3,4 g
Espresso	1 Tasse (60 ml)	2	0 g	0 g	0 g	4	0 g
Family Cappucino Schoko (Maxwell House)	1 Tasse*	51	1,1 g	1,6 g	8,3 g	k. A.	k. A.
Family Cappucino Schoko Haselnuss (Maxwell House)	1 Tasse*	52	1,1 g	1,6 g	8,3 g	k. A.	k. A.
Family Cappucino Schoko Vanille (Maxwell House)	1 Tasse*	52	1 g	1,5 g	8,6 g	k. A.	k. A.
Getreidekaffee (Naturata)	1 Tasse* (250 ml)	10	0,1 g	0 g	2,3 g	4	0 g
Ice press dark (Jacobs)	1 Dose (200 ml)	58	2 g	Spuren	26 g	29	0 g
Ice press latte (Jacobs)	1 Dose (200 ml)	112	14,4 g	0,4 g	40 g	56	0,2 g
Irish Coffee	1 Becher (250 ml)	175	0,1 g	3,2 g	1,2 g	70	1,3 g
Jacobs Cappuccino Cremafino	100 g Pulver	416	13,5 g	15 g	57 g	416	15 g
Jacobs Cappuccino Cremafino (17 g + 200 ml Wasser)	1 Becher*	71	2,3 g	2,6 g	9,7 g	33	1,2 g
Jacobs Cappuccino Cremafino entkoffeiniert	100 g Pulver	418	14 g	15,5 g	56,5 g	418	15,5 g
Jacobs Cappuccino Cremafino entkoffeiniert (10 g + 130 ml Wasser)	1 Tasse*	42	1,4 g	1,6 g	5,7 g	30	1,1 g
Jacobs Cappuccino Cremafino ungesüßt	100 g Pulver	426	17 g	19,5 g	45,5 g	426	19,5 g
Jacobs Cappuccino Cremafino ungesüßt (10 g + 130 ml Wasser)	1 Tasse*	43	2 g	2 g	5 g	32	1,4 g
Jacobs Cappuccino Cremafino Vanillla	100 g Pulver	408	12 g	14 g	57,5 g	408	14 g
Jacobs Cappuccino Cremafino Vanilla (10 g + 130 ml Wasser)	1 Tasse*	41	1,2 g	1,4 g	5,8 g	29	1 g
Jacobs Coco Cappuccino	100 g Pulver	401	9 g	12 g	64,2 g	401	12 g
Jacobs Coco Cappuccino (12,5 g + 125 ml Wasser)	1 Tasse*	50	1,1 g	1,5 g	8 g	36	1,2 g
Jacobs Coco Nuss Cappuccino	100 g Pulver	420	9 g	13 g	67 g	420	13 g
Jacobs Coco Nuss Cappuccino (12,5 g + 125 ml Wasser)	1 Tasse*	50	1,1 g	1,6 g	8,4 g	36	1,2 g
Jacobs Coco Vanille Cappuccino	100 g Pulver	414	8 g	12 g	69 g	414	12 g
Jacobs Coco Vanille Cappuccino (12,5 g + 125 ml Wasser)	1 Tasse*	52	1 g	1,5 g	8,6 g	38	1,1 g

* zubereitet lt. Packungsanleitung ohne Zugabe von Milch und Zucker

Lebensmittel	Pkg./Port./Stk. EL/Menge (g)	kcal/ Portion	Nährstoffgehalt pro Portion			Pro 100 Gramm	
			EW	Fett	KH	kcal	Fett
Jacobs Coco Weiß Cappuccino	100 g Pulver	410	12 g	10,5 g	66,5 g	410	10,5 g
Jacobs Coco Weiß Cappuccino (12,5 g + 125 ml Wasser)	1 Tasse*	51	1,5 g	1,3 g	8,3 g	37	0,9 g
Jacobs Marzipan Cappuccino	100 g Pulver	415	12 g	10,5 g	67,5 g	415	10,5 g
Jacobs Marzipan Cappuccino (12,5 g + 125 ml Wasser)	1 Tasse*	51	1,5 g	1,3 g	8,4 g	37	0,9 g
Jacobs Toffee Sahne Cappuccino	100 g Pulver	410	11 g	9,2 g	70,5 g	410	9,2 g
Jacobs Toffee Sahne Cappuccino (12,5 g + 125 ml Wasser)	1 Tasse*	51	1,4 g	1,2 g	8,8 g	37	0,9 g
Jacobs Cappuccino Specials Cote d'Or	100 g Pulver	390	10,5 g	12,5 g	58,5 g	390	12,5 g
Jacobs Cappuccino Specials Cote d'Or (22 g + 200 ml Wasser)	1 Becher*	86	2,3 g	2,8 g	12,9 g	39	1,3 g
Jacobs Cappuccino Specials Daim	100 g Pulver	445	10 g	17 g	63 g	445	17 g
Jacobs Cappuccino Specials Daim (20 g + 200 ml Wasser)	1 Becher*	89	3 g	3,4 g	12,6 g	39	1,5 g
Jacobs Cappuccino Specials Milka	100 g Pulver	420	11 g	15,5 g	58,5 g	420	15,5 g
Jacobs Cappuccino Specials Milka (22 g + 200 ml Wasser)	1 Becher*	92	2,4 g	3,4 g	12,9 g	41	1,5 g
Jacobs Cappuccino Specials Toblerone	100 g Pulver	432	11,5 g	16 g	60 g	432	16 g
Jacobs Cappuccino Specials Toblerone (20 g + 200 ml Wasser)	1 Becher*	86	2,3 g	3,2 g	12 g	39	1,5 g
Jacobs Cappuccino Specials Verpoorten	100 g Pulver	430	9,5 g	14 g	66 g	430	14 g
Jacobs Cappuccino Specials Verpoorten (20 g + 200 ml Wasser)	1 Becher*	86	1,9 g	2,8 g	13,2 g	39	1,3 g
Kaffee mit Kondensmilch	1 Tasse (150 ml)	9	0,6 g	0,4 g	0,9 g	6	0,3 g
Kaffee mit Kondensmilch und Zucker	1 Tasse (150 ml)	21	0,6 g	0,4 g	3,7 g	14	0,3 g
Kaffee mit Milch	1 Tasse (150 ml)	6	0,5 g	0,2 g	0,7 g	4	0,1 g
Kaffee mit Milch und Zucker	1 Tasse (150 ml)	18	0,4 g	0,2 g	3,5 g	12	0,1 g
Kaffee mit Zucker	1 Tasse (150 ml)	15	0,3 g	0 g	3,4 g	10	0 g
Kaffee ohne Milch, ohne Zucker	1 Tasse (150 ml)	3	0,3 g	0 g	0,5 g	2	0 g
Kathreiner Kneipp Malzkaffee (Nestlé)	1 Tasse (150 ml)*	13	1 g	0 g	3 g	9	0 g

* zubereitet lt. Packungsanleitung ohne Zugabe von Milch und Zucker

Lebensmittel	Pkg./Port./Stk. EL/Menge (g)	kcal/ Portion	Nährstoffgehalt pro Portion			Pro 100 Gramm	
			EW	Fett	KH	kcal	Fett
Kneipp Malzkaffee (Nestlé)	1 Tasse (150 ml)*	7	0 g	0 g	2 g	5	0 g
Latte Macchiato	1 Tasse (160 ml)	54	4,8 g	4,8 g	1,6 g	33	3 g
Latte Macchiato	1 Becher (250 ml)	84	7,5 g	7,5 g	2,5 g	33	3 g
Lindes Kaffee-Ersatz-Mischung (Nestlé)	1 Tasse (150 ml)*	4	0 g	0 g	1 g	3	0 g
Malzkaffee	1 Tasse (150 ml)	3	0 g	0 g	0,8 g	2	0 g
MinusL laktosefreier Wiener Eiskaffee	1/4 l	145	4 g	4,5 g	22,3 g	58	1,8 g
Nescafé Classic (Nestlé)	1 Tasse (150 ml)*	2	0 g	0 g	0 g	1	0 g
Nescafé Espresso (Nestlé)	1 Tasse (60 ml)*	1	0 g	0 g	0 g	1	0 g
Nescafé Family Typ Cappuccino Caramel (Nestlé)	1 Tasse (120 ml)*	53	1 g	2 g	9 g	44	1,7 g
Nescafé Family Typ Cappuccino Choco (Nestlé)	1 Tasse (120 ml)*	51	1 g	2 g	8 g	43	1,7 g
Nescafé Family Typ Cappuccino Choco Nuss (Nestlé)	1 Tasse (120 ml)*	52	1 g	2 g	8 g	43	1,7 g
Nescafé Family Typ Cappuccino Cream (Nestlé)	1 Tasse (120 ml)*	53	1 g	2 g	9 g	44	1,7 g
Nescafé Family Typ Die Weiße (Nestlé)	1 Tasse (120 ml)*	53	1 g	2 g	9 g	44	1,7 g
Nescafé Family Typ Vanilla (Nestlé)	1 Tasse (120 ml)*	53	1 g	2 g	9 g	44	1,7 g
Nescafé Frappé (Nestlé)	1 Tasse (250 ml)*	224	10 g	8 g	28 g	90	3,2 g
Nescafé Gold (Nestlé)	1 Tasse (150 ml)*	2	0 g	0 g	0 g	1	0 g
Nescafé Typ Café au lait (Nestlé)	1 Tasse (150 ml)*	51	2 g	2,5 g	5 g	34	1,7 g
Nescafé Typ Cappuccino cremig zart (Nestlé)	1 Tasse (150 ml)*	61	1,5 g	2,5 g	8 g	27	1,7 g
Nescafé Typ Cappuccino entkoffeiniert (Nestlé)	1 Tasse (150 ml)*	55	2 g	2 g	8 g	37	1,3 g
Nescafé Typ Cappuccino ungesüßt (Nestlé)	1 Tasse (150 ml)*	59	2 g	3 g	6 g	29	2 g
Nescafé Typ Latte Caramel (Nestlé)	1 Glas (200 ml)*	72	2 g	2 g	11 g	36	1 g
Nescafé Typ Latte Choco (Nestlé)	1 Glas (200 ml)*	75	2 g	2 g	13 g	38	1 g
Nescafé Typ Latte leicht gesüßt (Nestlé)	1 Glas (200 ml)*	85	2 g	4 g	10 g	42	2 g

* zubereitet lt. Packungsanleitung ohne Zugabe von Milch und Zucker

Lebensmittel	Pkg./Port./Stk. EL/Menge (g)	kcal/ Portion	Nährstoffgehalt pro Portion			Pro 100 Gramm	
			EW	Fett	KH	kcal	Fett
Nescafé Typ Latte Macchiato (Nestlé)	1 Glas (200 ml)*	91	3 g	6 g	8 g	46	3 g
Nescafé Typ Wiener Melange (Nestlé)	1 Tasse (150 ml)*	75	2 g	2 g	12 g	50	1,3 g
Nescafé Wiener Melange (Nestlé)	1 Pkg. (18 g)	77	1,5 g	2,5 g	12 g	421	13 g
Nescafé xpress choco (Nestlé)	1 Dose (250 ml)	130	3,5 g	21 g	3,3 g	52	8,4 g
Nescafé xpress vanilla (Nestlé)	1 Dose (250 ml)	128	3,5 g	21 g	3,3 g	51	8,4 g
Nescafé xpress white (Nestlé)	1 Dose (250 ml)	120	3,5 g	19,3 g	3,3 g	48	7,7 g
KAKAO- UND SCHOKOGETRÄNKE							
Benco Power Plus (20 g Pulver + 200 ml Vollmilch 3,5 %) (Bensdorp)	1 Glas (200 ml)	212	8,1 g	8,6 g	25,5 g	106	4,3 g
Benco Power Plus (Pulver) (Bensdorp)	100 g	360	5,8 g	4,3 g	74 g	360	4,3 g
Benco Power Plus (Pulver) (Bensdorp)	1 Portion (20 g)	72	1,2 g	0,9 g	14,8 g	360	4,3 g
Cacao Excellent Heiße Schokolade (20 g Pulver + 200 ml Vollmilch 3,5 %) (Suchard)	1 Tasse (200 ml)	215	8,4 g	9,3 g	24 g	108	4,7 g
Cacao Excellent Heiße Schokolade (Pulver) (Suchard)	100 g	370	6,5 g	7,4 g	68,5 g	370	7,4 g
Cacao Excellent Heiße Schokolade (Pulver) (Suchard)	1 Portion (20 g)	74	1,3 g	1,5 g	13,7 g	370	7,4 g
Choco Latte Noisette (Emmi)	1 Pkg. (230 ml)	281	8,1 g	13,8 g	31,1 g	122	6 g
Choco Latte original (Emmi)	1 Pkg. (230 ml)	260	8,1 g	11,5 g	31,1 g	113	5 g
Cococino (mit Wasser zubereitet) (Nestlé)	1 Tasse (110 ml)	98	2 g	4 g	15 g	89	3,6 g
Cohoco-Caramel-Dink (mit Milch, 1,5 % zuber.) (Nestlé)	1 Tasse (200 ml)	169	8 g	4 g	26 g	84	2 g
Express Kakao (20 g Pulver + 200 ml Vollmilch 3,5 %) (Bensdorf)	1 Glas (200 ml)	210	7,7 g	8,4 g	26,5 g	105	4,2 g
Express Kakao (Pulver) (Bensdorf)	100 g	365	3,9 g	3 g	80 g	365	3 g
Express Kakao (Pulver) (Bensdorf)	1 Portion (20 g)	73	0,8 g	0,6 g	16 g	365	3 g
Fasten Schokomilch 0,9 % Fett (NÖM)	1/4 l	123	9 g	2,3 g	16,2 g	49	0,9 g
Feiner Schoko Traum (Desserta)	1 Fl. (750 ml)	720	22,5 g	27 g	97,5 g	96	3,6 g

* zubereitet lt. Packungsanleitung ohne Zugabe von Milch und Zucker

Lebensmittel	Pkg./Port./Stk. EL/Menge (g)	kcal/ Portion	Nährstoffgehalt pro Portion			Pro 100 Gramm	
			EW	Fett	KH	kcal	Fett
Feinste heiße Schokolade (mit Milch, 3,5 % Fett zuber.) (Nestlé)	1 Tasse (150 ml)	154	6 g	7 g	17 g	103	4,7 g
Heiße Schokolade	1 Tasse (150 ml)	196	5 g	5,4 g	31,3 g	131	3,6 g
Heißes Kakaogetränk (McDonald's)	1 Becher (215 ml)	277	7 g	7 g	21 g	129	3,3 g
Instant Kakao-Trunk mit Magermilch	1 Be. (200 ml)	104	7 g	0,6 g	17,8 g	52	0,3 g
Kakaomilch	1/4 l	133	8,5 g	0,5 g	23,3 g	53	0,2 g
Kakaomilch (Landliebe)	1/4 l	218	8,5 g	10,3 g	22,8 g	87	4,1 g
Kakaomilch (NÖM)	1/4 l	200	8,5 g	8,5 g	22,3 g	80	3,4 g
Kakaomilch Bio, laktosefrei 0,2 % Fett (Heirler)	1 Be. (200 ml)	98	7 g	0,4 g	16,4 g	49	0,2 g
Kakaomilch mager 0,2 % Fett (NÖM)**)**	1/4 l	133	8,8 g	0,5 g	23,8 g	53	0,2 g
Kellogg's Frosties Drink mit Schokoladengeschmack	100 ml	102	3,4 g	1,6 g	18,6 g	102	1,6 g
Lion Choco-Caramel-Drink (20 g Pulver + 200 ml fettarme Milch) (Nestlé)	1 Tasse (200 ml)	169	7,5 g	3,8 g	25,5 g	85	1,9 g
Lion Choco-Caramel-Drink (Pulver) (Nestlé)	100 g	364	4,5 g	3,1 g	79,5 g	364	3,1 g
Lion Choco-Caramel-Drink (Pulver) (Nestlé)	1 Portion (20 g)	73	0,9 g	0,6 g	15,9 g	364	3,1 g
Milka Schoko Drink (20 g Pulver + Vollmilch 3,5 %)	1 Glas (200 ml)	215	7,9 g	9 g	25,5 g	108	4,5 g
Milka Schoko Drink (Pulver)	100 g	370	6,5 g	7,4 g	68,5 g	370	7,4 g
Milka Schoko Drink (Pulver)	1 Portion (20 g)	74	1,3 g	1,5 g	13,7 g	370	7,4 g
MinusL laktosefrei Schokomilch	1 Pkg. (250 ml)	148	8,5 g	4,3 g	18,8 g	59	1,7 g
Monte Drink (Zott)	1 Pkg. (200 mg)	176	7 g	4,2 g	26,4 g	88	2,1 g
Müllermilch Coco-Schoco (Müller Milch)	1 Be. (500 ml)	390	17,5 g	7,5 g	62,5 g	78	1,5 g
Müllermilch Schoko (Müller Milch)	1 Be. (500 ml)	385	19 g	8 g	59 g	77	1,6 g
Müllermilch Schoko (Müller Milch)	1 Fl. (400 ml)	316	14,4 g	6,4 g	50,4 g	79	1,6 g
Nesquik Kakaopulver (20 g Pulver + 200 ml fettarme Milch) (Nestlé)	1 Glas (200 ml)	168	7,5 g	3,8 g	24,8 g	84	1,9 g
Nesquik Kakaopulver (40 % zuckerreduziert) (20 g Pulver + 200 ml fettarme Milch) (Nestlé)	1 Glas (200 ml)	168	7,5 g	2,1 g	25,4 g	84	1,1 g

Lebensmittel	Pkg./Port./Stk. EL/Menge (g)	kcal/ Portion	Nährstoffgehalt pro Portion			Pro 100 Gramm	
			EW	Fett	KH	kcal	Fett
Nesquik Kakaopulver (40 % zuckerreduziert) (Nestlé)	100 g	361	4,6 g	3,1 g	78,8 g	361	3,1 g
Nesquik Kakaopulver (40 % zuckerreduziert) (Nestlé)	1 Portion (20 g)	72	0,9 g	0,6 g	15,8 g	361	3,1 g
Nesquik Kakaopulver (Das plus zur Milch) (20 g Pulver + 200 ml fettarme Milch) (Nestlé)	1 Glas (200 ml)	168	7,5 g	3,8 g	25,4 g	84	1,9 g
Nesquik Kakaopulver (Das plus zur Milch) (Nestlé)	100 g	359	4,4 g	3 g	78,8 g	359	3 g
Nesquik Kakaopulver (Das plus zur Milch) (Nestlé)	1 Portion (20 g)	72	0,9 g	0,6 g	15,8 g	359	3 g
Nesquik Kakaopulver (Nestlé)	100 g	361	4,4 g	3,1 g	78,9 g	361	3,1 g
Nesquik Kakaopulver (Nestlé)	1 Portion (20 g)	72	0,9 g	0,6 g	15,8 g	361	3,1 g
Nesquik Sirup, pur (Nestlé)	5 TL (12 ml)	33	0 g	0 g	8 g	275	0 g
Ovo Drink (Wanger)	1 Fl. (250 ml)	132	7,8 g	5 g	14 g	53	2 g
Ovomaltine (Pulver)	100 g	361	11,2 g	1,7 g	75 g	361	1,7 g
Ovomaltine (Pulver)	1 Portion (20 g)	72	2,2 g	0,3 g	15 g	361	1,7 g
Schokomilch (Ja! Natürlich)	1/4 l	245	8,3 g	9,5 g	31,3 g	98	3,8 g
Siggi's Cacao Milch (Maresi)	1 Pkg. (200 ml)	168	6,8 g	6,8 g	18,8 g	84	3,4 g
Suchard Express Instantkakao (KRAFT)	1 Be. (200 ml)	210	8,4 g	8,4 g	26,5 g	105	4,2 g
Trinkschokolade (Bioleben)	100 g Pulver	352	7,2 g	2 g	76,4 g	352	2 g

Lebensmittel	Portion	Kcal	Alkoholgehalt	kcal/100 ml
ALKOHOLISCHE GETRÄNKE				
Absinth	1 Glas (50 ml)	215	k. A.	430
Altbier	1 Halbe (500 ml)	207	18 g	41
Altbier	1 Seidel (330 ml)	136	12 g	41
Apfelwein	1/8 l	82	6 g	66
Apricot-Brandy	2 cl	61	5 g	305
Aquavit	1 Glas (2 cl)	48	k. A.	239
Arrak	2 cl	46	7 g	230
Bananenlikör	2 cl	64	6 g	320
Berliner Weiße mit Schuss	1 Seidel (330 ml)	173	11 g	52
Bier alkoholarm	1 Halbe (500 ml)	275	6 g	55
Bier alkoholarm	1 Seidel (330 ml)	182	4 g	55
Bier alkoholfrei	1 Halbe (500 ml)	128	2 g	26
Bier alkoholfrei	1 Seidel (330 ml)	85	1 g	26
Bier Doppelbock	1 Halbe (500 ml)	312	32 g	62
Bier Doppelbock	1 Seidel (330 ml)	206	21 g	62
Bier dunkel	1 Halbe (500 ml)	187	18 g	37
Bier dunkel	1 Seidel (330 ml)	123	12 g	37
Bier Export dunkel	1 Halbe (500 ml)	217	21 g	43
Bier Export dunkel	1 Seidel (330 ml)	143	14 g	43
Bier Export hell	1 Halbe (500 ml)	221	21 g	44
Bier Export hell	1 Seidel (330 ml)	146	14 g	44
Bier hell	1 Halbe (500 ml)	194	18 g	39

Lebensmittel	Portion	Kcal	Alkohol-gehalt	kcal/100 ml
Bier hell	1 Seidel (330 ml)	128	12 g	39
Bier Pils hell	1 Halbe (500 ml)	211	20 g	42
Bier Pils hell	1 Seidel (330 ml)	139	13 g	42
Bitterlikör	2 cl	69	6 g	345
Bockbier hell	1 Halbe (500 ml)	299	28 g	60
Bockbier hell	1 Seidel (330 ml)	197	18 g	60
Bowle	1/4 l	270	13 g	108
Burgunder	1/8 l	98	12 g	78
Calvados	2 cl	63	9 g	315
Campari	1 Glas (5 cl)	124	15 g	248
Champagner	1 Glas (0,1 l)	79	9 g	79
Champagner trocken	1 Glas (0,1 l)	79	9 g	79
Cherry Brandy	2 cl	61	5 g	305
Cognac	2 cl	48	7 g	240
Cointreau	1 Glas (2 cl)	47	k. A.	237
Cola-Rum	1 Glas (0,2 l)	138	3 g	69
Crème de Cacao	2 cl	57	4 g	285
Curacao	2 cl	64	6 g	320
Dessertwein i. D.	1/8 l	209	23 g	167
Doppelkorn	1 Glas (2 cl)	42	k. A.	208
Eierlikör	2 cl	57	3 g	285
Eiswein Beerenauslese	1/8 l	122	13 g	98
Feuerzangenbowle	1 Glas (0,2 l)	298	17 g	149

Lebensmittel	Portion	Kcal	Alkohol-gehalt	kcal/100 ml
Fruchtaromalikör	2 cl	64	6 g	320
Fruchtbrandy	2cl	61	5 g	305
Fruchtdessertwein	1/8 l	237	25 g	190
Fruchtwein	1/8 l	83	8 g	66
Genever	2 cl	39	6 g	195
Gewürzlikör	2cl	50	6 g	250
Gin	2cl	53	8 g	265
Gin Fizz	1 Glas (0,2 l)	180	26 g	90
Glühwein	1/4 l	261	16 g	104
Grand Manier	2 cl	64	6 g	320
Hefe-Weizenbier	1 Halbe (500 ml)	191	18 g	38
Hefe-Weizenbier	1 Seidel (330 ml)	126	12 g	38
Himbeergeist	2 cl	49	7 g	245
Johannisbeerwein	1/8 l	82	6 g	66
Kaffeelikör	2 cl	57	4 g	285
Kirschwasser	2cl	49	7 g	245
Kölsch	1 Glas (500 ml)	239	k. A.	48
Korn	2cl	50	7 g	250
Kräuterlikör	2cl	50	6 g	250
Liköre	2cl	49	4 g	245
Madeirawein	1/8 l	209	23 g	167
Malzbier	1 Halbe (500 ml)	275	6 g	55
Malzbier	1 Seidel (330 ml)	182	4 g	55

Lebensmittel	Portion	Kcal	Alkohol-gehalt	kcal/100 ml
Malzbier mit Zucker	1 Halbe (500 ml)	281	6 g	56
Malzbier mit Zucker	1 Seidel (330 ml)	186	4 g	56
Mandellikör	2 cl	64	6 g	320
Maraschino	2cl	64	6 g	320
Marsala	1/8 l	192	19 g	154
Most	1/4 l	107	13 g	43
Obstbranntwein	2 cl	49	7 g	245
Obstwein	1/8 l	82	6 g	66
Orangenlikör	1 Glas (2 cl)	47	k. A.	234
Ouzo	2 cl	42	6 g	210
Perlwein	1/8 l	99	11 g	79
Portwein	1/8 l	192	19 g	154
Radler	1 Halbe (500 ml)	170	9 g	34
Radler	1 Seidel (330 ml)	112	6 g	34
Roséwein	1/8 l	110	14 g	88
Rotwein alkoholfrei	1/8 l	33	Spuren	26
Rotwein leicht	1/8 l	83	10 g	66
Rotwein mittel	1/8 l	83	10 g	66
Rotwein Qualitätswein	1/8 l	83	10 g	66
Rotwein schwer	1/8 l	98	12 g	78
Rum 38%	2 cl	46	7 g	230
Schaumwein	1 Glas (0,1 l)	79	9 g	79
Schillerwein Rotling	1/8 l	91	11 g	73

Lebensmittel	Portion	Kcal	Alkohol-gehalt	kcal/100 ml
Sekt	1 Glas (0,1 l)	79	9 g	79
Sekt mit Orangensaft	1 Glas (0,2 l)	75	8 g	38
Sherry	1 Glas (0,1 l)	117	16 g	117
Sherry cream	1 Glas (5 cl)	69	8 g	138
Sherry medium	1 Glas (5 cl)	60	7 g	120
Sherry trocken	1 Glas (5 cl)	58	8 g	116
Starkbier	1 Halbe (500 ml)	299	28 g	60
Starkbier	1 Seidel (330 ml)	197	18 g	60
Tokayer	1/8 l	190	11 g	152
Tom Collins	1 Glas (0,2 l)	180	26 g	90
Wacholderschnaps	2 cl	42	6 g	210
Weinbrand	2 cl	48	7 g	240
Weingeist	2 cl	48	7 g	240
Weißbier	1 Halbe (500 ml)	213	21 g	43
Weißbier	1 Seidel (330 ml)	141	14 g	43
Weißwein alkoholfrei	1/8 l	33	Spuren	26
Weißwein Auslese	1/8 l	122	13 g	98
Weißwein halbtrocken	1/8 l	93	11 g	74
Weißwein Kabinett	1/8 l	90	13 g	72
Weißwein Spätlese	1/8 l	93	11 g	74
Weißwein Tafelwein	1/8 l	81	10 g	65
Weißwein trocken	1/8 l	90	13 g	72
Weizenbier Export	1 Halbe (500 ml)	213	21 g	43

Lebensmittel	Portion	Kcal	Alkohol-gehalt	kcal/100 ml
Weizenbier Export	1 Seidel (330 ml)	141	14 g	43
Wermut süß	1 Glas (5 cl)	78	7 g	156
Wermut trocken	1 Glas (5 cl)	63	6 g	126
Whiskey	4 cl	100	14 g	250
Wodka	2 cl	46	7 g	230
Zwetschgenwasser	2 cl	49	7 g	245
COCKTAILS				
Caipirinha	1 Glas (300 ml)	323	k. A.	108
Daiquiri	1 Glas (150 ml)	167	k. A.	112
Tequila Sunrise	1 Glas (300 ml)	207	k. A.	69
Mojito	1 Glas (300 ml)	215	k. A.	71
Cuba Libre	1 Glas (200 ml)	195	k. A.	98
Pina Colada	1 Glas (200 ml)	185	k. A.	93

Süßes

Lebensmittel	Pkg./Port./Stk. EL/Menge (g)	kcal/ Portion	Nährstoffgehalt pro Portion			Pro 100 Gramm	
			EW	Fett	KH	kcal	Fett
SCHOKO & PRALINEN							
7 Länder Spezialitäten (Nestlé)	1 Stk. (12 g)	63	1 g	4 g	6 g	527	33,3 g
After Eight (Nestlé)	1 Stk. (8 g)	35	0,2 g	1 g	6 g	424	12,5 g
After Eight (Nestlé)	1 Pkg. (200 g)	848	4 g	26 g	148 g	424	12,5 g
After Eight Any Time (Nestlé)	1 Stk. (1,5 g)	6	0 g	1 g	0 g	425	66,7 g
After Eight Biscuits (Nestlé)	1 Stk. (5 g)	26	0 g	1 g	3 g	515	20 g
After Eight Milde Orange (Nestlé)	1 Stk. (8 g)	35	0 g	6 g	1 g	420	75 g
After Eight My Favourite (Nestlé)	1 Stk. (8 g)	40	1 g	3 g	4 g	517	37,5 g
After Eight White (Nestlé)	1 Stk. (8 g)	36	0 g	7 g	1 g	433	87,5 g
Alpen-Milchschokolade (Manner)	1 Pkg. (200 g)	1.144	13,4 g	76,2 g	101 g	572	38,1 g
Austria Mozartkugeln (Manner)	100 g	502	4,8 g	26,3 g	61,5 g	502	26,3 g
Bensdorp Gold Alpenmilch Schokolade (Suchard)	1 Rippe (16,7 g)	85	1,2 g	4,5 g	9,9 g	510	27,1 g
Bensdorp Gold Alpenmilch Schokolade (Suchard)	1 Tafel (100 g)	510	7,2 g	27,1 g	59,5 g	510	27,1 g
Bensdorp Gold Alpenmilch Schokolade (Suchard)	1 Rippe (30 g)	153	2,2 g	8,1 g	17,9 g	510	27,1 g
Bensdorp Gold Alpenmilch Schokolade (Suchard)	1 Tafel (300 g)	1.530	21,6 g	81,3 g	178,5 g	510	27,1 g
Bensdorp Gold Banane Schokolade (Suchard)	1 Rippe (16,7 g)	97	0,8 g	6,9 g	8,2 g	581	41,2 g
Bensdorp Gold Banane Schokolade (Suchard)	1 Tafel (100 g)	581	5 g	41,2 g	49,2 g	581	41,2 g
Bensdorp Gold Erdbeer Schokolade (Suchard)	1 Rippe (16,7 g)	88	0,7 g	4,4 g	9,5 g	529	32,2 g

Lebensmittel	Pkg./Port./Stk. EL/Menge (g)	kcal/ Portion	Nährstoffgehalt pro Portion			Pro 100 Gramm	
			EW	Fett	KH	kcal	Fett
Bensdorp Gold Erdbeer Schokolade (Suchard)	1 Tafel (100 g)	529	4,4 g	32,2 g	56,9 g	529	32,2 g
Bensdorp Gold Erdbeer-Rahm Schokolade (Suchard)	1 Rippe (30 g)	174	1,5 g	10,4 g	14,8 g	541	34,5 g
Bensdorp Gold Erdbeer-Rahm Schokolade (Suchard)	1 Tafel (300 g)	1.621	14,1 g	103,6 g	166,5 g	541	34,5 g
Bensdorp Gold Haselnuss Schokolade (Suchard)	1 Rippe (16,7 g)	88	1,1 g	5,8 g	8,9 g	524	34,5 g
Bensdorp Gold Haselnuss Schokolade (Suchard)	1 Tafel (100 g)	524	6,5 g	34,5 g	53,3 g	524	34,5 g
Bensdorp Gold Haselnuss Schokolade (Suchard)	1 Rippe (30 g)	157	2 g	10,4 g	16 g	524	34,5 g
Bensdorp Gold Haselnuss Schokolade (Suchard)	1 Tafel (300 g)	1.572	19,5 g	103,5 g	159,9 g	524	34,5 g
Bensdorp Gold Himbeer Schokolade (Suchard)	1 Rippe (16,7 g)	90	0,7 g	5,4 g	9,5 g	536	32,3 g
Bensdorp Gold Himbeer Schokolade (Suchard)	1 Tafel (100 g)	536	4,4 g	32,3 g	57,1 g	536	32,3 g
Bensdorp Gold Noisette Schokolade (Suchard)	1 Rippe (16,7 g)	88	1,3 g	5,1 g	9,2 g	524	30,7 g
Bensdorp Gold Noisette Schokolade (Suchard)	1 Tafel (100 g)	524	7,8 g	30,7 g	55 g	524	30,7 g
Bensdorp Gold Nougat Krokant (Suchard)	1 Rippe (30 g)	169	2 g	11,6 g	14,8 g	564	38,8 g
Bensdorp Gold Nougat Krokant (Suchard)	1 Tafel (300 g)	1.693	20,4 g	116,4 g	147,9 g	564	38,8 g
Bensdorp Gold Nougat Schokolade (Suchard)	1 Rippe (16,7 g)	90	1,2 g	5,7 g	8,9 g	538	33,9 g
Bensdorp Gold Nougat Schokolade (Suchard)	1 Tafel (100 g)	538	6,9 g	33,9 g	53 g	538	33,9 g
Bensdorp Gold Rum Kokos Schokolade (Suchard)	1 Rippe (30 g)	139	1,9 g	7,5 g	15,4 g	462	25,1 g
Bensdorp Gold Rum Kokos Schokolade (Suchard)	1 Tafel (300 g)	1.386	19,2 g	75,3 g	153,9 g	462	25,1 g
Bensdorp Gold Trüffel Obers (Sahne) Schokolade (Suchard)	1 Rippe (30 g)	164	1,4 g	10,6 g	16,7 g	548	35,2 g
Bensdorp Gold Trüffel Obers (Sahne) Schokolade (Suchard)	1 Tafel (300 g)	1.643	13,5 g	105,6 g	167,4 g	548	35,2 g
Bensdorp Gold Trüffel Schokolade (Suchard)	1 Rippe (16,7 g)	89	0,7 g	5,6 g	9,6 g	533	33,7 g
Bensdorp Gold Trüffel Schokolade (Suchard)	1 Tafel (100 g)	533	4,1 g	33,7 g	57,5 g	533	33,7 g
Bitterschokolade	1 Rippe (16,7 g)	65	1,8 g	3 g	7,6 g	394	18 g
Bounty (Masterfoods)	1 Stk. (28,5 g)	135	1,1 g	7,3 g	16,1 g	471	25,6 g

Lebensmittel	Pkg./Port./Stk. EL/Menge (g)	kcal/ Portion	Nährstoffgehalt pro Portion			Pro 100 Gramm	
			EW	Fett	KH	kcal	Fett
Bounty Miniatures (Masterfoods)	1 Stk. (8 g)	37	0,3 g	2,1 g	4,6 g	467	25,8 g
Bounty Miniatures (Masterfoods)	1 Pkg. (150 g)	701	6,2 g	38,7 g	85,3 g	467	25,8 g
Bounty Minis (Masterfoods)	1 Stk. (28,5 g)	135	1,1 g	7,3 g	16,1 g	471	25,6 g
Bounty Minis (Masterfoods)	1 Pkg. (250 g)	1.178	10,3 g	64 g	142 g	471	25,6 g
Bounty Zartherb (Masterfoods)	1 Stk. (28,5 g)	132	0,9 g	7,6 g	15,2 g	473	27 g
Cappuccino Patisserie (Loacker)	1 Stk. (7,5 g)	41	0,8 g	2,5 g	3,8 g	541	33 g
Cappuccino Patisserie (Loacker)	1 Pkg. (90 g)	487	9,9 g	29,7 g	45 g	541	33 g
Caramac (Nestlé)	1 Riegel (30 g)	169	2 g	11 g	16 g	563	37 g
Celebrations (Masterfoods)	1 Pkg. (263 g)	1.299	14,7 g	65,8 g	162 g	494	25 g
Chip Choc Dark-Noir (Loacker)	1 Stk. (20 g)	102	1,5 g	5,4 g	11,9 g	543	27,1 g
Chip Choc Loackini (Loacker)	1 Stk. (9 g)	49	0,8 g	3,2 g	4,3 g	543	35 g
Chip Choc Milk-Au lait (Loacker)	1 Stk. (20 g)	102	1,7 g	5,3 g	12,1 g	512	26,3 g
Choco Crossies White Chips (Nestlé)	1 Stk. (2 g)	12	0 g	1 g	1 g	518	50 g
Diät Alpenmilch Schokolade (Suchard)	1 Rippe (16,5 g)	79	1 g	5,2 g	7,1 g	481	31,5 g
Diät Alpenmilch Schokolade (Suchard)	1 Tafel (100 g)	481	6,4 g	31,5 g	43 g	481	31,5 g
Diät Haselnuss Schokolade (Suchard)	1 Rippe (16,5 g)	82	1,2 g	5,5 g	6,6 g	498	33,5 g
Diät Haselnuss Schokolade (Suchard)	1 Tafel (100 g)	498	7 g	33,5 g	40 g	498	33,5 g
Diät Korn Krisp Schokolade (Suchard)	1 Rippe (16,5 g)	80	1,1 g	5,3 g	6,8 g	486	32 g
Diät Korn Krisp Schokolade (Suchard)	1 Tafel (100 g)	486	6,7 g	32 g	41,5 g	486	32 g
Diät Noisette Schokolade (Suchard)	1 Rippe (16,5 g)	83	1,2 g	5,6 g	6,5 g	500	34 g
Diät Noisette Schokolade (Suchard)	1 Tafel (100 g)	500	7 g	34 g	39,5 g	500	34 g
Diät Zartherb Schokolade (Suchard)	1 Rippe (16,5 g)	82	1,3 g	5,9 g	5,5 g	498	36 g
Diät Zartherb Schokolade (Suchard)	1 Tafel (100 g)	498	8 g	36 g	33,5 g	498	36 g

Lebensmittel	Pkg./Port./Stk. EL/Menge (g)	kcal/ Portion	Nährstoffgehalt pro Portion			Pro 100 Gramm	
			EW	Fett	KH	kcal	Fett
Diät-Schokolade Cappuccino (Schneekoppe)	1 Rippe (16,5 g)	93	1,8 g	6,1 g	7,6 g	565	37 g
Diät-Schokolade Cappuccino (Schneekoppe)	1 Tafel (100 g)	565	11 g	37 g	46 g	565	37 g
Diät-Schokolade Erdbeer-Joghurt-Creme (Schneekoppe)	1 Rippe (16,5 g)	93	1,8 g	6,1 g	7,6 g	565	37 g
Diät-Schokolade Erdbeer-Joghurt-Creme (Schneekoppe)	1 Tafel (100 g)	565	11 g	37 g	46 g	565	37 g
Dove Caramel Laison (Masterfoods)	1 Stk. (25 g)	121	1,3 g	6 g	15,4 g	484	24,1 g
Dove Caramel Laison (Masterfoods)	1 Pkg. (200 g)	968	10,4 g	48 g	123,2 g	484	24,1 g
Edel Bitter Schokolade (Vivani)	1 Tafel (100 g)	554	3,9 g	44,7 g	30,7 g	554	44,7 g
Edel Pralinen-Auslese (Schneekoppe)	1 Stk. (8,7 g)	44	0,7 g	2,7 g	4,1 g	500	31 g
Edel Pralinen-Auslese (Schneekoppe)	1 Pkg. (100 g)	500	8 g	31 g	47 g	500	31 g
Eiskonfekt	1 Stk. (15 g)	78	0,6 g	4,7 g	8,5 g	522	31,3 g
Erdbeer-Soufflé Schokolade (Pea Diät)	1 Rippe (16,5 g)	93	1,5 g	6,3 g	7,6 g	562	38 g
Erdbeer-Soufflé Schokolade (Pea Diät)	1 Tafel (100 g)	562	9 g	38 g	46 g	562	38 g
Feine Bitterschokolade (72 % Kakao) (Vivani)	1 Tafel (100 g)	543	7,5 g	43,3 g	30,7 g	543	43,3 g
Feine Bitterschokolade (85 % Kakao) (Vivani)	1 Tafel (100 g)	540	10,8 g	44,9 g	23,1 g	540	44,9 g
Feine Choco-Toffees (Schneekoppe)	1 Stk. (8 g)	25	0,2 g	1,4 g	5 g	312	18 g
Feine Choco-Toffees (Schneekoppe)	1 Pkg. (75 g)	234	1,5 g	13,5 g	47,2 g	312	18 g
Feine Diätschokolade Zartbitter (Schneekoppe)	1 Rippe (16,5 g)	87	1 g	5,4 g	8,3 g	525	33 g
Feine Diätschokolade Zartbitter (Schneekoppe)	1 Tafel (100 g)	525	6 g	33 g	50 g	525	33 g
Feine Pralinés (Manner)	1 Stk. (5,8 g)	21	0 g	0,4 g	4,3 g	367	7,5 g
Feine Pralinés (Manner)	1 Pkg. (150 g)	551	1,1 g	11,3 g	111,2 g	367	7,5 g
Feine Vollmilchschokolade (Pea Diät)	1 Rippe (16,5 g)	93	1,7 g	6,1 g	7,8 g	561	37 g
Feine Vollmilchschokolade (Pea Diät)	1 Tafel (100 g)	561	10 g	37 g	47 g	561	37 g
Feinste Edel-Marzipan-Happen (Pea Diät)	1 Stk. (12,5 g)	61	1 g	3,6 g	6 g	485	29 g

Lebensmittel	Pkg./Port./Stk. EL/Menge (g)	kcal/ Portion	Nährstoffgehalt pro Portion			Pro 100 Gramm	
			EW	Fett	KH	kcal	Fett
Ferrero Küsschen (Ferrero)	1 Stk. (9 g)	53	1 g	4,1 g	3,2 g	585	45,6 g
Ferrero Rocher (Ferrero)	1 Stk. (13 g)	72	1,2 g	5,1 g	5,2 g	562	39 g
Fioretto Cappuccino (Lindt Sprüngli)	1 Stk. (23 g)	122	1,5 g	7,1 g	12,7 g	529	30,9 g
Fioretto Caramel (Lindt Sprüngli)	1 Stk. (23 g)	118	1,3 g	6,7 g	13,1 g	513	29,1 g
Fioretto Marc de Champagne (Lindt Sprüngli)	1 Stk. (23 g)	116	1,4 g	6,7 g	12,1 g	505	29,1 g
Fioretto Marzipan (Lindt Sprüngli)	1 Stk. (23 g)	117	1,4 g	5,5 g	14,5 g	510	23,9 g
Fioretto Mousse (Lindt Sprüngli)	1 Stk. (23 g)	116	1,6 g	6,9 g	12 g	504	30 g
Fioretto Nougat (Lindt Sprüngli)	1 Stk. (23 g)	127	1,7 g	7,8 g	12,2 g	552	33,9 g
Fioretto Stracciatella (Lindt Sprüngli)	1 Stk. (23 g)	126	1,8 g	7,8 g	12 g	548	33,9 g
Fioretto Waldfrucht (Lindt Sprüngli)	1 Stk. (23 g)	122	2,1 g	7,4 g	12 g	530	32,2 g
Fioretto Winter (Lindt Sprüngli)	1 Stk. (23 g)	127	1,4 g	8,1 g	12,7 g	552	35,2 g
Fioretto Zabaione (Lindt Sprüngli)	1 Stk. (23 g)	124	1,5 g	6,9 g	12,9 g	537	30 g
Gefüllte Diät Vollmilchschokolade Cappuccino (Schneekoppe)	1 Tafel (100 g)	565	11 g	37 g	46 g	565	37 g
Gefüllte Diät Vollmilchschokolade Erdbeer-Jogurt-Creme (Schneekoppe)	1 Tafel (100 g)	565	11 g	37 g	46 g	565	37 g
Gefüllte Diät Vollmilchschokolade Pfefferminz-Creme (Schneekoppe)	1 Tafel (100 g)	455	6 g	25 g	54 g	455	25 g
Gefüllte Diät Vollmilchschokolade Weinbrand-Trüffel (Schneekoppe)	1 Tafel (100 g)	520	9 g	32 g	49 g	520	32 g
Giotto (Ferrero)	1 Stk. (4,4 g)	26	0,5 g	1,9 g	1,6 g	590	43,2 g
Green & Blacks Schokolade Almond (Green & Blacks)	1 Rippe (16,7 g)	96	1,9 g	6,7 g	6,9 g	572	40 g
Green & Blacks Schokolade Almond (Green & Blacks)	1 Tafel (100 g)	572	11,5 g	40 g	41,5 g	572	40 g
Green & Blacks Schokolade Dark 70 % (Green & Blacks)	1 Rippe (16,7 g)	96	1,3 g	6,8 g	7,6 g	576	40,5 g
Green & Blacks Schokolade Dark 70 % (Green & Blacks)	1 Tafel (100 g)	576	7,5 g	40,5 g	45,5 g	576	40,5 g
Green & Blacks Schokolade Hazelnut & Currant (Green & Blacks)	1 Rippe (16,7 g)	91	1,3 g	5,9 g	8,4 g	545	35 g
Green & Blacks Schokolade Hazelnut & Currant (Green & Blacks)	1 Tafel (100 g)	545	7,5 g	35 g	50 g	545	35 g

Lebensmittel	Pkg./Port./Stk. EL/Menge (g)	kcal/ Portion	Nährstoffgehalt pro Portion			Pro 100 Gramm	
			EW	Fett	KH	kcal	Fett
Green & Blacks Schokolade White (Green & Blacks)	1 Rippe (16,7 g)	96	1,3 g	8,8 g	6,3 g	577	52,5 g
Green & Blacks Schokolade White (Green & Blacks)	1 Tafel (100 g)	577	7,5 g	52,5 g	37,5 g	577	52,5 g
Halbbitterkuvertüre	100 g	396	10 g	10,7 g	63,9 g	396	10,7 g
Haselnuss-Schokolade für Diabetiker	1 Tafel (100 g)	485	7,6 g	30,5 g	43 g	485	30,5 g
Haushaltsschokolade (Manner)	1 Tafel (250 g)	1.255	10 g	62,5 g	163 g	502	25 g
Haushaltsschokolade (Manner)	100 g	502	3,9 g	25 g	65,2 g	502	25 g
Hofbauer Für Verwöhnte (Lindt Sprüngli)	1 Stk. (12,5 g)	66	0,9 g	3,9 g	6,8 g	527	31,2 g
Hofbauer Marzipanrolle (Lindt Sprüngli)	1 Stk. (45 g)	208	4,2 g	12,4 g	19,7 g	461	27,6 g
Hofbauer Mozartkugeln in Milchschokolade (Lindt Sprüngli)	1 Stk. (20 g)	103	1,7 g	6,3 g	9,8 g	514	31,5 g
Hofbauer Mozartkugeln in Zart-bitter-Schokolade (Lindt Sprüngli)	1 Stk. (20 g)	103	1,6 g	6,4 g	9,8 g	516	32 g
Hofbauer Truffes de Luxe (Lindt Sprüngli)	1 Stk. (12,5 g)	67	0,7 g	4 g	6,2 g	534	31,9 g
Hofbauer Truffes de Luxe (Lindt Sprüngli)	100 g	534	5,5 g	31,9 g	49,3 g	534	31,9 g
Hofbauer Weinbrandweichseln (Lindt Sprüngli)	100 g	550	2,8 g	16,7 g	58,6 g	550	16,7 g
Hofbauer Wiener Komposition (Lindt Sprüngli)	1 Stk. (9,4 g)	49	0,6 g	2,8 g	5,2 g	516	29,3 g
Hofbauer Wiener Komposition (Lindt Sprüngli)	1 Pkg. (75 g)	387	4,6 g	22 g	41,1 g	516	29,3 g
I love Milka Alpenmilchcrème (Suchard)	1 Stk. (6,3 g)	36	0,5 g	2,3 g	3,1 g	565	36,5 g
I love Milka Diät Nuss-Nougat (Suchard)	1 Stk. (6,3 g)	33	0,5 g	2,2 g	2,4 g	525	35,2 g
I love Milka Erdbeer-Rahm (Suchard)	1 Stk. (6,3 g)	36	0,4 g	2,4 g	3,2 g	575	38,1 g
I love Milka Marzipan (Suchard)	1 Stk. (6,3 g)	31	0,5 g	1,7 g	3,3 g	495	27 g
I love Milka Nougat-Crème (Suchard)	1 Stk. (6,3 g)	35	0,4 g	2,1 g	3,5 g	550	33,4 g
I love Milka Schneeträumerei (Suchard)	1 Stk. (6,3 g)	35	0,4 g	2,2 g	3,3 g	554	34,9 g
Ildefonso (Manner)	1 Stk. (10 g)	56	0,5 g	3,6 g	5,2 g	555	36 g
Junior A258 weiße Schokolade	1 Stk. (75 g)	394	5,6 g	20,6 g	46,5 g	525	27,5 g

Lebensmittel	Pkg./Port./Stk. EL/Menge (g)	kcal/ Portion	Nährstoffgehalt pro Portion			Pro 100 Gramm	
			EW	Fett	KH	kcal	Fett
Junior Riegel weiße Schokolade	1 Stk. (23 g)	121	1,7 g	6,3 g	14,3 g	525	27,5 g
Kakaopulver	1 EL (12 g)	41	2,4 g	2,9 g	1,3 g	342	24,5 g
Karamellen (Manner)	1 Stk. (4,4 g)	12	0,2 g	0,3 g	2,3 g	272	5,7 g
Karamellen (Manner)	1 Pkg. (150 g)	408	5,4 g	8,5 g	77,6 g	272	5,7 g
Kinder Bueno (Ferrero)	1 Riegel (21,5 g)	121	2,1 g	8,1 g	10 g	563	37,5 g
Kinder Country (Ferrero)	1 Riegel (23,5 g)	132	2,3 g	7,9 g	12,8 g	559	33,6 g
Kinder Happy Hippo (Ferrero)	1 Stk. (20 g)	118	1,9 g	7,5 g	10,6 g	567	38,2 g
Kinder Maxi King (Ferrero)	1 Stk. (35 g)	175	2,6 g	12,6 g	12,7 g	499	36 g
Kinder Milchschnitte (Ferrero)	1 Stk. (28 g)	115	2,6 g	7,4 g	9,4 g	410	26,5 g
Kinder Pingui (Ferrero)	1 Stk. (30 g)	132	2,2 g	8,7 g	11,3 g	439	28,9 g
Kinder Prof. Rino (Ferrero)	1 Stk. (21 g)	119	1,7 g	8,9 g	8 g	568	42,6 g
Kinder Schoko Bons (Ferrero)	1 Pkg. (125 g)	695	11,3 g	45,4 g	59,3 g	556	36,3 g
Kinder Schokolade (Ferrero)	1 Riegel (13 g)	70	1,3 g	4,3 g	6,6 g	558	34 g
Kinder Überraschung (Ferrero)	1 Stk. (21 g)	110	1,3 g	6,3 g	11,6 g	523	30 g
Knusper-Pralinés Cappuccino (Schneekoppe)	1 Stk. (8,7 g)	43	0,6 g	3,1 g	4,1 g	492	36 g
Knusper-Pralinés Cappuccino (Schneekoppe)	1 Pkg. (96 g)	472	6,7 g	34,6 g	45,1 g	492	36 g
Küfferle Katzenzungen (Lindt Sprüngli)	1 Stk. (4,2 g)	23	0,4 g	1,5 g	2 g	549	35,5 g
Küfferle Katzenzungen (Lindt Sprüngli)	1 Pkg. (75 g)	412	7 g	26,6 g	36,3 g	549	35,5 g
Lebkuchen Allerlei (Manner)	1 Pkg. (500 g)	1.850	21 g	35 g	362,5 g	370	7 g
Lindt Alpenvollmilch extra fein (Lindt Sprüngli)	1 Rippe (16,7 g)	90	1,2 g	5,3 g	9,3 g	537	31,8 g
Lindt Alpenvollmilch extra fein (Lindt Sprüngli)	1 Tafel (100 g)	537	7,2 g	31,8 g	55,8 g	537	31,8 g
Lindt Alpenvollmilch Extra (Lindt Sprüngli)	1 Rippe (16,7 g)	89	1,1 g	5,2 g	9,5 g	535	31 g
Lindt Alpenvollmilch Extra (Lindt Sprüngli)	1 Tafel (100 g)	535	6,5 g	31 g	57 g	535	31 g

Lebensmittel	Pkg./Port./Stk. EL/Menge (g)	kcal/ Portion	Nährstoffgehalt pro Portion			Pro 100 Gramm	
			EW	Fett	KH	kcal	Fett
Lindt Amaretto Trüffel (Lindt Sprüngli)	1 Rippe (16,7 g)	95	1,1 g	5,5 g	9,4 g	570	33 g
Lindt Amaretto Trüffel (Lindt Sprüngli)	1 Tafel (100 g)	570	6,4 g	33 g	56 g	570	33 g
Lindt Caramel (Lindt Sprüngli)	1 Rippe (16,7 g)	89	1 g	5,7 g	8,5 g	535	34 g
Lindt Caramel (Lindt Sprüngli)	1 Tafel (100 g)	535	6,1 g	34 g	51 g	535	34 g
Lindt Chocolat Trüffel (Lindt Sprüngli)	1 Rippe (16,7 g)	93	1 g	6 g	8,9 g	557	36 g
Lindt Chocolat Trüffel (Lindt Sprüngli)	1 Tafel (100 g)	557	6 g	36 g	53 g	557	36 g
Lindt Cognac (Lindt Sprüngli)	1 Rippe (16,7 g)	79	0,7 g	3,8 g	9,7 g	472	23 g
Lindt Cognac (Lindt Sprüngli)	1 Tafel (100 g)	472	4,4 g	23 g	58 g	472	23 g
Lindt Creme Caramel mit Mandelkrokant (Lindt Sprüngli)	1 Rippe (16,7 g)	94	1,3 g	6,3 g	7,8 g	560	38 g
Lindt Creme Caramel mit Mandelkrokant (Lindt Sprüngli)	1 Tafel (100 g)	560	7,7 g	38 g	47 g	560	38 g
Lindt Cresta (Lindt Sprüngli)	1 Rippe (16,7 g)	89	0,8 g	5 g	10 g	530	30 g
Lindt Cresta (Lindt Sprüngli)	1 Tafel (100 g)	530	5 g	30 g	61 g	530	30 g
Lindt Diät Hauchdünne Täfelchen, Vollmilch (Lindt Sprüngli)	1 Tafel (100 g)	471	10 g	35 g	36 g	471	35 g
Lindt Diät Kleiner Dank (Lindt Sprüngli)	100 g	454	8,9 g	33 g	34 g	454	33 g
Lindt Diät Marzipan Pralinés (Lindt Sprüngli)	100 g	439	7,4 g	28 g	45 g	439	28 g
Lindt Diät Nougat Tafel (Lindt Sprüngli)	1 Tafel (100 g)	467	10 g	35 g	33 g	467	35 g
Lindt Diät Pralinés Nougat (Lindt Sprüngli)	100 g	497	10 g	39 g	31 g	497	39 g
Lindt Diät Pralinés Selection Classic (Lindt Sprüngli)	100 g	371	7,1 g	26,4 g	39,6 g	371	26,4 g
Lindt Diät Pralinés Selection Classic (Lindt Sprüngli)	1 Pkg. (125 g)	464	8,9 g	33 g	37 g	371	26,4 g
Lindt Diät Vollmilch Chocolade (Lindt Sprüngli)	1 Tafel (100 g)	471	10 g	35 g	35 g	471	35 g
Lindt Diät Vollmilch Nuss Chocolade (Lindt Sprüngli)	1 Tafel (100 g)	490	11 g	39 g	30 g	490	39 g
Lindt Diät Zartbitter Chocolade (Lindt Sprüngli)	1 Tafel (100 g)	440	6,1 g	37 g	26 g	440	37 g
Lindt Edelbitter Mousse Café (Lindt Sprüngli)	1 Rippe (16,7 g)	94	1,4 g	7,5 g	5,2 g	560	45 g

Lebensmittel	Pkg./Port./Stk. EL/Menge (g)	kcal/ Portion	Nährstoffgehalt pro Portion			Pro 100 Gramm	
			EW	Fett	KH	kcal	Fett
Lindt Edelbitter Mousse Café (Lindt Sprüngli)	1 Tafel (100 g)	560	8,3 g	45 g	31 g	560	45 g
Lindt Edelbitter Mousse Orange (Lindt Sprüngli)	1 Rippe (16,7 g)	86	1,1 g	5,8 g	7,2 g	513	35 g
Lindt Edelbitter Mousse Orange (Lindt Sprüngli)	1 Tafel (100 g)	513	6,7 g	35 g	43 g	513	35 g
Lindt Edelbitter Mousse Pur (Lindt Sprüngli)	1 Rippe (16,7 g)	95	1,4 g	7,8 g	5 g	567	47 g
Lindt Edelbitter Mousse Pur (Lindt Sprüngli)	1 Tafel (100 g)	567	8,5 g	47 g	30 g	567	47 g
Lindt Edelbitter Mousse Sauerkirsch-Chili (Lindt Sprüngli)	1 Rippe (16,7 g)	85	1,1 g	5,8 g	9,4 g	509	35 g
Lindt Edelbitter Mousse Sauerkirsch-Chili (Lindt Sprüngli)	1 Tafel (100 g)	509	6,6 g	35 g	56 g	509	35 g
Lindt Eiscafé-Waffel (Lindt Sprüngli)	1 Rippe (16,7 g)	91	11,9 g	5,5 g	9,2 g	546	33 g
Lindt Eiscafé-Waffel (Lindt Sprüngli)	1 Tafel (100 g)	546	7,1 g	33 g	55 g	546	33 g
Lindt Excellance Ganznuss (Lindt Sprüngli)	1 Rippe (16,7 g)	95	1,3 g	6,6 g	7,7 g	566	39,4 g
Lindt Excellance Ganznuss (Lindt Sprüngli)	1 Tafel (100 g)	566	7,8 g	39,4 g	45,9 g	566	39,4 g
Lindt Excellence, 70 % Cacao (Lindt Sprüngli)	1 Rippe (16,7 g)	89	1,6 g	6,8 g	5,7 g	534	41 g
Lindt Excellence, 70 % Cacao (Lindt Sprüngli)	1 Tafel (100 g)	534	9,3 g	41 g	34 g	534	41 g
Lindt Excellence, 85 % Cacao (Lindt Sprüngli)	1 Rippe (16,7 g)	89	1,8 g	7,7 g	3,2 g	530	46 g
Lindt Excellence, 85 % Cacao (Lindt Sprüngli)	1 Tafel (100 g)	530	11 g	46 g	19 g	530	46 g
Lindt Excellence, 99 % Cacao (Lindt Sprüngli)	1 Rippe (16,7 g)	89	2,2 g	8,4 g	1,3 g	530	50 g
Lindt Excellence, 99 % Cacao (Lindt Sprüngli)	1 Tafel (100 g)	530	13 g	50 g	8 g	530	50 g
Lindt Excellence, Birne Intense (Lindt Sprüngli)	1 Rippe (16,7 g)	84	1 g	5,2 g	8,2 g	500	31 g
Lindt Excellence, Birne Intense (Lindt Sprüngli)	1 Tafel (100 g)	500	6 g	31 g	49 g	500	31 g
Lindt Excellence, Café Intense (Lindt Sprüngli)	1 Rippe (16,7 g)	87	0,8 g	5,7 g	8,2 g	520	34 g
Lindt Excellence, Café Intense (Lindt Sprüngli)	1 Tafel (100 g)	520	5 g	34 g	49 g	520	34 g
Lindt Excellence, Caramel (Lindt Sprüngli)	1 Rippe (16,7 g)	94	0,8 g	6 g	8,9 g	560	36 g
Lindt Excellence, Caramel (Lindt Sprüngli)	1 Tafel (100 g)	560	5 g	36 g	53 g	560	36 g

Lebensmittel	Pkg./Port./Stk. EL/Menge (g)	kcal/ Portion	Nährstoffgehalt pro Portion			Pro 100 Gramm	
			EW	Fett	KH	kcal	Fett
Lindt Excellence, Citron Intense (Lindt Sprüngli)	1 Rippe (16,7 g)	84	1 g	5,2 g	8,2 g	500	31 g
Lindt Excellence, Citron Intense (Lindt Sprüngli)	1 Tafel (100 g)	500	6 g	31 g	49 g	500	31 g
Lindt Excellence, Cocos (Lindt Sprüngli)	1 Rippe (16,7 g)	102	1 g	7,3 g	8 g	610	44 g
Lindt Excellence, Cocos (Lindt Sprüngli)	1 Tafel (100 g)	610	6 g	44 g	48 g	610	44 g
Lindt Excellence, extra cremig (Lindt Sprüngli)	1 Rippe (16,7 g)	93	1 g	6,2 g	8,5 g	560	37 g
Lindt Excellence, extra cremig (Lindt Sprüngli)	1 Tafel (100 g)	560	6 g	37 g	51 g	560	37 g
Lindt Excellence, extra cremig (Lindt Sprüngli)	1 Rippe (16,7 g)	93	1 g	6,2 g	8,5 g	560	37 g
Lindt Excellence, extra cremig (Lindt Sprüngli)	1 Tafel (100 g)	560	6 g	37 g	51 g	560	37 g
Lindt Excellence, Kirsch Intense (Lindt Sprüngli)	1 Rippe (16,7 g)	84	1 g	5,2 g	8,2 g	500	31 g
Lindt Excellence, Kirsch Intense (Lindt Sprüngli)	1 Tafel (100 g)	500	6 g	31 g	49 g	500	31 g
Lindt Excellence, Macadamia (Lindt Sprüngli)	1 Rippe (16,7 g)	94	1,2 g	6,2 g	8,5 g	560	37 g
Lindt Excellence, Macadamia (Lindt Sprüngli)	1 Tafel (100 g)	560	7 g	37 g	51 g	560	37 g
Lindt Excellence, Mandel Orange (Lindt Sprüngli)	1 Rippe (16,7 g)	84	1 g	5 g	7,7 g	500	30 g
Lindt Excellence, Mandel Orange (Lindt Sprüngli)	1 Tafel (100 g)	500	6 g	30 g	46 g	500	30 g
Lindt Excellence, Orange Intense (Lindt Sprüngli)	1 Rippe (16,7 g)	84	1 g	5 g	7,7 g	500	30 g
Lindt Excellence, Orange Intense (Lindt Sprüngli)	1 Tafel (100 g)	500	6 g	30 g	46 g	500	30 g
Lindt Excellence, Stracciatella (Lindt Sprüngli)	1 Rippe (16,7 g)	97	1 g	6,5 g	8,5 g	580	39 g
Lindt Excellence, Stracciatella (Lindt Sprüngli)	1 Tafel (100 g)	580	5,9 g	39 g	51 g	580	39 g
Lindt Excellence, Vanille (Lindt Sprüngli)	1 Rippe (16,7 g)	99	1 g	6,7 g	8,5 g	590	40 g
Lindt Excellence, Vanille (Lindt Sprüngli)	1 Tafel (100 g)	590	6 g	40 g	51 g	590	40 g
Lindt Excellence, Walnuss (Lindt Sprüngli)	1 Rippe (16,7 g)	92	1,2 g	5,8 g	8,9 g	550	35 g
Lindt Excellence, Walnuss (Lindt Sprüngli)	1 Tafel (100 g)	550	7 g	35 g	53 g	550	35 g
Lindt ganze Mandel (Lindt Sprüngli)	1 Rippe (16,7 g)	96	1,7 g	6,5 g	7,7 g	573	39 g

Lebensmittel	Pkg./Port./Stk. EL/Menge (g)	kcal/ Portion	Nährstoffgehalt pro Portion			Pro 100 Gramm	
			EW	Fett	KH	kcal	Fett
Lindt ganze Mandel (Lindt Sprüngli)	1 Tafel (100 g)	573	10 g	39 g	46 g	573	39 g
Lindt ganze Nuss (Lindt Sprüngli)	1 Rippe (16,7 g)	98	1,5 g	7 g	7,3 g	584	42 g
Lindt ganze Nuss (Lindt Sprüngli)	1 Tafel (100 g)	584	8,7 g	42 g	44 g	584	42 g
Lindt hauchdünn extra fein Orange (Lindt Sprüngli)	1 Stk. (3 g)	16	0,2 g	1 g	1,6 g	545	34 g
Lindt hauchdünn extra fein Orange (Lindt Sprüngli)	1 Pkg. (125 g)	681	8,1 g	42,5 g	67,5 g	545	34 g
Lindt hauchdünne Täfelchen Auslese (Lindt Sprüngli)	1 Stk. (3 g)	20	0,2 g	1 g	1,5 g	530	34 g
Lindt hauchdünne Täfelchen Auslese (Lindt Sprüngli)	1 Pkg. (125 g)	663	9,4 g	42,5 g	61,3 g	530	34 g
Lindt hauchdünne Täfelchen Edelbitter (Lindt Sprüngli)	1 Stk. (3 g)	20	0,2 g	1,1 g	1,3 g	523	36 g
Lindt hauchdünne Täfelchen Edelbitter (Lindt Sprüngli)	1 Pkg. (125 g)	654	10,1 g	45 g	52,5 g	523	36 g
Lindt hauchdünne Täfelchen Vollmilch (Lindt Sprüngli)	1 Stk. (3 g)	16	0,2 g	1 g	1,7 g	537	32 g
Lindt hauchdünne Täfelchen Vollmilch (Lindt Sprüngli)	1 Pkg. (125 g)	671	9 g	40 g	70 g	537	32 g
Lindt Joghurt Erdbeer Rhabarber (Lindt Sprüngli)	1 Rippe (16,7 g)	90	1,7 g	5,7 g	8,2 g	539	34 g
Lindt Joghurt Erdbeer Rhabarber (Lindt Sprüngli)	1 Tafel (100 g)	539	10 g	34 g	49 g	539	34 g
Lindt Joghurt Heidelbeer-Vanille (Lindt Sprüngli)	1 Rippe (16,7 g)	88	1,4 g	5,5 g	8,2 g	529	33 g
Lindt Joghurt Heidelbeer-Vanille (Lindt Sprüngli)	1 Tafel (100 g)	529	8,5 g	33 g	49 g	529	33 g
Lindt Joghurt Pfirsich-Aprikose (Lindt Sprüngli)	1 Rippe (16,7 g)	90	1,5 g	5,7 g	8,4 g	541	34 g
Lindt Joghurt Pfirsich-Aprikose (Lindt Sprüngli)	1 Tafel (100 g)	541	8,8 g	34 g	50 g	541	34 g
Lindt Kirsch (Lindt Sprüngli)	1 Rippe (16,7 g)	78	0,7 g	3,6 g	9,6 g	472	21,3 g
Lindt Kirsch (Lindt Sprüngli)	1 Tafel (100 g)	472	4,2 g	21,3 g	57,5 g	472	21,3 g
Lindt Latte Macchiato (Lindt Sprüngli)	1 Rippe (16,7 g)	93	1,3 g	6 g	8,4 g	556	36 g
Lindt Latte Macchiato (Lindt Sprüngli)	1 Tafel (100 g)	556	8 g	36 g	50 g	556	36 g
Lindt Les Roses (Lindt Sprüngli)	1 Pkg. (180 g)	1.001	13,1 g	67,3 g	86,8 g	556	37,4 g
Lindt Lindor Herb (Lindt Sprüngli)	1 Rippe (16,7 g)	102	0,7 g	8 g	6,7 g	610	48 g

Lebensmittel	Pkg./Port./Stk. EL/Menge (g)	kcal/ Portion	Nährstoffgehalt pro Portion			Pro 100 Gramm	
			EW	Fett	KH	kcal	Fett
Lindt Lindor Herb (Lindt Sprüngli)	1 Tafel (100 g)	610	4 g	48 g	40 g	610	48 g
Lindt Lindor Milch (Lindt Sprüngli)	1 Rippe (16,7 g)	102	0,7 g	8 g	6,7 g	472	48 g
Lindt Lindor Milch (Lindt Sprüngli)	1 Tafel (100 g)	610	4 g	48 g	40 g	472	48 g
Lindt Lindorkugeln Blanc (Lindt Sprüngli)	1 Stk. (15 g)	98	0,7 g	7,8 g	6 g	650	52 g
Lindt Lindorkugeln Milch (Lindt Sprüngli)	1 Stk. (15 g)	92	0,7 g	7,1 g	6,6 g	615	47 g
Lindt Lindorkugeln Milch (Lindt Sprüngli)	1 Pkg. (150 g)	923	6,9 g	70,5 g	66 g	615	47 g
Lindt Lindorkugeln Noir (Lindt Sprüngli)	1 Stk. (15 g)	90	0,6 g	6,9 g	6,5 g	600	46 g
Lindt Lindorkugeln Noir (Lindt Sprüngli)	1 Pkg. (150 g)	900	6,3 g	69 g	64,5 g	600	46 g
Lindt Lindorkugeln Noisette (Lindt Sprüngli)	1 Stk. (15 g)	94	0,7 g	7,4 g	6,3 g	625	49 g
Lindt Lindorkugeln Noisette (Lindt Sprüngli)	1 Pkg. (150 g)	938	7 g	74 g	63 g	625	49 g
Lindt Mandel (Lindt Sprüngli)	1 Rippe (16,7 g)	98	1,3 g	6,8 g	7,8 g	584	41 g
Lindt Mandel (Lindt Sprüngli)	1 Tafel (100 g)	584	8 g	41 g	47 g	584	41 g
Lindt Marc de Champagne Trüffel (Lindt Sprüngli)	1 Rippe (16,7 g)	85	1 g	5 g	8,5 g	510	30 g
Lindt Marc de Champagne Trüffel (Lindt Sprüngli)	1 Tafel (100 g)	510	5,8 g	30 g	51 g	510	30 g
Lindt Marzipan (Lindt Sprüngli)	1 Rippe (16,7 g)	84	1 g	5,3 g	7,7 g	500	32 g
Lindt Marzipan (Lindt Sprüngli)	1 Tafel (100 g)	500	6,5 g	32 g	46 g	500	32 g
Lindt Marzipan-Riegel (Lindt Sprüngli)	100 g	440	6,6 g	23,6 g	50,5 g	440	23,6 g
Lindt Milchkanne (Lindt Sprüngli)	1 Stk. (6,3 g)	34	0,5 g	2 g	3,5 g	536	32 g
Lindt Mini-Pralinés (Lindt Sprüngli)	1 Pkg. (180 g)	907	11,2 g	51,1 g	96,1 g	504	28,4 g
Lindt Mocca (Lindt Sprüngli)	1 Rippe (16,7 g)	92	1,2 g	5,8 g	8,7 g	550	35 g
Lindt Mocca (Lindt Sprüngli)	1 Tafel (100 g)	550	7,1 g	35 g	52 g	550	35 g
Lindt Mousse Cappuccino mit Gebäckstückchen (Lindt Sprüngli)	1 Rippe (16,7 g)	95	1,3 g	6,5 g	7,8 g	568	39 g
Lindt Mousse Cappuccino mit Gebäckstückchen (Lindt Sprüngli)	1 Tafel (100 g)	568	7,8 g	39 g	47 g	568	39 g

Lebensmittel	Pkg./Port./Stk. EL/Menge (g)	kcal/ Portion	Nährstoffgehalt pro Portion			Pro 100 Gramm	
			EW	Fett	KH	kcal	Fett
Lindt Mousse Vanille mit Marzipan (Lindt Sprüngli)	1 Rippe (16,7 g)	87	0,9 g	5 g	9,5 g	522	30 g
Lindt Mousse Vanille mit Marzipan (Lindt Sprüngli)	1 Tafel (100 g)	522	5,5 g	30 g	57 g	522	30 g
Lindt Nougat (Lindt Sprüngli)	1 Rippe (16,7 g)	94	1,3 g	6,2 g	8,4 g	565	37 g
Lindt Nougat (Lindt Sprüngli)	1 Tafel (100 g)	565	8 g	37 g	50 g	565	37 g
Lindt Nouvelle Confiserie (Lindt Sprüngli)	1 Stk. (5 g)	30	0,3 g	2,3 g	2,1 g	605	46 g
Lindt Nouvelle Confiserie (Lindt Sprüngli)	1 Pkg. (125 g)	756	7,1 g	57,5 g	52,5 g	605	46 g
Lindt Pecanüsse in Meersalz (Lindt Sprüngli)	1 Rippe (16,7 g)	95	1,3 g	6,5 g	7,7 g	566	39 g
Lindt Pecanüsse in Meersalz (Lindt Sprüngli)	1 Tafel (100 g)	566	7,8 g	39 g	46 g	566	39 g
Lindt Piccolino Pralinés (Lindt Sprüngli)	1 Pkg. (125 g)	686	9,4 g	43,3 g	65,3 g	549	34,6 g
Lindt Pinienkerne in Akazienhonig (Lindt Sprüngli)	1 Rippe (16,7 g)	83	1,1 g	6 g	6,3 g	496	36 g
Lindt Pinienkerne in Akazienhonig (Lindt Sprüngli)	1 Tafel (100 g)	496	6,5 g	36 g	38 g	496	36 g
Lindt Pistazia (Lindt Sprüngli)	1 Rippe (16,7 g)	97	1,2 g	6,8 g	7,8 g	581	41 g
Lindt Pistazia (Lindt Sprüngli)	1 Tafel (100 g)	581	7,4 g	41 g	47 g	581	41 g
Lindt Pralinés Classic (Lindt Sprüngli)	1 Pkg. (125 g)	639	8,3 g	39,8 g	58,5 g	511	31,8 g
Lindt Pralinés des Dames (Lindt Sprüngli)	100 g	482	6 g	26,4 g	50 g	482	26,4 g
Lindt Pralinés Hell & Zart (Lindt Sprüngli)	1 Pkg. (200 g)	1.024	13,6 g	60,6 g	101,2 g	512	30,3 g
Lindt Pralinés Hochfein (Lindt Sprüngli)	1 Pkg. (125 g)	629	8,1 g	38 g	60,1 g	503	30,4 g
Lindt Pralinés Nougat (Lindt Sprüngli)	1 Pkg. (200 g)	1.108	15,2 g	75 g	94 g	554	37,5 g
Lindt Pralinés Royal (Lindt Sprüngli)	100 g	510	6,6 g	30,9 g	48,5 g	510	30,9 g
Lindt Preiselbeeren auf Chocoladenmousse (Lindt Sprüngli)	1 Rippe (16,7 g)	87	1 g	5,5 g	8,4 g	523	33 g
Lindt Preiselbeeren auf Chocoladenmousse (Lindt Sprüngli)	1 Tafel (100 g)	523	6,1 g	33 g	50 g	523	33 g
Lindt Spezialitäten Auslese (Lindt Sprüngli)	1 Pkg. (125 g)	639	8,3 g	37,9 g	63,5 g	511	30,3 g
Lindt Traube-Nuss (Lindt Sprüngli)	1 Rippe (16,7 g)	89	1,1 g	5,3 g	9,2 g	530	32 g

Lebensmittel	Pkg./Port./Stk. EL/Menge (g)	kcal/ Portion	Nährstoffgehalt pro Portion			Pro 100 Gramm	
			EW	Fett	KH	kcal	Fett
Lindt Traube-Nuss (Lindt Sprüngli)	1 Tafel (100 g)	530	6,7 g	32 g	55 g	530	32 g
Lindt Vanille-Rum Trüffel (Lindt Sprüngli)	1 Rippe (16,7 g)	81	1 g	5 g	8,4 g	486	30 g
Lindt Vanille-Rum Trüffel (Lindt Sprüngli)	1 Tafel (100 g)	486	5,7 g	30 g	50 g	486	30 g
Lindt Vollmilch (Lindt Sprüngli)	1 Rippe (16,7 g)	90	1,2 g	5,3 g	9,3 g	536	31,8 g
Lindt Vollmilch (Lindt Sprüngli)	1 Tafel (100 g)	536	7,2 g	31,8 g	55,8 g	536	31,8 g
Lindt Vollmilch-Nuss (Lindt Sprüngli)	1 Rippe (16,7 g)	93	1,3 g	6 g	8,4 g	555	36 g
Lindt Vollmilch-Nuss (Lindt Sprüngli)	1 Tafel (100 g)	555	7,8 g	36 g	50 g	555	36 g
Lindt Waffel (Lindt Sprüngli)	1 Rippe (16,7 g)	90	1,1 g	5,2 g	9,7 g	540	31 g
Lindt Waffel (Lindt Sprüngli)	1 Tafel (100 g)	540	6,5 g	31 g	58 g	540	31 g
Lindt Waffel-Chocolade (Lindt Sprüngli)	1 Rippe (16,7 g)	93	1,1 g	6,1 g	8,5 g	558	36,4 g
Lindt Waffel-Chocolade (Lindt Sprüngli)	1 Tafel (100 g)	558	6,5 g	36,4 g	51,1 g	558	36,4 g
Lindt Williams (Lindt Sprüngli)	1 Rippe (16,7 g)	79	0,7 g	3,8 g	9,7 g	472	23 g
Lindt Williams (Lindt Sprüngli)	1 Tafel (100 g)	472	4,4 g	23 g	58 g	472	23 g
Lindt Zartbitter (Lindt Sprüngli)	1 Rippe (16,7 g)	85	1 g	5,3 g	8 g	510	32 g
Lindt Zartbitter (Lindt Sprüngli)	1 Tafel (100 g)	510	6 g	32 g	49 g	510	32 g
Lion (Nestlé)	1 Riegel (45 g)	226	2 g	11 g	29 g	502	24,4 g
Lion Kingsize (Nestlé)	1 Riegel (69 g)	346	4 g	17 g	45 g	501	24,6 g
Lion Mini (Nestlé)	1 Riegel (16,5 g)	83	1 g	4 g	11 g	503	24 g
Lion Mini (Nestlé)	1 Pkg. (200 g)	1.006	12 g	48 g	133 g	503	24 g
Loacker Cocao (Loacker)	1 Stk. (2 g)	10	0,2 g	0,5 g	1,2 g	500	26 g
Loacker Cocao (Loacker)	1 Pkg. (200 g)	1.000	15 g	52 g	118 g	500	26 g
Loacker Cocco (Loacker)	1 Stk. (2 g)	10	0,2 g	0,6 g	1,1 g	496	28 g
Loacker Cocco (Loacker)	1 Pkg. (200 g)	992	16 g	56 g	106 g	496	28 g

Lebensmittel	Pkg./Port./Stk. EL/Menge (g)	kcal/ Portion	Nährstoffgehalt pro Portion			Pro 100 Gramm	
			EW	Fett	KH	kcal	Fett
M&M's Choco (Masterfoods)	1 Pkg. (125 g)	613	6,4 g	26,8 g	86,8 g	490	21,4 g
M&M's Crispy (Masterfoods)	1 Pkg. (100 g)	500	5,6 g	25,7 g	61,6 g	500	25,7 g
M&M's Peanut (Masterfoods)	1 Pkg. (125 g)	650	12,9 g	34 g	73 g	520	27,2 g
Maltesers (Masterfoods)	1 Stk. (2 g)	10	0,2 g	0,5 g	1,1 g	496	25,5 g
Maltesers (Masterfoods)	1 Pkg. (37 g)	184	3,3 g	9,4 g	20,6 g	496	25,5 g
Maltesers (Masterfoods)	1 Pkg. (175 g)	868	15,4 g	44,6 g	97,7 g	496	25,5 g
Maltesers white (Masterfoods)	1 Stk. (2 g)	10	0,2 g	0,5 g	1,2 g	507	26,5 g
Maltesers white (Masterfoods)	1 Pkg. (165 g)	837	15 g	43,7 g	95,9 g	507	26,5 g
Mandelzungen (Bahlsen)	100 g	521	9 g	26 g	63 g	521	26 g
Mars (Masterfoods)	1 Stk. (54 g)	242	2 g	9,4 g	37,4 g	449	17,4 g
Mars Delight (Masterfoods)	1 Stk. (20 g)	111	0,9 g	7 g	4,1 g	556	34,9 g
Mars Mandel (Masterfoods)	1 Stk. (49 g)	230	2,8 g	12,4 g	31,6 g	469	25,4 g
Mars Miniatures (Masterfoods)	1 Stk. (8 g)	36	0,3 g	1,4 g	5,5 g	449	17,4 g
Mars Miniatures (Masterfoods)	1 Pkg. (150 g)	674	5,6 g	26,1 g	104 g	449	17,4 g
Mars Minis (Masterfoods)	1 Stk. (19,7 g)	89	0,7 g	3,4 g	0,1 g	449	17,4 g
Mars Minis (Masterfoods)	1 Pkg. (250 g)	1.123	9,3 g	43,5 g	173,2 g	449	17,4 g
merci Crocant (Storck)	1 Stk. (4,1 g)	22	0,2 g	1,4 g	2,3 g	548	33 g
merci Crocant (Storck)	1 Pkg. (200 g)	1.096	12 g	66 g	114,4 g	548	33 g
merci Große Vielfalt (Storck)	1 Stk. (12,5 g)	70	0,9 g	4,6 g	6,2 g	558	36,8 g
merci Große Vielfalt (Storck)	1 Pkg. (250 g)	1.395	18,8 g	92 g	123,3 g	558	36,8 g
merci Helle Vielfalt (Storck)	1 Stk. (12,5 g)	71	0,9 g	4,7 g	6,2 g	568	37,9 g
merci Helle Vielfalt (Storck)	1 Pkg. (250 g)	1.420	18,8 g	94,8 g	123 g	568	37,9 g
merci Herbe Vielfalt (Storck)	1 Stk. (12,5 g)	69	0,9 g	4,5 g	6,2 g	549	35,8 g

Lebensmittel	Pkg./Port./Stk. EL/Menge (g)	kcal/ Portion	Nährstoffgehalt pro Portion			Pro 100 Gramm	
			EW	Fett	KH	kcal	Fett
merci Herbe Vielfalt (Storck)	1 Pkg. (250 g)	1.373	18,5 g	89,5 g	123,5 g	549	35,8 g
merci Pur Helle Sahne (Storck)	1 Stk. (6,3 g)	36	0,4 g	2,5 g	3,1 g	580	40 g
merci Pur Helle Sahne (Storck)	1 Pkg. (125 g)	725	7,5 g	50 g	62,5 g	580	40 g
merci Pur Herbe Sahne (Storck)	1 Stk. (6,3 g)	36	0,5 g	2,5 g	2,8 g	570	40 g
merci Pur Herbe Sahne (Storck)	1 Pkg. (125 g)	713	10 g	50 g	55 g	570	40 g
merci Pur Kaffee Sahne (Storck)	1 Stk. (6,3 g)	34	0,5 g	2,2 g	3,2 g	550	35 g
merci Pur Kaffee Sahne (Storck)	1 Pkg. (125 g)	688	10 g	43,8 g	63,8 g	550	35 g
merci Pur Mandel Sahne (Storck)	1 Stk. (6,3 g)	36	0,5 g	2,7 g	2,6 g	583	42,7 g
merci Pur Mandel Sahne (Storck)	1 Pkg. (125 g)	729	10,9 g	53,4 g	51,2 g	583	42,7 g
merci Pur Nougat Sahne (Storck)	1 Stk. (6,3 g)	35	0,5 g	2,2 g	3,3 g	556	35,2 g
merci Pur Nougat Sahne (Storck)	1 Pkg. (125 g)	695	9 g	44 g	65,8 g	556	35,2 g
Mikado Milchschokolade (De Beukelaer)	1 Stk. (2,2 g)	11	0,2 g	0,4 g	1,5 g	490	20 g
Mikado Milchschokolade (De Beukelaer)	1 Pkg. (75 g)	368	5,6 g	15 g	52,5 g	490	20 g
Milchschokolade	1 Rippe (16,7 g)	90	1,5 g	5,3 g	9 g	536	31,7 g
Milchschokolade Blätterkrokant	1 Rippe (16,7 g)	84	1,2 g	5 g	8,5 g	503	29,9 g
Milchschokolade Chrunch	1 Rippe (16,7 g)	87	1,5 g	5,4 g	8,1 g	521	32,3 g
Milchschokolade Mandel-Nougat	1 Rippe (16,7 g)	87	1,6 g	5,6 g	7,6 g	520	33,5 g
Milchschokolade mit Erdnüssen	1 Rippe (16,7 g)	87	1,5 g	5,3 g	8,2 g	519	31,7 g
Milchschokolade mit Mandeln	1 Rippe (16,7 g)	87	1,5 g	5,4 g	8,2 g	519	32,3 g
Milchschokolade Mocca	1 Rippe (16,7 g)	87	1,3 g	5,2 g	8,7 g	520	31,1 g
Milchschokolade Nougat	1 Rippe (16,7 g)	86	1,4 g	5,1 g	8,6 g	515	30,5 g
Milchschokolade Vollmilch-Nuss	1 Rippe (16,7 g)	87	1,4 g	5,4 g	8,8 g	521	32,3 g
Milka Alpenmilch Schoko Flakes (Suchard)	1 Rippe (16,7 g)	85	1,1 g	6,2 g	9,9 g	510	37 g

Lebensmittel	Pkg./Port./Stk. EL/Menge (g)	kcal/ Portion	Nährstoffgehalt pro Portion			Pro 100 Gramm	
			EW	Fett	KH	kcal	Fett
Milka Alpenmilch Schoko Flakes (Suchard)	1 Tafel (100 g)	510	6,4 g	37 g	59,5 g	510	37 g
Milka Alpenvollmilch Schokolade (Suchard)	1 Rippe (16,7 g)	89	1,1 g	4,9 g	9,8 g	530	29,5 g
Milka Alpenvollmilch Schokolade (Suchard)	1 Tafel (100 g)	530	6,6 g	29,5 g	58,8 g	530	29,5 g
Milka Alpenvoll-Milchcréme (Suchard)	1 Rippe (16,7 g)	95	1,3 g	6,3 g	8,3 g	570	37,5 g
Milka Alpenvoll-Milchcréme (Suchard)	1 Tafel (100 g)	570	7,8 g	37,5 g	49,5 g	570	37,5 g
Milka Café-Crème (Suchard)	1 Rippe (16,7 g)	98	0,9 g	6,8 g	8 g	585	41 g
Milka Café-Crème (Suchard)	1 Tafel (100 g)	585	5,3 g	41 g	48 g	585	41 g
Milka Cocos & Keks (Suchard)	1 Tafel (40 g)	234	2,4 g	16,4 g	19,2 g	585	41 g
Milka Crispy Joghurt (Suchard)	1 Rippe (16,7 g)	92	1,1 g	5,6 g	9,1 g	550	33,5 g
Milka Crispy Joghurt (Suchard)	1 Tafel (100 g)	550	6,8 g	33,5 g	54,5 g	550	33,5 g
Milka Diät Alpenmilch (Suchard)	1 Rippe (16,7 g)	81	1,1 g	5,1 g	7,2 g	485	30,5 g
Milka Diät Alpenmilch (Suchard)	1 Tafel (100 g)	485	6,4 g	30,5 g	43 g	485	30,5 g
Milka Diät Haselnuss (Suchard)	1 Rippe (16,7 g)	84	1,2 g	5,6 g	6,7 g	500	33,5 g
Milka Diät Haselnuss (Suchard)	1 Tafel (100 g)	500	7 g	33,5 g	40 g	500	33,5 g
Milka Diät Korn-Crisp (Suchard)	1 Rippe (16,7 g)	82	1,1 g	5,3 g	6,9 g	490	32 g
Milka Diät Korn-Crisp (Suchard)	1 Tafel (100 g)	490	6,7 g	32 g	41,5 g	490	32 g
Milka Diät Noisette (Suchard)	1 Rippe (16,7 g)	84	1,2 g	5,7 g	8,3 g	505	34 g
Milka Diät Noisette (Suchard)	1 Tafel (100 g)	505	7 g	34 g	49,5 g	505	34 g
Milka Diät Zartherb (Suchard)	1 Rippe (16,7 g)	84	1,3 g	6 g	5,6 g	505	36 g
Milka Diät Zartherb (Suchard)	1 Tafel (100 g)	505	8 g	36 g	33,5 g	505	36 g
Milka Erdbeer Schokolade (Suchard)	1 Rippe (30 g)	169	2,2 g	11,2 g	15,3 g	564	37,4 g
Milka Erdbeer Schokolade (Suchard)	1 Tafel (300 g)	1.692	21,6 g	112,2 g	152,7 g	564	37,4 g
Milka Feinnuss Schokolade (Suchard)	1 Rippe (30 g)	167	2,6 g	11,2 g	14,5 g	557	37,4 g

Lebensmittel	Pkg./Port./Stk. EL/Menge (g)	kcal/ Portion	Nährstoffgehalt pro Portion			Pro 100 Gramm	
			EW	Fett	KH	kcal	Fett
Milka Feinnuss Schokolade (Suchard)	1 Tafel (300 g)	1.671	25,5 g	112,2 g	144,6 g	557	37,4 g
Milka Ganze Haselnuss (Suchard)	1 Rippe (16,7 g)	93	1,4 g	6 g	8,2 g	555	36 g
Milka Ganze Haselnuss (Suchard)	1 Tafel (100 g)	555	8,4 g	36 g	49 g	555	36 g
Milka Haselnuss (Suchard)	1 Rippe (16,7 g)	90	1,2 g	5,4 g	9,1 g	540	32,5 g
Milka Haselnuss (Suchard)	1 Tafel (100 g)	540	7,4 g	32,5 g	54,5 g	540	32,5 g
Milka ICE (Suchard)	1 Rippe (16,7 g)	99	1 g	7,4 g	7,4 g	590	44,5 g
Milka ICE (Suchard)	1 Tafel (100 g)	590	5,7 g	44,5 g	44,5 g	590	44,5 g
Milka Joghurt (Suchard)	1 Rippe (16,7 g)	94	1,2 g	6 g	8,7 g	565	36 g
Milka Joghurt (Suchard)	1 Tafel (100 g)	565	6,9 g	36 g	52 g	565	36 g
Milka Knusper Wirbel (Suchard)	1 Rippe (16,7 g)	88	1,1 g	4,8 g	10 g	525	28,6 g
Milka Knusper Wirbel (Suchard)	1 Tafel (100 g)	525	6,4 g	28,6 g	60 g	525	28,6 g
Milka Kuhflecken (Suchard)	1 Rippe (16,7 g)	89	1,1 g	4,9 g	9,9 g	530	29,5 g
Milka Kuhflecken (Suchard)	1 Tafel (100 g)	530	6,3 g	29,5 g	59 g	530	29,5 g
Milka Leo (Suchard)	1 Stk. (33,3 g)	175	2,2 g	9,8 g	19,5 g	525	29,4 g
Milka Lila Mix (Suchard)	100 g	530	7 g	30,5 g	56 g	530	30,5 g
Milka Lila Pause Caramel (Suchard)	1 Riegel (34 g)	171	1,8 g	9,9 g	19 g	503	29,1 g
Milka Lila Pause Erdbeer (Suchard)	1 Riegel (34 g)	187	2,4 g	11,4 g	18,4 g	550	33,5 g
Milka Lila Pause Nuss (Suchard)	1 Riegel (34 g)	187	2,3 g	11,7 g	17,9 g	550	34,4 g
Milka Luflée Alpenmilch (Suchard)	1 Rippe (10 g)	54	0,7 g	3,1 g	5,8 g	540	31 g
Milka Luflée Alpenmilch (Suchard)	1 Tafel (60 g)	324	4 g	18,6 g	34,5 g	540	31 g
Milka Luflée Alpenmilch (Suchard)	1 Riegel (34 g)	184	2,3 g	10,5 g	19,6 g	540	31 g
Milka Luflée Joghurt (Suchard)	1 Rippe (10 g)	54	0,8 g	3 g	5,7 g	540	30 g
Milka Luflée Joghurt (Suchard)	1 Tafel (60 g)	324	4,9 g	18 g	33,9 g	540	30 g

Lebensmittel	Pkg./Port./Stk. EL/Menge (g)	kcal/ Portion	Nährstoffgehalt pro Portion			Pro 100 Gramm	
			EW	Fett	KH	kcal	Fett
Milka Luflée Joghurt (Suchard)	1 Riegel (34 g)	184	2,8 g	10,2 g	19,2 g	540	30 g
Milka Mandel (Suchard)	1 Rippe (16,7 g)	90	1,5 g	5,5 g	8,6 g	540	33 g
Milka Mandel (Suchard)	1 Tafel (100 g)	540	8,8 g	33 g	51,5 g	540	33 g
Milka Marzipan-Crème (Suchard)	1 Rippe (16,7 g)	86	1,1 g	5,3 g	8,2 g	515	32 g
Milka Marzipan-Crème (Suchard)	1 Tafel (100 g)	515	6,5 g	32 g	49 g	515	32 g
Milka Milketten Erdbeer (Suchard)	1 Stk. (5 g)	29	0,2 g	2 g	2,6 g	579	40 g
Milka Milketten Haselnuss (Suchard)	1 Stk. (5 g)	27	0,4 g	1,8 g	2,5 g	548	36 g
Milka Milketten Nougat (Suchard)	1 Stk. (5 g)	29	0,3 g	1,9 g	2,5 g	573	38 g
Milka Milkini Schoko-Drops (Suchard)	1 Stk. (3 g)	15	0,2 g	0,7 g	1,9 g	510	24,5 g
Milka Milkini Schoko-Drops (Suchard)	1 Pkg. (42 g)	214	2,6 g	10,3 g	26,5 g	510	24,5 g
Milka Milkinis Milch (Suchard)	1 Riegel (12,1 g)	69	1 g	4,7 g	5,9 g	571	38,5 g
Milka Milkinis Milch (Suchard)	1 Pkg. (85 g)	485	6,7 g	32,7 g	41,2 g	571	38,5 g
Milka Milkinis Schokolade (Suchard)	1 Rippe (16,7 g)	95	1,3 g	6,3 g	8,3 g	570	37,5 g
Milka Milkinis Schokolade (Suchard)	1 Tafel (100 g)	570	7,8 g	37,5 g	49,5 g	570	37,5 g
Milka Mini-Lila Pause (Suchard)	1 Stk. (15 g)	83	1 g	5,2 g	7,9 g	550	34,5 g
Milka Mini-Lila Pause (Suchard)	1 Pkg. (150 g)	825	10,2 g	51,7 g	78,8 g	550	34,5 g
Milka Mini-Nussini (Suchard)	1 Stk. (15 g)	83	1,1 g	5,3 g	7,8 g	555	35 g
Milka Mini-Nussini (Suchard)	1 Pkg. (150 g)	833	10,5 g	52,5 g	78,3 g	555	35 g
Milka M-Joy Alpenmilch (Suchard)	1 Stk. (70 g)	371	4,6 g	20,7 g	41 g	530	29,5 g
Milka M-Joy Crunchy Caramel (Suchard)	1 Stk. (70 g)	371	4,1 g	21 g	41 g	530	30 g
Milka M-Joy Ganze Haselnüsse (Suchard)	1 Stk. (70 g)	389	5,9 g	25,2 g	34,3 g	555	36 g
Milka M-Joy Ganze Mandeln (Suchard)	1 Stk. (70 g)	385	6,4 g	24,5 g	33,6 g	550	35 g
Milka M-Joy Peanuts & Flakes (Suchard)	1 Stk. (70 g)	375	7 g	22,4 g	36,1 g	535	32 g

Lebensmittel	Pkg./Port./Stk. EL/Menge (g)	kcal/ Portion	Nährstoffgehalt pro Portion			Pro 100 Gramm	
			EW	Fett	KH	kcal	Fett
Milka Montelino (Suchard)	1 Stk. (10 g)	55	0,7 g	3,5 g	5,3 g	550	35 g
Milka Naps Alpenmilch (Suchard)	1 Stk. (4,6 g)	24	0,3 g	1,4 g	2,7 g	530	29,5 g
Milka Naps Alpenmilch (Suchard)	1 Pkg. (120 g)	636	7,9 g	35,4 g	70,2 g	530	29,5 g
Milka Naps Erdbeer (Suchard)	1 Stk. (4,6 g)	26	0,3 g	1,6 g	2,4 g	555	35 g
Milka Naps Erdbeer (Suchard)	1 Pkg. (120 g)	666	7,7 g	42 g	63,6 g	555	35 g
Milka Naps Haselnuss (Suchard)	1 Stk. (4,6 g)	25	0,3 g	1,5 g	2,5 g	540	32,5 g
Milka Naps Haselnuss (Suchard)	1 Pkg. (120 g)	648	8,9 g	39 g	64,8 g	540	32,5 g
Milka Noisette Schokolade (Suchard)	1 Rippe (16,7 g)	91	1,3 g	5,7 g	8,7 g	547	34 g
Milka Noisette Schokolade (Suchard)	1 Tafel (100 g)	547	7,6 g	34 g	52 g	547	34 g
Milka Noisette Schokolade (Suchard)	1 Rippe (30 g)	164	2,3 g	10,2 g	15,6 g	547	34 g
Milka Noisette Schokolade (Suchard)	1 Tafel (300 g)	1.641	22,8 g	102 g	156 g	547	34 g
Milka Nougat-Crème (Suchard)	1 Rippe (16,7 g)	93	1,1 g	5,9 g	8,8 g	557	35,5 g
Milka Nougat-Crème (Suchard)	1 Tafel (100 g)	557	6,3 g	35,5 g	52,5 g	557	35,5 g
Milka Nougat-Crème (Suchard)	1 Rippe (30 g)	167	1,9 g	10,7 g	15,8 g	557	35,5 g
Milka Nougat-Crème (Suchard)	1 Tafel (300 g)	1.671	18,9 g	106,5 g	157,5 g	557	35,5 g
Milka Nussini Haselnuss (Suchard)	1 Stk. (37 g)	205	2,6 g	13 g	19,3 g	555	35 g
Milka Nuss-Nougat Schokolade (Suchard)	1 Rippe (16,7 g)	94	1,2 g	6,5 g	7,8 g	565	39 g
Milka Nuss-Nougat Schokolade (Suchard)	1 Tafel (100 g)	565	7,1 g	39 g	47 g	565	39 g
Milka Nuss-Nougat Schokolade (Suchard)	1 Rippe (30 g)	170	2,1 g	11,7 g	14,1 g	565	39 g
Milka Nuss-Nougat Schokolade (Suchard)	1 Tafel (300 g)	1.695	21,3 g	117 g	141 g	565	39 g
Milka Sahne Creme Schokolade (Suchard)	1 Rippe (16,7 g)	102	0,9 g	7,5 g	7,4 g	609	45 g
Milka Sahne Creme Schokolade (Suchard)	1 Tafel (100 g)	609	5,3 g	45 g	44,5 g	609	45 g
Milka Schoko & Keks (Suchard)	1 Rippe (30 g)	167	1,7 g	13,5 g	15,9 g	558	45 g

Lebensmittel	Pkg./Port./Stk. EL/Menge (g)	kcal/ Portion	Nährstoffgehalt pro Portion			Pro 100 Gramm	
			EW	Fett	KH	kcal	Fett
Milka Schoko & Keks (Suchard)	1 Tafel (300 g)	1.674	16,5 g	135 g	159 g	558	45 g
Milka snackino Milch + Cerealien (Suchard)	1 Stk. (30 g)	170	1,5 g	11 g	16 g	570	37 g
Milka snackino Milch + Cerealien (Suchard)	1 Pkg. (120 g)	684	6,2 g	44,4 g	64,2 g	570	37 g
Milka snackino Milch + Keks (Suchard)	1 Stk. (30 g)	160	1,7 g	9,3 g	17,5 g	535	31 g
Milka snackino Milch + Keks (Suchard)	1 Pkg. (120 g)	642	7,1 g	37,2 g	69,6 g	535	31 g
Milka Trauben-Nuss (Suchard)	1 Rippe (16,7 g)	82	1 g	4,3 g	9,5 g	491	26 g
Milka Trauben-Nuss (Suchard)	1 Tafel (100 g)	491	6,2 g	26 g	57 g	491	26 g
Milka Trauben-Nuss (Suchard)	1 Rippe (30 g)	147	1,9 g	7,8 g	17,1 g	491	26 g
Milka Trauben-Nuss (Suchard)	1 Tafel (300 g)	1.473	18,6 g	78 g	171 g	491	26 g
Milka Triolade (Suchard)	1 Rippe (30 g)	161	2,1 g	9,4 g	16,2 g	538	31,5 g
Milka Triolade (Suchard)	1 Tafel (300 g)	1.614	21 g	94,5 g	162 g	538	31,5 g
Milka Waldbeer Joghurt Weiße Schokolade (Suchard)	1 Rippe (16,7 g)	94	1 g	5,9 g	9,1 g	565	35,5 g
Milka Waldbeer Joghurt Weiße Schokolade (Suchard)	1 Tafel (100 g)	565	5,7 g	35,5 g	54,4 g	565	35,5 g
Milka Weiße Ganz-Nuss (Suchard)	1 Rippe (30 g)	168	2,3 g	10,9 g	15,3 g	560	36,3 g
Milka Weiße Ganz-Nuss (Suchard)	1 Tafel (300 g)	1.680	22,5 g	108,9 g	153 g	560	36,3 g
Milka Weiße Schokolade (Suchard)	1 Rippe (16,7 g)	89	1,1 g	4,9 g	10,2 g	535	29,5 g
Milka Weiße Schokolade (Suchard)	1 Tafel (100 g)	535	6,3 g	29,5 g	61 g	535	29,5 g
Milky Way (Masterfoods)	1 Stk. (26 g)	114	0,9 g	3,7 g	19,4 g	440	14,1 g
Milky Way (Masterfoods)	1 Stk. (26 g)	114	0,9 g	3,7 g	19,4 g	440	14,1 g
Milky Way Crispie Rolls (Masterfoods)	2 Rolls (25 g)	130	1,8 g	6,8 g	15,4 g	516	27 g
Milky Way Crispie Rolls (Masterfoods)	2 Rolls (25 g)	130	1,8 g	6,8 g	15,4 g	516	27 g
Milky Way minis (Masterfoods)	1 Stk. (16,7 g)	75	0,6 g	2,7 g	12 g	447	16,2 g
Milky Way minis (Masterfoods)	1 Pkg. (250 g)	1.123	9 g	40,4 g	179,6 g	447	16,2 g

Lebensmittel	Pkg./Port./Stk. EL/Menge (g)	kcal/ Portion	Nährstoffgehalt pro Portion			Pro 100 Gramm	
			EW	Fett	KH	kcal	Fett
Mini Mint (Manner)	5 Stk. (7 g)	33	0,2 g	1,5 g	5 g	469	20,9 g
Mini Mint (Manner)	1 Pkg. (200 g)	938	4,8 g	41,8 g	141,8 g	469	20,9 g
Mint Täfelchen (Schneekoppe)	1 Stk. (6,3 g)	31	0,3 g	1,8 g	3,5 g	495	29,1 g
Mint Täfelchen (Schneekoppe)	1 Pkg. (75 g)	371	3 g	21,8 g	42 g	495	29,1 g
Mon Chéri (Ferrero)	1 Stk. (11 g)	43	0,3 g	2 g	5,8 g	404	19 g
Mozartwürfel (Manner)	1 Stk. (13,3 g)	68	0,9 g	4,1 g	7 g	515	30,9 g
Mozartwürfel (Manner)	1 Pkg. (120 g)	618	7,8 g	37,1 g	63,1 g	515	30,9 g
Nestlé Chocolait Chips (Nestlé)	1 Stk. (2 g)	11	0,1 g	1 g	1 g	480	24 g
Nestlé Chocolait Chips (Nestlé)	1 Pkg. (125 g)	600	7,5 g	30 g	76,3 g	480	24 g
Nestlé Chocolait White Chips (Nestlé)	1 Stk. (2 g)	12	0,1 g	1 g	1 g	518	28 g
Nestlé Chocolait White Chips (Nestlé)	1 Pkg. (125 g)	648	7,5 g	35 g	75 g	518	28 g
Nestlé die Weisse (Nestlé)	1 Rippe (17 g)	93	1 g	6 g	9 g	555	33 g
Nestlé die Weisse (Nestlé)	1 Tafel (100 g)	555	8 g	33 g	56 g	555	33 g
Nestlé die Weisse Crisp (Nestlé)	1 Rippe (17 g)	90	1 g	5 g	10 g	540	30 g
Nestlé die Weisse Crisp (Nestlé)	1 Tafel (100 g)	540	8 g	30 g	59 g	540	30 g
Nirwana Milchschokolade mit Trüffelfüllung (Rapunzel Naturkost AG)	1 Rippe (16,7 g)	94	1,4 g	6,4 g	9,1 g	561	38,6 g
Nirwana Milchschokolade mit Trüffelfüllung (Rapunzel Naturkost AG)	1 Tafel (100 g)	561	8,3 g	38,6 g	54,2 g	561	38,6 g
Noisette (Nestlé)	1 Riegel (45 g)	227	3 g	11 g	28 g	504	25 g
Noisette Mini (Nestlé)	1 Riegel (17 g)	91	1 g	5 g	10 g	504	25 g
Nougat	100 g	474	5,2 g	21,4 g	65 g	474	21,4 g
Nougat Diät Schokolade (Schneekoppe)	1 Rippe (20 g)	113	2 g	7,4 g	9,4 g	565	37 g
Nougat Diät Schokolade (Schneekoppe)	1 Tafel (100 g)	565	10 g	37 g	47 g	565	37 g
Nougatcreme Knödel (Manner)	1 Stk. (16 g)	79	0,7 g	3,8 g	10,5 g	495	23,8 g

Lebensmittel	Pkg./Port./Stk. EL/Menge (g)	kcal/ Portion	Nährstoffgehalt pro Portion			Pro 100 Gramm	
			EW	Fett	KH	kcal	Fett
Nuss Würfel (Manner)	1 Stk. (12,8 g)	67	1,1 g	3,8 g	7,2 g	526	29,8 g
Nuss Würfel (Manner)	1 Pkg. (115 g)	605	9,5 g	34,3 g	64,3 g	526	29,8 g
Nuts (Nestlé)	1 Riegel (50 g)	230	3 g	12 g	28 g	459	24 g
Nuts Kingsize (Nestlé)	1 Riegel (70 g)	321	4 g	17 g	44 g	459	24 g
Nuts Mini (Nestlé)	1 Riegel (17,5 g)	80	1 g	4 g	10 g	459	24 g
Nuts Mini (Nestlé)	1 Pkg. (200 g)	920	12 g	48 g	112 g	459	24 g
Original Belgische Meeresfrüchte (Schneekoppe)	1 Stk. (12,5 g)	62	0,8 g	4,8 g	5,5 g	496	38 g
Ovomoltine Riegel (Wander)	1 Riegel (20 g)	87	2,2 g	2,9 g	13 g	435	14,5 g
Ovomoltine Schokolade (Wander)	1 Tafel (100 g)	513	8,6 g	27,2 g	58,4 g	513	27,2 g
Pfefferminz-Creme Diät Schokolade (Schneekoppe)	1 Rippe (20 g)	91	1,2 g	5 g	10,8 g	455	25 g
Pfefferminz-Creme Diät Schokolade (Schneekoppe)	1 Tafel (100 g)	455	6 g	25 g	54 g	455	25 g
Pocket Coffee (Ferrero)	1 Stk. (12,5 g)	51	0,5 g	2,3 g	6,9 g	404	18,4 g
Pralinen	1 Stk. (15 g)	61	0,2 g	0,9 g	12,7 g	405	6 g
Pralinen alkoholfrei gefüllt	1 Stk. (12 g)	49	0,2 g	0,7 g	10,2 g	405	5,8 g
Pralinen Gala Diät (Schneekoppe)	1 Stk. (10 g)	53	1,1 g	3,6 g	4,3 g	529	36 g
Pralinen Gala Diät (Schneekoppe)	1 Pkg. (200 g)	1.058	22 g	72 g	86 g	529	36 g
Pralinen gefüllt mit Alkohol	1 Stk. (15 g)	58	0,2 g	0,9 g	10,3 g	387	6 g
Pralinen gefüllt mit Fruchtcreme	1 Stk. (15 g)	52	0,2 g	0,9 g	10,6 g	348	6 g
Pralinen gefüllt mit Kaffee	1 Stk. (15 g)	48	0,2 g	0,9 g	9,7 g	321	6 g
Pralinen gefüllt mit Milch/ Joghurt	1 Stk. (15 g)	53	0,3 g	1 g	10,4 g	351	6,7 g
Pralinen gefüllt mit Nüssen	1 Stk. (15 g)	53	0,3 g	1 g	10,4 g	351	6,7 g
Pralinen gefüllt, milchfrei	1 Stk. (12 g)	49	0,2 g	0,7 g	10,2 g	405	5,8 g
Pralinen mit Marzipan	1 Stk. (15 g)	75	1,6 g	4,9 g	6,4 g	502	32,7 g

Lebensmittel	Pkg./Port./Stk. EL/Menge (g)	kcal/ Portion	Nährstoffgehalt pro Portion			Pro 100 Gramm	
			EW	Fett	KH	kcal	Fett
Pralinen Trüffel	1 Stk. (15 g)	78	0,7 g	4,8 g	8 g	520	32 g
Punschglasur (Manner)	1 Becher (200 g)	706	0 g	0,4 g	175,2 g	353	0,2 g
Raffaello (Ferrero)	1 Stk. (10 g)	60	1 g	4,8 g	3,6 g	600	48 g
Riesen (Storck)	1 Stk. (9,3 g)	42	0,3 g	1,7 g	6,4 g	456	18,4 g
Riesen (Storck)	1 Pkg. (150 g)	684	5,6 g	27,6 g	103,2 g	456	18,4 g
Ritter Sport Alpenmilch	1 Rippe (25 g)	135	2 g	8 g	13,8 g	538	32 g
Ritter Sport Alpenmilch	1 Tafel (100 g)	538	8 g	32 g	55 g	538	32 g
Ritter Sport Cappuccino	1 Rippe (25 g)	143	1,5 g	9,8 g	12,2 g	571	39 g
Ritter Sport Cappuccino	1 Tafel (100 g)	571	6 g	39 g	49 g	571	39 g
Ritter Sport Cocos	1 Rippe (25 g)	143	1,5 g	10 g	12 g	572	39 g
Ritter Sport Cocos	1 Tafel (100 g)	572	6 g	39 g	48 g	572	39 g
Ritter Sport Diät Halbbitter	1 Rippe (25 g)	112	1,5 g	8 g	11,8 g	446	32 g
Ritter Sport Diät Halbbitter	1 Tafel (100 g)	446	6 g	32 g	47 g	446	32 g
Ritter Sport Diät Joghurt	1 Rippe (25 g)	125	2,3 g	9,3 g	10,5 g	498	37 g
Ritter Sport Diät Joghurt	1 Tafel (100 g)	498	9 g	37 g	42 g	498	37 g
Ritter Sport Diät Nugat	1 Rippe (25 g)	117	2 g	8,5 g	10,8 g	468	34 g
Ritter Sport Diät Nugat	1 Tafel (100 g)	468	8 g	34 g	43 g	468	34 g
Ritter Sport Diät Vollmilch	1 Rippe (25 g)	116	2,3 g	7,8 g	12 g	462	31 g
Ritter Sport Diät Vollmilch	1 Tafel (100 g)	462	9 g	31 g	48 g	462	31 g
Ritter Sport Dunkle Voll-Nuss	1 Rippe (25 g)	137	2 g	9,1 g	11,8 g	546	36,2 g
Ritter Sport Dunkle Voll-Nuss	1 Tafel (100 g)	546	7,8 g	36,2 g	47,3 g	546	36,2 g
Ritter Sport Ganze Mandel	1 Rippe (25 g)	134	2,3 g	8,8 g	11,5 g	536	35 g
Ritter Sport Ganze Mandel	1 Tafel (100 g)	536	9 g	35 g	46 g	536	35 g

Lebensmittel	Pkg./Port./Stk. EL/Menge (g)	kcal/ Portion	Nährstoffgehalt pro Portion			Pro 100 Gramm	
			EW	Fett	KH	kcal	Fett
Ritter Sport Halbbitter	1 Rippe (25 g)	129	1,3 g	8 g	13 g	516	32 g
Ritter Sport Halbbitter	1 Tafel (100 g)	516	5 g	32 g	52 g	516	32 g
Ritter Sport Joghurt	1 Rippe (25 g)	142	1,8 g	9,5 g	12,5 g	568	38 g
Ritter Sport Joghurt	1 Tafel (100 g)	568	7 g	38 g	50 g	568	38 g
Ritter Sport Knusperflakes	1 Rippe (25 g)	130	1,5 g	7,3 g	14,8 g	521	29 g
Ritter Sport Knusperflakes	1 Tafel (100 g)	521	6 g	29 g	59 g	521	29 g
Ritter Sport Knusperkeks	1 Rippe (25 g)	136	1,8 g	8,3 g	13,5 g	544	33 g
Ritter Sport Knusperkeks	1 Tafel (100 g)	544	7 g	33 g	54 g	544	33 g
Ritter Sport Marzipan	1 Rippe (25 g)	118	1,5 g	6,8 g	13,3 g	473	27 g
Ritter Sport Marzipan	1 Tafel (100 g)	473	6 g	27 g	53 g	473	27 g
Ritter Sport Mini Haselnuss	1 Stk. (16,7 g)	91	1,2 g	5,8 g	8,3 g	544	34,7 g
Ritter Sport Mini Haselnuss	1 Pkg. (150 g)	816	10,5 g	52,8 g	75 g	544	34,7 g
Ritter Sport Mini Joghurt	1 Stk. (16,7 g)	95	1,2 g	6,3 g	8,3 g	567	37,7 g
Ritter Sport Mini Joghurt	1 Pkg. (150 g)	851	10,5 g	57 g	75 g	567	37,7 g
Ritter Sport Mini Knusper-Flakes	1 Stk. (16,7 g)	88	1 g	5,2 g	10 g	530	31,1 g
Ritter Sport Mini Knusper-Flakes	1 Pkg. (150 g)	795	9 g	46,5 g	87 g	530	31,1 g
Ritter Sport Mini Knusperkeks	1 Stk. (16,7 g)	90	1,2 g	5,3 g	9,2 g	539	31,7 g
Ritter Sport Mini Knusperkeks	1 Pkg. (150 g)	809	10,5 g	48 g	82,5 g	539	31,7 g
Ritter Sport Mini Marzipan	1 Stk. (16,7 g)	80	1 g	4,5 g	8,8 g	477	26,9 g
Ritter Sport Mini Marzipan	1 Pkg. (150 g)	716	9 g	40,5 g	79,5 g	477	26,9 g
Ritter Sport Mini Nugat	1 Stk. (16,7 g)	89	1,2 g	5,5 g	8,7 g	536	32,9 g
Ritter Sport Mini Nugat	1 Pkg. (150 g)	804	10,5 g	49,5 g	78 g	536	32,9 g
Ritter Sport Mini Vollmilch	1 Stk. (16,7 g)	88	1,2 g	5 g	9,5 g	526	29,9 g

Lebensmittel	Pkg./Port./Stk. EL/Menge (g)	kcal/ Portion	Nährstoffgehalt pro Portion			Pro 100 Gramm	
			EW	Fett	KH	kcal	Fett
Ritter Sport Mini Vollmilch	1 Pkg. (150 g)	789	10,5 g	45 g	85,5 g	526	29,9 g
Ritter Sport Nugat	1 Rippe (25 g)	134	1,8 g	8,3 g	13 g	536	33 g
Ritter Sport Nugat	1 Tafel (100 g)	536	7 g	33 g	52 g	536	33 g
Ritter Sport Pfefferminz	1 Rippe (25 g)	120	0,8 g	6,3 g	15 g	481	25 g
Ritter Sport Pfefferminz	1 Tafel (100 g)	481	3 g	25 g	60 g	481	25 g
Ritter Sport Rum Trauben Nuss	1 Rippe (25 g)	125	1,5 g	6,8 g	13,5 g	498	27 g
Ritter Sport Rum Trauben Nuss	1 Tafel (100 g)	498	6 g	27 g	54 g	498	27 g
Ritter Sport Trauben Nuss	1 Rippe (25 g)	124	1,5 g	7 g	13,8 g	495	30 g
Ritter Sport Trauben Nuss	1 Tafel (100 g)	495	6 g	30 g	55 g	495	30 g
Ritter Sport Vollmilch	1 Rippe (25 g)	132	1,8 g	7,5 g	14,3 g	526	30 g
Ritter Sport Vollmilch	1 Tafel (100 g)	526	7 g	30 g	57 g	526	30 g
Ritter Sport Voll-Nuss	1 Rippe (25 g)	138	2 g	9,3 g	11,5 g	552	37 g
Ritter Sport Voll-Nuss	1 Tafel (100 g)	552	8 g	37 g	46 g	552	37 g
Ritter Sport Voll-Nuss	1 Stk. (40 g)	221	3,2 g	14,8 g	18,4 g	552	37 g
Ritter Sport Weiße Voll-Nuss	1 Rippe (25 g)	141	1,8 g	9,5 g	12,3 g	563	38 g
Ritter Sport Weiße Voll-Nuss	1 Tafel (100 g)	563	7 g	38 g	49 g	563	38 g
Ritter Sport XXL Fruits & Nuts	1 Tafel (150 g)	774	12 g	46,5 g	76,5 g	516	31 g
Ritter Sport XXL Golden Peanuts	1 Tafel (150 g)	786	13,5 g	46,5 g	82,5 g	524	31 g
Ritter Sport XXL Sunny Crisp	1 Tafel (150 g)	845	15 g	55,5 g	70,5 g	563	37 g
Rolo (Nestlé)	1 Stk. (5 g)	25	0,15 g	1 g	4 g	471	20 g
Rolo Mini (Nestlé)	1 Stk. (1 g)	5	0 g	0 g	1 g	471	20 g
Rum Kokos Dragees (Manner)	1 Stk. (4,3 g)	20	0,3 g	1 g	2,5 g	474	23,2 g
Rum Kokos Dragees (Manner)	1 Pkg. (175 g)	830	12,4 g	40,6 g	103,6 g	474	23,2 g

Lebensmittel	Pkg./Port./Stk. EL/Menge (g)	kcal/ Portion	Nährstoffgehalt pro Portion			Pro 100 Gramm	
			EW	Fett	KH	kcal	Fett
Rumkugeln	1 Stk. (4,3 g)	17	0,1 g	0,5 g	3 g	403	11,6 g
Sahnemilchschokolade	1 Rippe (16,7 g)	82	0,9 g	4,1 g	10,3 g	492	24,6 g
Sahnemilchschokolade Mokka	1 Rippe (16,7 g)	91	0,7 g	5,7 g	9,3 g	544	34,1 g
Sahnemilchschokolade Vollmilch-Noisettecreme	1 Rippe (16,7 g)	91	0,7 g	5,7 g	9,5 g	544	34,1 g
Schoko Bananen (Manner)	1 Stk. (12 g)	47	0,2 g	1,6 g	7,9 g	395	13,7 g
Schoko Bananen (Manner)	1 Pkg. (300 g)	1.185	4,5 g	41,1 g	199,5 g	395	13,7 g
Schokocrunch Knusperpralinen mit feiner Vollmilchschokolade (Allos)	1 Stk. (5 g)	24	0,4 g	1,2 g	2,8 g	474	23,8 g
Schokocrunch Knusperpralinen mit feiner Vollmilchschokolade (Allos)	1 Pkg. (150 g)	711	12,9 g	35,7 g	84,6 g	474	23,8 g
Schokocrunch Knusperpralinen mit feiner Zartbitterschokolade (Allos)	1 Stk. (5 g)	22	0,4 g	1,1 g	2,9 g	448	21 g
Schokocrunch Knusperpralinen mit feiner Zartbitterschokolade (Allos)	1 Pkg. (150 g)	672	11,4 g	31,5 g	86,1 g	448	21 g
Schokolade gefüllt mit Alkohol	1 Rippe (16,7 g)	58	0,2 g	1 g	11,5 g	346	6 g
Schokolade gefüllt mit Fruchtcreme	1 Rippe (16,7 g)	58	0,2 g	1 g	11,8 g	348	6 g
Schokolade Kaffee	1 Rippe (16,7 g)	54	0,2 g	1 g	10,8 g	321	6 g
Schokolade Kokos	1 Rippe (16,7 g)	69	0,4 g	2,3 g	11,6 g	412	13,8 g
Schokolade Marzipan	1 Rippe (16,7 g)	84	1,7 g	5,4 g	7,1 g	502	32,3 g
Schokolade Milch/Joghurt	1 Rippe (16,7 g)	59	0,3 g	1,1 g	11,6 g	351	6,6 g
Schokolade mit Nüssen	1 Rippe (16,7 g)	73	0,5 g	2,1 g	12,8 g	436	12,6 g
Schokolade Pfefferminz (Manner)	1 Stk. (5,4 g)	20	0 g	0,4 g	4 g	370	8,2 g
Schokolade Pfefferminz (Manner)	1 Pkg. (150 g)	555	1,2 g	12,3 g	110,1 g	370	8,2 g
Schokolade Trauben-Nuss	1 Rippe (16,7 g)	73	0,5 g	2,1 g	12,8 g	436	12,6 g
Schokolade Trüffel	1 Rippe (16,7 g)	87	0,7 g	5,4 g	8,9 g	520	32,3 g
Schokolade weiß	1 Rippe (16,7 g)	90	0,9 g	5 g	10,4 g	542	29,9 g
Schokoladenbonbons für Kinder (Alpia)	1 Stk. (6,8 g)	38	0,5 g	2,3 g	3,7 g	561	34,4 g

Lebensmittel	Pkg./Port./Stk. EL/Menge (g)	kcal/ Portion	Nährstoffgehalt pro Portion			Pro 100 Gramm	
			EW	Fett	KH	kcal	Fett
Schokoladenbonbons für Kinder (Alpia)	1/2 Pkg. (110 g)	617	8,8 g	37,8 g	60,5 g	561	34,4 g
Schokoladenstäbchen für Kinder (Alpia)	1 Stk. (12,5 g)	72	0,8 g	4,7 g	6,6 g	579	37,4 g
Schokoladenstäbchen für Kinder (Alpia)	1 Pkg. (100 g)	579	6,7 g	37,4 g	53,1 g	579	37,4 g
Schokolé Espresso (Diät) (Schneekoppe)	1 Tafel (54 g)	192	2,2 g	10,8 g	28,1 g	355	20 g
Schokolé Mint (Diät) (Schneekoppe)	1 Tafel (54 g)	192	2,2 g	10,8 g	28,1 g	356	20 g
Schokolé Orange (Diät) (Schneekoppe)	1 Tafel (54 g)	191	2,2 g	10,8 g	28,1 g	354	20 g
Smarties (Nestlé)	1 Stk. (1 g)	5	0 g	0,2 g	1 g	457	17 g
Smarties (Nestlé)	1 Rolle (40 g)	183	1,6 g	6,8 g	28,4 g	457	17 g
Smarties Mini Mini (Nestlé)	10 Stk. (3 g)	14	0,1 g	0,5 g	2,1 g	457	17 g
Smarties Mini Mini (Nestlé)	1 Pkg. (14,5 g)	66	1 g	3 g	10 g	456	17 g
Smarties Mini Mini Weiße Schokolade (Nestlé)	10 Stk. (3 g)	16	0,2 g	0,8 g	1,9 g	514	26 g
Smarties Mini Mini Weiße Schokolade (Nestlé)	1 Pkg. (14,5 g)	75	1 g	4 g	9 g	514	26 g
Smarties Vollmilchschokolade mit Smarties (Nestlé)	1 Tafel (30 g)	144	2 g	8 g	17 g	534	30 g
Snickers (Masterfoods)	1 Stk. (60 g)	299	5,5 g	16,4 g	32,3 g	498	27,3 g
Snickers Crunchers (Masterfoods)	1 Stk. (40 g)	208	4 g	11,4 g	22,4 g	519	28,4 g
Snickers minis (Masterfoods)	1 Stk. (20 g)	100	1,8 g	5,5 g	10,8 g	498	27,3 g
Snickers minis (Masterfoods)	1 Pkg. (300 g)	1.494	27,6 g	81,9 g	161,4 g	498	27,3 g
Suchard Finessa Cappucchino	1 Rippe (16,7 g)	92	1 g	6,7 g	7,9 g	548	40 g
Suchard Finessa Cappucchino	1 Tafel (100 g)	548	6 g	40 g	47,4 g	548	40 g
Suchard Finessa Doppel-Nougat	1 Rippe (16,7 g)	95	1,2 g	6,5 g	8 g	567	38,9 g
Suchard Finessa Doppel-Nougat	1 Tafel (100 g)	567	7,4 g	38,9 g	47,7 g	567	38,9 g
Suchard Finessa Erdbeer-Rahm	1 Rippe (16,7 g)	98	1 g	6,9 g	8,1 g	588	41,6 g
Suchard Finessa Erdbeer-Rahm	1 Tafel (100 g)	588	6 g	41,6 g	48,6 g	588	41,6 g

Lebensmittel	Pkg./Port./Stk. EL/Menge (g)	kcal/ Portion	Nährstoffgehalt pro Portion			Pro 100 Gramm	
			EW	Fett	KH	kcal	Fett
Suchard Finessa Kirsch-Trüffel	1 Rippe (16,7 g)	96	1 g	6,8 g	7,9 g	574	40,9 g
Suchard Finessa Kirsch-Trüffel	1 Tafel (100 g)	574	5,8 g	40,9 g	47 g	574	40,9 g
Suchard Finessa Mandel-Trüffel	1 Rippe (16,7 g)	95	1,1 g	6,5 g	8,2 g	567	38,8 g
Suchard Finessa Mandel-Trüffel	1 Tafel (100 g)	567	6,4 g	38,8 g	49,1 g	567	38,8 g
Suchard Finessa Marzipan	1 Rippe (16,7 g)	84	1,1 g	4,1 g	10,7 g	502	24,6 g
Suchard Finessa Marzipan	1 Tafel (100 g)	502	6,3 g	24,6 g	64,3 g	502	24,6 g
Suchard Finessa Mint-Trüffel	1 Rippe (16,7 g)	97	1 g	6,9 g	8 g	579	41 g
Suchard Finessa Mint-Trüffel	1 Tafel (100 g)	579	5,8 g	41 g	48 g	579	41 g
Suchard Finessa Pralinen Doppel Nougat	1 Tafel (100 g)	582	6,7 g	42,3 g	44,7 g	582	42,3 g
Suchard Finessa Walnuss-Rahm	1 Rippe (16,7 g)	99	1 g	7,1 g	7,9 g	591	42,5 g
Suchard Finessa Walnuss-Rahm	1 Tafel (100 g)	591	6,2 g	42,5 g	47,1 g	591	42,5 g
Suchard Monte Erdbeer-Jogurt	1 Tafel (100 g)	552	6,5 g	37,3 g	48,5 g	552	37,3 g
Suchard Monte Haselnuss	1 Tafel (100 g)	529	6,7 g	31,7 g	55,8 g	529	31,7 g
Suchard Monte Knusper-Nougat	1 Tafel (100 g)	562	6,7 g	37,2 g	50 g	562	37,2 g
Suchard Monte Mousse au Chocolat	1 Tafel (100 g)	586	4,7 g	41,9 g	48,7 g	586	41,9 g
Suchard Monte Rum-Trüffel	1 Tafel (100 g)	548	5,7 g	34,9 g	53,7 g	548	34,9 g
Suchard Papillon Nougat Trüffel	1 Stk. (10 g)	57	0,7 g	3,7 g	5 g	565	37 g
Suchard Papillon Nougat Trüffel	1 Pkg. (150 g)	848	10,7 g	55,5 g	74,2 g	565	37 g
Swiss Chocolate Dreams (Nestlé)	1 Stk. (12 g)	67	1 g	5 g	6 g	562	38 g
Toblerone (Suchard)	1 Pkg. (50 g)	265	2,7 g	15 g	29,8 g	530	30 g
Toblerone (Suchard)	1 Pkg. (100 g)	530	5,3 g	30 g	59,5 g	530	30 g
Toffifee (Storck)	1 Stk. (8,3 g)	44	0,5 g	2,6 g	4,8 g	535	31 g
Toffifee (Storck)	1 Pkg. (125 g)	669	7,5 g	38,8 g	72,5 g	535	31 g

Lebensmittel	Pkg./Port./Stk. EL/Menge (g)	kcal/ Portion	Nährstoffgehalt pro Portion			Pro 100 Gramm	
			EW	Fett	KH	kcal	Fett
Twix (Masterfoods)	1 Stk. (29 g)	142	1,3 g	6,9 g	18,7 g	491	23,8 g
Twix minis (Masterfoods)	1 Stk. (20 g)	98	0,9 g	4,8 g	12,9 g	491	23,8 g
Twix minis (Masterfoods)	1 Pkg. (300 g)	1.473	13,8 g	71,4 g	193,5 g	491	23,8 g
Vollmilch Diät Schokolade (Schneekoppe)	1 Rippe (12,5 g)	69	1,3 g	4,5 g	5,9 g	555	36 g
Vollmilch Diät Schokolade (Schneekoppe)	1 Tafel (100 g)	555	10 g	36 g	47 g	555	36 g
Vollmilch-Nuss Diät Schokolade (Schneekoppe)	1 Rippe (12,5 g)	72	1,3 g	5,1 g	5,3 g	577	41 g
Vollmilch-Nuss Diät Schokolade (Schneekoppe)	1 Tafel (100 g)	577	10 g	41 g	42 g	577	41 g
Vollmilchschokolade mit Mandel Krokant (Rapunzel)	1 Rippe (20 g)	109	2 g	7,6 g	8,2 g	543	38,2 g
Vollmilchschokolade mit Mandel Krokant (Rapunzel)	1 Tafel (100 g)	543	10,1 g	38,2 g	41,1 g	543	38,2 g
Weinbrand-Trüffel Diät Schokolade (Schneekoppe)	1 Rippe (20 g)	104	1,8 g	1,6 g	9,8 g	520	32 g
Weinbrand-Trüffel Diät Schokolade (Schneekoppe)	1 Tafel (100 g)	520	9 g	32 g	49 g	520	32 g
Weiße Schokolade mit Kokosstückchen (Rapunzel)	1 Rippe (20 g)	116	1,6 g	8 g	9,6 g	581	40 g
Weiße Schokolade mit Kokosstückchen (Rapunzel)	1 Tafel (100 g)	581	8,1 g	40 g	48 g	581	40 g
Zartbitter-Schokolade (Pea Diät)	1 Rippe (12,5 g)	63	0,6 g	3,9 g	6,5 g	507	31 g
Zartbitter-Schokolade (Pea Diät)	1 Tafel (100 g)	507	5 g	31 g	52 g	507	31 g
Zarte Noisette-Schokolade (Pea Diät)	1 Rippe (12,5 g)	70	1,1 g	4,8 g	5,8 g	562	38 g
Zarte Noisette-Schokolade (Pea Diät)	1 Tafel (100 g)	562	9 g	38 g	46 g	562	38 g
DIVERSE RIEGEL							
5-Frucht-Riegel (Allos)	1 Stk. (40 g)	131	2,3 g	5,6 g	17,9 g	327	14 g
Alegria Amaranth-Riegel (Allos)	1 Stk. (25 g)	100	1,8 g	4,3 g	13,6 g	399	17 g
Alete Früchteriegel Banane-Apfel (Neslte)	1 Stk. (25 g)	89	1 g	1,5 g	18 g	356	5,8 g
Amaranth Schokolette Sauerkirsche (Allos)	1 Stk. (25 g)	111	1,9 g	6,1 g	12,1 g	443	24,3 g

Lebensmittel	Pkg./Port./Stk. EL/Menge (g)	kcal/ Portion	Nährstoffgehalt pro Portion			Pro 100 Gramm	
			EW	Fett	KH	kcal	Fett
Amaranth-Früchte-Müsli-Riegel (Allos)	1 Stk. (25 g)	90	1,8 g	3 g	17,3 g	361	11,9 g
Amaranth Schoko-Müsli-Riegel (Allos)	1 Stk. (25 g)	97	1,8 g	4 g	13,6 g	389	15,9 g
Amaranto Vollkorngebäck-Riegel (Allos)	1 Stk. (30 g)	145	2 g	9,6 g	12,6 g	482	32 g
Amigo Schoko-Amaranth-Crisp-Riegel (Allos)	1 Stk. (35 g)	178	2,3 g	10,7 g	18,2 g	509	30,6 g
BelVita Getreideriegel Haselnuss (KRAFT)	1 Stk. (15 g)	67	1,6 g	2,8 g	9,3 g	445	18,5 g
BelVita Getreideriegel Rote Beeren & Mandeln (KRAFT)	1 Stk. (15 g)	62	1 g	2 g	10 g	410	13,5 g
Cappuccino-Riegel (Allos)	1 Stk. (40 g)	200	2,5 g	14 g	16 g	499	35 g
Champ Eiweiß-Riegel	1 Stk. (35 g)	169	4,9 g	9,1 g	17,2 g	483	26 g
Champ Power-Riegel	1 Stk. (45 g)	175	12,2 g	5 g	12,2 g	389	11 g
Choco Crosser (Nestlé)	1 Riegel (40 g)	206	1 g	28 g	10 g	514	70 g
Choko Krispies Riegel mit Milch (Kellogg's)	1 Riegel (20 g)	90	2 g	3 g	15 g	470	15 g
Coco-Rico Vollmilch Kokosriegel (Allos)	1 Stk. (35 g)	176	1,8 g	13,7 g	11,6 g	504	39,2 g
Coco-Rico Zartbitter Kokosriegel (Allos)	1 Stk. (35 g)	180	1,4 g	14,6 g	11 g	515	41,6 g
Corny Extra Big Nussig (Schwartau)	1 Stk. (50 g)	220	3,8 g	9,2 g	30,2 g	438	18,4 g
Corny Extra Schoko (Schwartau)	1 Stk. (50 g)	222	3,4 g	9,2 g	31,4 g	444	18,4 g
Corny Extra Schoko-Banane (Schwartau)	1 Stk. (50 g)	204	3 g	6,8 g	32,6 g	406	13,6 g
Corny Power Riegel Cocos-Crisp (Schwartau)	1 Stk. (25 g)	138	1,5 g	8,7 g	13,3 g	551	34,9 g
Corny Power Riegel Erdnuss (Schwartau)	1 Stk. (25 g)	119	3 g	5,5 g	14,3 g	474	22 g
Corny Power Riegel fruchtig-herb (Schwartau)	1 Stk. (25 g)	96	1,6 g	1,8 g	18,4 g	383	7 g
Corny Power Riegel Joghurt (Schwartau)	1 Stk. (25 g)	119	1,8 g	5,2 g	16,1 g	474	20,8 g
Corny Power Riegel Kirsche-Joghurt (Schwartau)	1 Stk. (25 g)	111	1,8 g	4 g	17 g	444	16 g
Corny Power Riegel Nussig (Schwartau)	1 Stk. (25 g)	110	1,9 g	4,6 g	15,1 g	438	18,4 g
Corny Power Riegel Schoko (Schwartau)	1 Stk. (25 g)	111	1,7 g	4,6 g	15,7 g	444	18,4 g

Lebensmittel	Pkg./Port./Stk. EL/Menge (g)	kcal/ Portion	Nährstoffgehalt pro Portion			Pro 100 Gramm	
			EW	Fett	KH	kcal	Fett
Corny Power Riegel Schoko-Banane (Schwartau)	1 Stk. (25 g)	102	1,5 g	3,4 g	16,3 g	406	13,6 g
Fruchtschnitte Ananas (Allos)	1 Stk. (40 g)	148	3,3 g	7,3 g	17,3 g	371	18,3 g
Fruchtschnitte Apfel (Natreen)	1 Stk. (30 g)	72	0,7 g	0,1 g	16,5 g	239	0,3 g
Fruchtschnitte Apfel (Schneekoppe)	1 Pkg. (60 g)	201	1,7 g	1,3 g	45,5 g	335	2,2 g
Fruchtschnitte Apfel-Walnuß (Allos)	1 Stk. (40 g)	155	2,1 g	7,7 g	19,3 g	387	19,2 g
Fruchtschnitte Banane-Mandel (Allos)	1 Stk. (40 g)	130	2,4 g	4,7 g	4,7 g	326	11,8 g
Fruchtschnitte Cranberry (Allos)	1 Stk. (40 g)	118	2 g	4,8 g	16,5 g	294	12 g
Fruchtschnitte Cranberry-Kirsche (Allos)	1 Pkg. (60 g)	208	2,3 g	2,7 g	43,9 g	347	4,5 g
Fruchtschnitte Dattel-Orange (Allos)	1 Stk. (40 g)	140	2 g	5,5 g	20,6 g	350	13,8 g
Fruchtschnitte Exotic + ACE (Schneekoppe)	1 Pkg. (60 g)	209	1,9 g	2	46,1 g	348	3,1 g
Fruchtschnitte Heidelbeere-Vanille (Schneekoppe)	1 Pkg. (60 g)	163	2 g	1,7 g	35,2 g	272	2,9 g
Fruchtschnitte Mango (Allos)	1 Stk. (40 g)	149	3,5 g	7,4 g	17,3 g	373	18,4 g
Fruchtschnitte Maracuja (Allos)	1 Stk. (40 g)	150	3,4 g	7,1 g	18,2 g	375	17,7 g
Fruchtschnitte Orange (Schneekoppe)	1 Stk. (45 g)	149	1,4 g	1,6 g	32,2 g	331	3,5 g
Fruchtschnitte Orange (Schneekoppe)	1 Pkg. (60 g)	199	1,9 g	2,1 g	43 g	331	3,5 g
Fruchtschnitte Pflaume-Walnuß (Allos)	1 Stk. (40 g)	140	2,2 g	6,4 g	18,3 g	350	16,1 g
Fruchtschnitte Rote Früchte (Natreen)	1 Stk. (30 g)	73	0,8 g	0,1 g	16,8 g	244	0,3 g
Fruchtschnitte Sanddorn (Allos)	1 Stk. (40 g)	138	5 g	5 g	20,9 g	346	12,6 g
Fruchtschnitte Sanddorn (Schneekoppe)	1 Pkg. (60 g)	173	2,2 g	2 g	36,8 g	288	3,4 g
Fruchtschnitte Traube-Aprikose (Natreen)	1 Stk. (30 g)	72	0,7 g	0,1 g	16,5 g	240	0,4 g
Fructabela Müsliriegel Aprikose Joghurt (Fructal)	1 Stk. (30 g)	139	1,5 g	5 g	22 g	464	17 g
Fructabela Müsliriegel Milch Apfel (Fructal)	1 Stk. (22 g)	94	1,1 g	3,2 g	15 g	427	14,7 g
Fructabela Müsliriegel Joghurt Aprikose (Fructal)	1 Stk. (30 g)	141	1,5 g	5,1 g	22,2 g	464	17 g

Lebensmittel	Pkg./Port./Stk. EL/Menge (g)	kcal/ Portion	Nährstoffgehalt pro Portion			Pro 100 Gramm	
			EW	Fett	KH	kcal	Fett
Fructabela Müsliriegel Joghurt Erdbeer (Fructal)	1 Stk. (30 g)	141	1,5 g	5,1 g	22,8 g	470	17 g
Frutcabela Müsliriegel Joghurt Orange (Fructal)	1 Stk. (28 g)	111	1,3 g	3,4 g	18,8 g	396	12,2 g
Fructabela Müsliriegel Joghurt Wildfrüchte (Fructal)	1 Stk. (30 g)	138	1,5 g	4,5 g	23 g	459	15 g
Fructabela Müsliriegel Milch Äpfel (Fructal)	1 Stk. (22 g)	94	1,1 g	3,2 g	15,1 g	427	14,7 g
Gittis Activa prebiotischer Sport-Riegel (Gittis)	1 Stk. (25 g)	81	2,1 g	1,8 g	14,5 g	328	7 g
Gittis Power Müesli-Riegel Früchte, Karotten mit Joghurtüberzug (Gittis)	1 Stk. (25 g)	101	1,5 g	3,1 g	16,7 g	404	12,5 g
Gutes-Apfel-Riegel (Alnatura)	1 Stk. (45 g)	168	1,9 g	5,3 g	28,2 g	373	11,8 g
Gutes-Cappuccino Riegel (Alnatura)	1 Stk. (45 g)	209	4,4 g	12,3 g	20,3 g	465	27,3 g
Gutes-Fruchtriegel mit Mandel (Alnatura)	1 Stk. (75 g)	340	6 g	17,6 g	39,5 g	453	23,5 g
Gutes-Mandel-Honig Riegel (Alnatura)	1 Stk. (45 g)	214	5 g	13,7 g	17,4 g	476	30,4 g
Gutes-Müsli-Fruchtschnitte (Alnatura)	1 Stk. (75 g)	323	5,9 g	16,6 g	37,4 g	430	22,1 g
Gutes-Nuss-Fruchtschnitte (Alnatura)	1 Stk. (75 g)	281	4,4 g	8,9 g	45,7 g	374	11,9 g
Gutes-Schwarze Johannesbeer-Fruchtschnitte (Alnatura)	1 Stk. (75 g)	311	5,3 g	13,7 g	41,6 g	415	18,3 g
Isostar High Energy Riegel Aprikose (Wander)	1 Stk. (40 g)	157	2,2 g	3,7 g	28,9 g	392	9,2 g
Isostar High Energy Riegel Banane (Wander)	1 Stk. (40 g)	157	2,2 g	3,7 g	28,9 g	392	9,2 g
Isostar High Energy Riegel Multifrucht (Wander)	1 Stk. (40 g)	157	2,2 g	3,7 g	28,9 g	392	9,2 g
Isostar High Protein Riegel Haselnuss (Wander)	1 Stk. (35 g)	143	9 g	4,8 g	16,6 g	409	13,7 g
Jamaika Schoko-Trauben-Nuß-Riegel (Allos)	1 Stk. (35 g)	175	2 g	12,1 g	14,6 g	500	34,5 g
Kellogg's Choco Krispies Riegel mit Milch	1 Stk. (20 g)	84	1,5 g	3 g	13 g	420	14 g
Kellogg's Frosties Choco Riegel mit Milch	1 Stk. (25 g)	104	2 g	3 g	17 g	417	13 g
Kellogg's Frosties Riegel mit Milch	1 Stk. (25 g)	102	2 g	3 g	18 g	408	11 g
Kellogg's Müslix Haselnuss	1 Stk. (25 g)	103	1,5 g	4 g	16 g	413	15 g
Kellogg's Müslix Schokolade	1 Stk. (25 g)	112	2 g	4,5 g	16 g	446	18 g

Lebensmittel	Pkg./Port./Stk. EL/Menge (g)	kcal/ Portion	Nährstoffgehalt pro Portion			Pro 100 Gramm	
			EW	Fett	KH	kcal	Fett
Kellogg's Müslix Weiße Schokolade	1 Stk. (25 g)	112	2 g	4,5 g	16 g	447	18 g
Kellogg's Special K Apfel & Birne	1 Stk. (21,5 g)	82	1,5 g	1 g	17 g	381	5 g
Kellogg's Special K Choko	1 Stk. (21,5 g)	85	2 g	1,5 g	16 g	397	7 g
Kellogg's Special K Red Fruit	1 Stk. (21,5 g)	84	1,5 g	1,5 g	17 g	392	6 g
Knusperriegel Aprikose-Jogurt (Natreen)	1 Stk. (25 g)	70	1 g	2,4 g	8,5 g	281	9,5 g
Knusperriegel Banana-Schoko (Natreen)	1 Stk. (25 g)	71	1 g	2,4 g	8,6 g	282	9,5 g
Knusperriegel Nuss (Natreen)	1 Stk. (25 g)	74	1,3 g	2,5 g	8 g	298	10,1 g
Kölln Cakes Müsli Cranberry & Kürbiskern	1 Stk. (25 g)	122	1,7 g	6,2 g	15 g	489	24,7 g
Kölln Cakes Müsli Schoko & Haselnuss	1 Stk. (25 g)	125	1,9 g	6,7 g	14,4 g	499	26,6 g
Kölln Cakes Müsli Schoko & Orange	1 Stk. (25 g)	122	1,5 g	6,1 g	15,4 g	489	24,3 g
Kornland Müsliriegel Apfel (Bahlsen)	1 Stk. (20 g)	86	1,2 g	2,7 g	14,1 g	430	13,5 g
Kornland Müsliriegel Apfel-Nuss (Bahlsen)	1 Stk. (20 g)	72	1,5 g	1,8 g	13,8 g	360	8,9 g
Kornland Müsliriegel Banane-Cocos (Bahlsen)	1 Stk. (20 g)	78	1 g	3,2 g	12,5 g	375	16 g
Kornland Müsliriegel Schoko-Banane (Bahlsen)	1 Stk. (20 g)	97	1,6 g	4,5 g	12,5 g	485	22,5 g
Kornland Müsliriegel Schoko-Chips (Bahlsen)	1 Stk. (20 g)	88	1,4 g	2,9 g	14 g	440	14,5 g
Kornland Müsliriegel Schoko-Haselnuss (Bahlsen)	1 Stk. (20 g)	94	1 g	5 g	12 g	470	25 g
Kornland Müsliriegel Schoko-Karamell (Bahlsen)	1 Stk. (20 g)	89	1,5 g	3,7 g	12,4 g	445	18,5 g
Müesli Pause Cranberry (Schneekoppe)	1 Stk. (25 g)	97	1,5 g	2,2 g	17,8 g	387	8,8 g
Müesli Pause Mandel-Nuss (Schneekoppe)	1 Stk. (25 g)	105	2,1 g	3,8 g	15,8 g	421	15 g
Müesli Pause Schokolade (Schneekoppe)	1 Stk. (25 g)	109	2,2 g	4 g	19,8 g	437	16 g
Müesli Pause Schoko-Orange (Schneekoppe)	1 Stk. (25 g)	105	1,9 g	3,5 g	19,8 g	421	14 g
Multaben Molke Riegel Vanille Geschmack (Aktivkost)	1 Stk. (35 g)	150	5,6 g	5,3 g	19,6 g	428	15 g
Multaben Molke Riegel Cappucino Geschmack (Aktivkost)	1 Stk. (35 g)	148	5,6 g	5,3 g	19,3 g	423	5,1 g

Lebensmittel	Pkg./Port./Stk. EL/Menge (g)	kcal/ Portion	Nährstoffgehalt pro Portion			Pro 100 Gramm	
			EW	Fett	KH	kcal	Fett
Multipower Energy Balance Riegel	1 Stk. (35 g)	148	4,3 g	5,5 g	20 g	424	16 g
Multipower Energy Balance XXL-Riegel	1 Stk. (60 g)	249	7,5 g	8,6 g	25 g	415	14 g
Multipower Nutri Meal Riegel	1 Stk. (125 g)	473	37 g	11 g	55 g	379	9,1 g
Multipower Power Pack Goldriegel	1 Stk. (35 g)	136	9,3 g	3,9 g	16 g	389	11 g
Multipower Power Pack XXL Riegel	1 Stk. (60 g)	237	18 g	6,7 g	26 g	394	11 g
Multipower Winter Star Riegel	1 Stk. (45 g)	200	6,5 g	8,2 g	25 g	444	18 g
Müsli-Schnitte (Allos)	1 Stk. (40 g)	124	2 g	3,5 g	21,2 g	311	8,7 g
Ovomaltine choc ovo grunchy Riegel (Wander)	1 Stk. (20 g)	89	2,2 g	2,9 g	13,5 g	444	14,5 g
Ovomaltine-Riegel (Wander)	1 Stk. (20 g)	87	2,2 g	2,9 g	13 g	435	14,5 g
PowerBar Performence Caffeinated Kokos-Crips	1 Stk. (65 g)	231	5,4 g	3,2 g	44,9 g	355	4,9 g
PowerBar Performence Schoko	1 Stk. (65 g)	266	10 g	2 g	42 g	348	3,1 g
PowerBar ProteinPlus Vanille Kokos	1 Stk. (55 g)	186	16,6 g	3,9 g	24,5 g	338	7 g
PowerPack XXL Riegel Classic	1 Stk. (60 g)	237	18 g	6,7 g	26 g	394	11 g
Ruma 7 Früchte Müsliriegel (Ruma)	1 Stk. (20 g)	63	1,1 g	2 g	8 g	314	11 g
Sesam-Krokant-Riegel (Allos)	1 Stk. (30 g)	167	5 g	10,4 g	13,5 g	558	35
KEKSE & BÄCKEREIEN							
ABC-Kekse (Bahlsen)	1 Stk. (2 g)	8	0,1 g	0 g	2 g	399	1 g
Afrika-Kekse Edelherb (Bahlsen)	1 Stk. (3,9 g)	21	0,3 g	1,2 g	2 g	540	30,8 g
Afrika-Kekse Vollmilch (Bahlsen)	1 Stk. (3,9 g)	21	0,3 g	1,2 g	2 g	534	30 g
Akora Edelherb (Bahlsen)	1 Stk. (1,9 g)	7	0,1 g	0,2 g	1 g	387	10,5 g
Akora Vollmilch (Bahlsen)	1 Stk. (1,9 g)	7	0,1 g	0,2 g	1 g	391	10,5 g
Amandelle (Pattisier Suisse)	1 Pkg. (100 g)	549	9 g	33 g	54 g	549	33 g

Lebensmittel	Pkg./Port./Stk. EL/Menge (g)	kcal/ Portion	Nährstoffgehalt pro Portion			Pro 100 Gramm	
			EW	Fett	KH	kcal	Fett
Amaranth Schoko Minis (Allos)	1 Pkg. (125 g)	486	8,9 g	18,9 g	68 g	389	15,1 g
Amaranth-Vollkornkekse (Allos)	1 Pkg. (125 g)	572	8,9 g	24,5 g	79 g	381	19,6 g
Amato (Bahlsen)	1 Stk. (14 g)	66	1,4 g	3,2 g	8 g	469	22,9 g
Amicelli (Masterfoods)	1 Stk. (12,5 g)	65	0,8 g	3,3 g	8 g	513	26,4 g
Azora Kekse (Bahlsen)	1 Stk. (2 g)	10	0,1 g	0,4 g	1 g	492	20 g
Bahlsen Obstgarten Zitrone (Manner)	1 Stk. (8 g)	42	0,5 g	2,1 g	5 g	519	26 g
Bahlsen Obstgarten Zitrone (Manner)	1 Pkg. (150 g)	779	9 g	39 g	98 g	519	26 g
Bahlsen Teddys (Manner)	1 Stk. (5,2 g)	26	0,4 g	1,2 g	4 g	508	24 g
Bahlsen Teddys (Manner)	1 Pkg. (150 g)	762	10,5 g	36 g	100,5 g	508	24 g
Bahlsen Zoo (Manner)	1 Stk. (9,3 g)	41	0,7 g	1 g	7 g	443	11 g
Bahlsen Zoo (Manner)	1 Pkg. (125 g)	554	10 g	13,8 g	95 g	443	11 g
Banana Waffeln (Manner)	1 Pkg. (200 g)	1016	9,4 g	57 g	116,2 g	508	28,5 g
Banjo (Masterfoods)	1 Stk. (31 g)	171	1,8 g	10,9 g	16 g	552	35,2 g
Belvedere (Manner)	1/2 Pkg. (200 g)	898	11,2 g	39 g	125,6 g	449	19,5 g
Bio-Butterkeks (Allos)	1 Pkg. (125 g)	485	8,8 g	20,6 g	66 g	388	16,48 g
bisc & Bounty (Masterfoods)	1 Stk. (25,6 g)	137	1,3 g	8,2 g	14 g	533	32,1 g
bisc & Bounty (Masterfoods)	1 Pkg. (153,6 g)	822	7,8 g	49,2 g	86 g	533	32,1 g
bisc & M&M's (Masterfoods)	1 Stk. (24,8 g)	131	1,8 g	7,2 g	15 g	526	29,1 g
bisc & M&M's (Masterfoods)	1 Pkg. (148,8 g)	786	10,8 g	43,2 g	89 g	526	29,1 g
bisc & Mars (Masterfoods)	1 Stk. (26,8 g)	138	1,4 g	7,3 g	17 g	515	27,3 g
bisc & Mars (Masterfoods)	1 Pkg. (160,8 g)	828	8,4 g	43,8 g	100 g	515	27,3 g
bisc & Milky Way (Masterfoods)	1 Stk. (25,3 g)	134	2 g	7,8 g	14 g	531	30,1 g
bisc & Milky Way (Masterfoods)	1 Pkg. (151,8 g)	804	12 g	46,8 g	86 g	531	30,1 g

Lebensmittel	Pkg./Port./Stk. EL/Menge (g)	kcal/ Portion	Nährstoffgehalt pro Portion			Pro 100 Gramm	
			EW	Fett	KH	kcal	Fett
bisc & Twix (Masterfoods)	1 Stk. (26,7 g)	139	1,4 g	7,4 g	17 g	520	27,8 g
bisc & Twix (Masterfoods)	1 Pkg. (160,2 g)	834	8,4 g	44,4 g	99 g	520	27,8 g
Biscotti con cioccolato (Schär)	1 Stk. (9,4 g)	47	0,4 g	2,1 g	7 g	495	22,2 g
Biscotti con cioccolato (Schär)	1 Pkg. (150 g)	743	5,7 g	33,3 g	105,2 g	495	22,2 g
Biscuits organic Vollkorn Carobe (Molenaartje)	1 Stk. (6,7 g)	32	0,5 g	1,4 g	4 g	478	21 g
Biscuits organic Vollkorn Carobe (Molenaartje)	1 Pkg. (200 g)	956	13,4 g	42 g	126 g	478	21 g
Biscuits organic Vollkorn Chocolate (Molenaartje)	1 Stk. (6,7 g)	31	0,5 g	1,4 g	4 g	460	21 g
Biscuits organic Vollkorn Chocolate (Molenaartje)	1 Pkg. (200 g)	920	14 g	42 g	120 g	460	21 g
Biscuits organic Vollkorn Honig/ Sesam (Molenaartje)	1 Stk. (6,7 g)	29	0,7 g	1,5 g	4 g	432	22 g
Biscuits organic Vollkorn Honig/ Sesam (Molenaartje)	1 Pkg. (200 g)	864	50,4 g	44 g	126 g	432	22 g
Biscuits organic Vollkorn Weizen (Molenaartje)	1 Stk. (6,7 g)	28	0,5 g	0,9 g	5 g	415	13 g
Biscuits organic Vollkorn Weizen (Molenaartje)	1 Pkg. (200 g)	830	14,8 g	26 g	136 g	415	13 g
Biskotten (Manner)	1 Stk. (5 g)	16	0,3 g	0,1 g	3 g	324	2,5 g
Biskotten (Manner)	1 Pkg. (200 g)	648	13,6 g	5 g	137,2 g	324	2,5 g
Biskotten für Kinder (Manner)	1 Stk. (5 g)	16	0,3 g	0,1 g	4 g	321	2,2 g
Biskotten für Kinder (Manner)	1 Pkg. (200 g)	642	12,8 g	4,4 g	137,8 g	321	2,2 g
Blätter-Brezeln (Bahlsen)	1 Stk. (4,2 g)	21	0,3 g	0,9 g	1 g	492	21,4 g
Brasilia (Pattisier Suisse)	1 Pkg. (100 g)	542	6 g	30 g	62 g	542	30 g
Bunte Lebkuchenmischung (Bahlsen)	100 g	390	6 g	7 g	77 g	390	7 g
Butterblätter (Bahlsen)	1 Stk. (4,2 g)	21	0,3 g	1 g	3 g	507	24 g
Butterblätter (Bahlsen)	1 Pkg. (125 g)	634	8,8 g	30 g	83 g	507	24 g
Butterstollen (Bahlsen)	100 g	431	5 g	22 g	54 g	431	22 g
Café Musica Feine Gebäckröllchen (De Beukelaer)	1 Pkg. (100 g)	537	4 g	29 g	65 g	537	29 g

Lebensmittel	Pkg./Port./Stk. EL/Menge (g)	kcal/ Portion	Nährstoffgehalt pro Portion			Pro 100 Gramm	
			EW	Fett	KH	kcal	Fett
Café Musica Gebäckmischung (De Beukelaer)	1 Pkg. (200 g)	1012	15 g	55 g	114,2 g	506	27,5 g
Café Musica Gebäckmischung (De Beukelaer)	1 Pkg. (250 g)	1280	17,5 g	68,2 g	148,8 g	512	27,3 g
Café Musica Schoko-Bärentatzen (De Beukelaer)	1 Pkg. (100 g)	511	5 g	27 g	62 g	511	27 g
Café Musica Schoko-Rondino (De Beukelaer)	1 Pkg. (100 g)	542	6 g	30 g	62 g	542	30 g
Café Musica Schoko-Waffeln Vollmilch (De Beukelaer)	1 Pkg. (125 g)	716	10 g	46,2 g	65 g	573	37 g
Café Musica Schoko-Waffeln Zartbitter (De Beukelaer)	1 Pkg. (125 g)	716	8,8 g	46,3 g	66 g	573	37 g
Carob Reisstange glutenfrei (Werz)	1 Stange (50 g)	268	0 g	16,9 g	26 g	536	33,7 g
Choco Crossies (Nestlé)	1 Stk. (4 g)	19	0 g	1 g	2 g	478	25 g
Choco Crossies Chips (Nestlé)	1 Stk. (2 g)	11	0 g	1 g	1 g	480	50 g
Choco Crossies Wafers (Nestlé)	1 Stk. (3 g)	15	0 g	1 g	2 g	490	34 g
Chocolate Wafers (Manner)	1 Pkg. (50 g)	246	2,8 g	12,8 g	30 g	492	25,6 g
Chokini (Bahlsen)	1 Stk. (6 g)	30	0,4 g	0,9 g	4 g	493	15 g
Choko Friends (Bahlsen)	1 Stk. (4,5 g)	25	0,3 g	1,5 g	3 g	558	34 g
Choko Friends (Bahlsen)	1 Pkg. (100 g)	558	6 g	34 g	58 g	558	34 g
Choko Leibniz Edelherb (Bahlsen)	1 Stk. (14 g)	72	1 g	3,6 g	9 g	515	26 g
Choko Leibniz Edelherb (Bahlsen)	1 Pkg. (125 g)	644	8,8 g	32,5 g	80 g	515	26 g
Choko Leibniz Vollkornkeks Vollmilch (Bahlsen)	1 Stk. (14 g)	69	1,1 g	3,5 g	9 g	493	25 g
Choko Leibniz Vollkornkeks Vollmilch (Bahlsen)	1 Pkg. (125 g)	616	10 g	31,3 g	80 g	493	25 g
Choko Leibniz Vollmilch (Bahlsen)	1 Stk. (14 g)	72	1,1 g	3,6 g	9 g	515	26 g
Choko Leibniz Vollmilch (Bahlsen)	1 Pkg. (125 g)	644	10 g	32,5 g	79 g	515	26 g
Cialde Wafer (Schär)	1 Stk. (25 g)	102	0,9 g	1,1 g	22 g	406	4,5 g
Cialde Wafer (Schär)	1 Pkg. (75 g)	305	2,7 g	3,4 g	66 g	406	4,5 g
Clown (Pattisier Suisse)	1 Pkg. (125 g)	658	7,5 g	3,8 g	73 g	526	30 g

Lebensmittel	Pkg./Port./Stk. EL/Menge (g)	kcal/ Portion	Nährstoffgehalt pro Portion			Pro 100 Gramm	
			EW	Fett	KH	kcal	Fett
Contessa (Bahlsen)	1 Stk. (29 g)	121	2 g	4,1 g	19 g	416	14 g
Contessa mini (Bahlsen)	1 Stk. (8,3 g)	35	0,6 g	1,1 g	6 g	414	13 g
Contessa mini (Bahlsen)	1 Pkg. (100 g)	414	7 g	13 g	69 g	414	13 g
Creation (Pattisier Suisse)	1 Pkg. (200 g)	1.042	14 g	60 g	112 g	521	30 g
Croissini (Bahlsen)	1 Stk. (10 g)	48	0,9 g	1,8 g	7 g	481	18 g
Croissini (Bahlsen)	1 Pkg. (75 g)	361	6,8 g	13,5 g	53 g	481	18 g
Dekorhippen (Manner)	1 Stk. (2,2 g)	8	0,1 g	0,1 g	2 g	355	4,5 g
Diät Haselnussschnitten (Manner)	1 Pkg. (75 g)	369	4,2 g	19,3 g	46 g	492	25,7 g
Diät Marzipan Happen (Alpia)	1 Stk. (12,5 g)	63	1,1 g	3,7 g	6 g	506	29,7 g
Diät Marzipan Happen (Alpia)	1 Pkg. (100 g)	506	8,6 g	29,7 g	51 g	506	29,7 g
Diät Napolitains (Alpia)	1 Pkg. (150 g)	825	4,5 g	52,8 g	73 g	550	35,2 g
Diät Nougat Happen (Alpia)	1 Stk. (12,5 g)	72	0,8 g	5,1 g	6 g	577	40,4 g
Diät Nougat Happen (Alpia)	1 Pkg. (100 g)	577	6,3 g	40,4 g	47 g	577	40,4 g
Diät Schnitten (Manner)	1 Stk. (7 g)	34	0,4 g	1,8 g	4 g	492	25,7 g
Diät Schnitten (Manner)	1 Pkg. (75 g)	369	4,2 g	19,3 g	46 g	492	25,7 g
Dinkel Mandel Keks, ei-, milch-, cholesterinfrei (Werz)	1 Stk. (8,3 g)	42	0,7 g	2,2 g	5 g	504	26,9 g
Dinkel Mandel Keks, ei-, milch-, cholesterinfrei (Werz)	1 Pkg. (100 g)	504	9 g	26,9 g	57 g	504	26,9 g
Dinkel-Fruchtkeks; ei-, milch-, zucker-, laktose-, cholesterin- glutenfrei (Werz)	1 Stk. (6,3 g)	27	0,6 g	0,9 g	4 g	433	15,1 g
Dinkel-Fruchtkeks; ei-, milch-, zucker-, laktose-, cholesterin- glutenfrei (Werz)	1 Pkg. (100 g)	433	8,9 g	15,1 g	65 g	433	15,1 g
Dinkel-Kekse (Allos)	1 Stk. (4,6 g)	19	0,4 g	0,9 g	2 g	416	19,7 g
Dinkel-Kekse (Allos)	1 Pkg. (125 g)	520	9,6 g	24,6 g	65 g	416	19,7 g
Dinkel-Schoko-Kekse (Allos)	1 Stk. (7 g)	33	0,5 g	1,9 g	3 g	465	27,6 g
Dinkel-Schoko-Kekse (Allos)	1 Pkg. (125 g)	581	8,4 g	34,5 g	59 g	465	27,6 g

Lebensmittel	Pkg./Port./Stk. EL/Menge (g)	kcal/ Portion	Nährstoffgehalt pro Portion			Pro 100 Gramm	
			EW	Fett	KH	kcal	Fett
Dinkel-Vollkorn Kekse (Allos)	1 Stk. (4,6 g)	18	0,4 g	0,8 g	3 g	400	16,3 g
Dinkel-Vollkorn Kekse (Allos)	1 Pkg. (125 g)	500	10,1 g	20,4 g	69 g	400	16,3 g
Doppelkeks (Schneekoppe)	1 Stk. (12,5 g)	62	1 g	3 g	8 g	495	24 g
Doppelkeks (Schneekoppe)	1 Pkg. (150 g)	743	12 g	36 g	93 g	495	24 g
Dragee Keksi (Manner)	1 Stk. (2,6 g)	12	0,2 g	0,6 g	2 g	461	21,2 g
Dragee Keksi (Manner)	1 Pkg. (175 g)	807	14 g	37,1 g	104,3 g	461	21,2 g
Dragee Keksi Milchschokolade (Manner)	1 Stk. (2,6 g)	12	0,2 g	0,5 g	2 g	449	20,3 g
Dragee Keksi Milchschokolade (Manner)	1 Pkg. (175 g)	786	13,2 g	35,5 g	103,6 g	449	20,3 g
Duetto Bio-Doppelkeks mit Kakaocremefüllung (Allos)	1 Pkg. (300 g)	1.434	20,7 g	71,4 g	179,4 g	478	23,8 g
Duetto glutenfrei (Schär)	1 Pkg. (170 g)	723	8,8 g	14,8 g	138,7 g	425	8,7 g
Duetto Vanille Bio-Doppelkeks mit Vanillecremefüllung (Allos)	1 Pkg. (300 g)	1.440	18,9 g	68,7 g	186,9 g	480	22,9 g
duplo (Ferrero)	1 Stk. (18 g)	99	0,9 g	6 g	10 g	550	33,3 g
Düsseldorfer Törtchen (Bahlsen)	1 Stk. (11,1 g)	46	0,6 g	1,3 g	8 g	410	12 g
Düsseldorfer Törtchen (Bahlsen)	1 Pkg. (100 g)	410	5 g	12 g	70 g	410	12 g
Edel-Marzipan-Stollen (Bahlsen)	1 Pkg. (100 g)	427	7 g	22 g	51 g	427	22 g
Eiswaffel (Manner)	1 Pkg. (25 g)	116	1,3 g	5,1 g	16 g	464	20,4 g
Eiswaffel (Manner)	1 Pkg. (100 g)	464	5,2 g	20,4 g	65 g	464	20,4 g
Fanfare (Masterfoods)	1 Stk. (6,2 g)	32	0,4 g	1,7 g	4 g	510	27 g
Fanfare (Masterfoods)	1 Pkg. (125 g)	638	7,9 g	33,9 g	75 g	510	27 g
Feine Conditorei (Schneekoppe)	1 Stk. (6,7 g)	34	0,5 g	1,9 g	4 g	501	28 g
Feine Conditorei (Schneekoppe)	1 Pkg. (100 g)	501	7 g	28 g	57 g	501	28 g
Feine Waffeln Kakao-Vanille Creme (Schneekoppe)	1 Stk. (7 g)	38	0,3 g	2,2 g	4 g	544	32 g
Feine Waffeln Kakao-Vanille Creme (Schneekoppe)	1 Pkg. (100 g)	544	4 g	32 g	58 g	544	32 g

Lebensmittel	Pkg./Port./Stk. EL/Menge (g)	kcal/ Portion	Nährstoffgehalt pro Portion			Pro 100 Gramm	
			EW	Fett	KH	kcal	Fett
Feine Waffeln Zitronen-Creme (Schneekoppe)	1 Stk. (7 g)	37	0,3 g	2,1 g	4 g	531	30 g
Feine Waffeln Zitronen-Creme (Schneekoppe)	1 Pkg. (100 g)	531	4 g	30 g	60 g	531	30 g
Feinster Butter-Spekulatius (Bahlsen)	1 Stk. (5,9 g)	29	0,4 g	1,1 g	4 g	484	18,6 g
Feinster Gewürz-Spekulatius (Bahlsen)	1 Stk. (5,9 g)	28	0,3 g	1 g	4 g	468	17 g
Feinster Mandel-Spekulatius (Bahlsen)	1 Stk. (5,9 g)	29	0,5 g	1,3 g	4 g	498	22 g
Fredi Keks (Manner)	1 Stk. (3 g)	11	0,2 g	0,3 g	2 g	378	9 g
Fredi Keks (Manner)	1 Pkg. (175 g)	662	13,1 g	15,9 g	116,8 g	378	9 g
Frollini (Schär)	1 Stk. (7,1 g)	33	0,3 g	1,3 g	5 g	462	17,8 g
Frollini (Schär)	1 Pkg. (200 g)	924	9,6 g	35,6 g	141,4 g	462	17,8 g
Frucht Sinfonie (Pattisier Suisse)	1 Pkg. (200 g)	898	12 g	36 g	130 g	449	18 g
Fürstenschnitte (Bahlsen)	1 Stk. (14 g)	62	1,1 g	2,7 g	9 g	443	19,3 g
Fürstenschnitte mit Schoko (Bahlsen)	1 Stk. (14 g)	66	1 g	3,2 g	8 g	469	22,9 g
Gaufrette (Pattisier Suisse)	1 Pkg. (150 g)	822	9 g	46,5 g	92 g	548	31 g
Gold Mignon (Manner)	1 Stk. (14 g)	73	0,6 g	4,1 g	8 g	520	29,6 g
Gold Mignon (Manner)	1 Pkg. (70 g)	364	2,9 g	20,6 g	42 g	520	29,6 g
Grandessa (Bahlsen)	1 Stk. (25 g)	98	1,5 g	2,5 g	18 g	393	10 g
Granola (De Beukelaer)	1 Stk. (10 g)	50	0,6 g	21,3 g	7 g	503	23 g
Granola (De Beukelaer)	1 Pkg. (200 g)	1.006	12 g	46 g	136 g	503	23 g
Green Apple Waffeln (Manner)	1 Pkg. (200 g)	1.018	9,5 g	57 g	116,6 g	509	28,5 g
Hannover Waffeln (Bahlsen)	1 Stk. (5,5 g)	30	0,3 g	1,8 g	3 g	548	32,7 g
Haselnuss Mignon (Manner)	1 Stk. (7 g)	36	0,3 g	2,1 g	4 g	519	30 g
Haselnuss Mignon (Manner)	1 Pkg. (70 g)	363	3,2 g	20,6 g	41 g	519	29,6 g
Haselnuss Milch-Mignon (Manner)	1 Pkg. (150 g)	806	0,6 g	47,9 g	88 g	537	32 g

Lebensmittel	Pkg./Port./Stk. EL/Menge (g)	kcal/ Portion	Nährstoffgehalt pro Portion			Pro 100 Gramm	
			EW	Fett	KH	kcal	Fett
Haselnuss Milch-Mignon (Manner)	1 Pkg. (400 g)	2116	16,9 g	123,1 g	234,8 g	529	30,8 g
Haselnusscreme-Schnitten (Manner)	1 Pkg. (75 g)	362	3,8 g	16,9 g	49 g	482	22,5 g
Haselnusscreme-Schnitten (Manner)	1 Pkg. (65 g)	307	3,5 g	13,9 g	42 g	473	21,4 g
Haselnussröllchen (Manner)	1 Stk. (6,8 g)	31	0,3 g	1,2 g	5 g	463	18,5 g
Haselnussröllchen (Manner)	1/2 Pkg. (125 g)	579	4,9 g	23,1 g	89 g	463	18,5 g
Haselnuss-Stollen (Bahlsen)	100 g	475	7 g	28 g	49 g	475	28 g
Herbstblüten (Bahlsen)	1 Stk. (8,3 g)	37	0,4 g	1,1 g	6 g	442	13 g
Herbstblüten (Bahlsen)	1 Pkg. (100 g)	442	5 g	13 g	75 g	442	13 g
Himbeercreme-Waffeln (Manner)	1 Pkg. (62,5 g)	318	1,8 g	16,4 g	41 g	509	26,3 g
Hirse Kokos Riegel glutenfrei (Werz)	1 Riegel (30 g)	161	0 g	11 g	14 g	535	36,6 g
Honigwaffeln Bio (Alnatura)	1 Stk. (30 g)	133	1,5 g	5,4 g	19 g	442	18 g
Honigwaffeln Bio (Alnatura)	1 Pkg. (175 g)	774	8,9 g	31,5 g	113,4 g	442	18 g
Japonais (Pattisier Suisse)	1 Pkg. (100 g)	519	8 g	27 g	61 g	519	27 g
Jumbo Röllchen (Manner)	1 Stk. (6 g)	27	0,3 g	1 g	4 g	453	17,6 g
Jumbo Röllchen (Manner)	1 Pkg. (150 g)	680	8,2 g	26,4 g	103,9 g	453	17,6 g
Jupiter Edelherb (Bahlsen)	100 g	398	6 g	11 g	68 g	398	11 g
Jupiter Vollmilch (Bahlsen)	100 g	390	6 g	10 g	69 g	390	10 g
Kaffeecreme Schnitten (Manner)	1 Stk. (6,3 g)	31	0,3 g	1,6 g	4 g	498	25,3 g
Kaffeecreme Schnitten (Manner)	1 Pkg. (62,5 g)	311	3,4 g	15,8 g	39 g	498	25,3 g
Karlsbacher Törtchen (Schneekoppe)	1 Stk. (42 g)	234	2,9 g	13,9 g	24 g	557	33 g
Karlsbacher Törtchen (Schneekoppe)	1 Pkg. (125 g)	696	8,8 g	41,2 g	73 g	557	33 g
Kipferl (Bahlsen)	1 Stk. (7 g)	38	0,5 g	2,3 g	4 g	549	32,9 g
Kit Kat 2-Finger-Riegel (Nestlé)	1 Stk. (22 g)	112	2 g	6 g	13 g	508	26 g

Lebensmittel	Pkg./Port./Stk. EL/Menge (g)	kcal/ Portion	Nährstoffgehalt pro Portion			Pro 100 Gramm	
			EW	Fett	KH	kcal	Fett
Kit Kat 4-Finger-Riegel (Nestlé)	1 Stk. (45 g)	229	3 g	12 g	28 g	508	26 g
Kit Kat Chunky (Nestlé)	1 Riegel (50 g)	264	3 g	14 g	31 g	516	28 g
Kit Kat Chunky Mini (Nestlé)	1 Riegel (16 g)	81	1 g	4,5 g	10 g	516	28 g
Kit Kat Chunky White (Nestlé)	1 Riegel (48 g)	252	4 g	13,4 g	28 g	525	28 g
Kit Kat Mini (Nestlé)	1 Stk. (17 g)	85	1 g	4 g	10 g	500	23,5 g
Kit Kat Mini (Nestlé)	1 Pkg. (200 g)	1.000	11,8 g	47 g	117,6 g	500	23,5 g
Knöpfe (Manner)	1 Stk. (7 g)	28	0,4 g	0,9 g	4 g	393	13 g
Knöpfe (Manner)	1 Pkg. (200 g)	786	10,4 g	26,8 g	125,4 g	393	13 g
Knöpfe Marmelade (Manner)	1 Stk. (7 g)	27	0,3 g	0,8 g	5 g	378	11,4 g
Knöpfe Marmelade (Manner)	1 Pkg. (200 g)	756	7,2 g	22,8 g	130,8 g	378	11,4 g
Knöpfe Powidl (Manner)	1 Stk. (7 g)	27	0,3 g	0,8 g	5 g	386	11,4 g
Knöpfe Powidl (Manner)	1 Pkg. (200 g)	772	7,2 g	22,8 g	134,4 g	386	11,4 g
Knoppers (Storck)	1 Stk. (25 g)	132	2 g	8 g	13 g	528	32 g
Knuspertaler (Bahlsen)	100 g	503	6 g	23 g	67 g	503	23 g
Kokoscreme Waffel (Schneekoppe)	1 Stk. (21 g)	120	2,1 g	8,2 g	10 g	571	39 g
Kokoscreme Waffel (Schneekoppe)	1 Pkg. (100 g)	571	10 g	39 g	45 g	571	39 g
Kokos-Traum (Schneekoppe)	1 Riegel (25 g)	120	1,1 g	8,5 g	12 g	480	34 g
Kokos-Traum (Schneekoppe)	1 Pkg. (100 g)	480	4,5 g	34 g	49 g	480	34 g
Krokant	100 g	451	2,4 g	12,3 g	82 g	451	12,3 g
Krümelmonsterkekse (CTW Sesamstraße)	1 Stk. (8,3 g)	33	0,6 g	1,5 g	5 g	400	18 g
Krümelmonsterkekse (CTW Sesamstraße)	1 Pkg. (150 g)	600	9,9 g	26,3 g	83 g	400	18 g
La Viva (Bahlsen)	1 Stk. (10 g)	51	0,8 g	2,7 g	6 g	515	27 g
Lebkuchen Brezeln (Bahlsen)	1 Stk. (14,3 g)	58	1,1 g	0,8 g	10 g	403	5,5 g

Lebensmittel	Pkg./Port./Stk. EL/Menge (g)	kcal/ Portion	Nährstoffgehalt pro Portion			Pro 100 Gramm	
			EW	Fett	KH	kcal	Fett
Lebkuchen Brezeln (Bahlsen)	1 Pkg. (200 g)	806	8 g	11 g	70 g	403	5,5 g
Lebkuchen Herzen (Bahlsen)	1 Pkg. (100 g)	403	8 g	9 g	73 g	403	9 g
Leckerbissen (Bahlsen)	1 Stk. (10 g)	42	0,5 g	1,6 g	7 g	424	16 g
Leibniz Butterkeks (Bahlsen)	1 Stk. (5 g)	22	0,5 g	0,6 g	4 g	444	12 g
Leibniz Butterkeks Diät (Bahlsen)	1 Pkg. (200 g)	860	19,2 g	23,2 g	140 g	430	11,6 g
Leibniz Choco Diät Vollmilch (Bahlsen)	1 Pkg. (125 g)	635	9,4 g	32,6 g	79 g	508	26,1 g
Leibniz Minis Butterkeks (Bahlsen)	10 Stk. (12,5 g)	58	1 g	1,9 g	9 g	467	15 g
Leibniz Minis Butterkeks (Bahlsen)	1 Pkg. (150 g)	701	12 g	22,5 g	113 g	467	15 g
Leibniz Minis Schokokeks (Bahlsen)	100 g	488	8 g	20 g	70 g	488	20 g
Leibniz Vollkornkeks (Bahlsen)	1 Stk. (10 g)	43	0,8 g	1,5 g	7 g	431	15 g
Leicht-Röllchen Erdbeer (Manner)	1 Pkg. (175 g)	823	6,9 g	34 g	122 g	470	19,4 g
Leicht-Röllchen Schokolade (Manner)	1 Pkg. (175 g)	805	10,5 g	33,9 g	114,6 g	460	19,4 g
Leicht-Röllchen Zitrone (Manner)	1 Pkg. (175 g)	828	6,4 g	35 g	122,4 g	473	20 g
Linzer Keksi (Manner)	1 Pkg. (175 g)	753	8,9 g	34 g	103 g	430	19,4 g
Linzer Schnitten (Pattisier Suisse)	1 Pkg. (125 g)	544	7,5 g	21,2 g	80 g	435	17 g
Luxury milk chocolate Cookies (Cadbury's)	1 Stk. (16,7 g)	86	0,9 g	4,5 g	11 g	508	26,2 g
Luxury milk chocolate Cookies (Cadbury's)	1 Pkg. (150 g)	762	8 g	39,3 g	94 g	508	26,2 g
Luxury plain chocolate Cookies (Cadbury's)	1 Stk. (16,7 g)	85	0,8 g	4,2 g	11 g	500	24,9 g
Luxury plain chocolate Cookies (Cadbury's)	1 Pkg. (150 g)	750	7,1 g	37,4 g	96 g	500	24,9 g
Mandelstäbchen (Schneekoppe)	1 Stk. (6 g)	34	0,5 g	2,2 g	3 g	560	37 g
Mandelstäbchen (Schneekoppe)	1 Pkg. (100 g)	560	8 g	37 g	52 g	560	37 g
Marmelade Herzen (Manner)	1 Stk. (11,5 g)	43	0,1 g	1,2 g	8 g	377	10,8 g
Marmelade Herzen (Manner)	1 Pkg. (150 g)	566	6 g	16,2 g	99 g	377	10,8 g

Lebensmittel	Pkg./Port./Stk. EL/Menge (g)	kcal/ Portion	Nährstoffgehalt pro Portion			Pro 100 Gramm	
			EW	Fett	KH	kcal	Fett
Marzipan	100 g	459	6,1 g	17,6 g	69 g	459	17,6 g
Marzipan Kartoffeln	1 Stk. (3 g)	14	0,2 g	0,5 g	2 g	459	17 g
maxi Cremekakao (Loacker)	1 Stk. (6,7 g)	33	0,5 g	1,7 g	4 g	498	26 g
maxi Cremekakao (Loacker)	1/2 Pkg. (200 g)	996	15 g	52 g	117 g	498	26 g
maxi Napolitaner (Loacker)	1 Stk. (6,7 g)	34	0,5 g	1,8 g	4 g	505	26,5 g
maxi Napolitaner (Loacker)	1/2 Pkg. (200 g)	1.010	15 g	53 g	118 g	505	26,5 g
Medaillon (Pattisier Suisse)	1 Pkg. (100 g)	474	5 g	24 g	59 g	474	24 g
Meisterchen (Manner)	1 Stk. (8,9 g)	32	0,3 g	0,8 g	6 g	355	9 g
Meisterchen (Manner)	1 Pkg. (125 g)	444	3,6 g	11,3 g	82 g	355	9 g
Messino Edelherb (Bahlsen)	1 Stk. (12,5 g)	55	0,5 g	2,3 g	8 g	438	18 g
Messino Edelherb (Bahlsen)	1 Pkg. (150 g)	657	6 g	27 g	99 g	438	18 g
Messino Minis (Bahlsen)	1 Stk. (5 g)	21	0,2 g	0,8 g	3 g	421	15 g
Messino Minis (Bahlsen)	1 Pkg. (100 g)	421	4 g	15 g	67 g	421	15 g
Messino Vollmilch (Bahlsen)	1 Stk. (12,5 g)	52	0,5 g	1,9 g	8 g	417	15 g
Messino Vollmilch (Bahlsen)	1 Pkg. (150 g)	626	6 g	22,5 g	99 g	417	15 g
Mikado Zartherb (De Beukelaer)	1 Stk. (2,2 g)	11	0,2 g	0,4 g	2 g	478	18 g
Mikado Zartherb (De Beukelaer)	1 Pkg. (75 g)	359	5,3 g	13,5 g	54 g	478	18 g
Milch Butterkeks (De Beukelaer)	1 Pkg. (200 g)	854	16 g	22 g	148 g	427	11 g
Milch Butterkeks Vollkorn (De Beukelaer)	1 Pkg. (200 g)	856	18 g	24 g	142 g	428	12 g
Milch Butterkeks Vollkorn (De Beukelaer)	1 Stk. (8 g)	34	0,7 g	1 g	6 g	428	12 g
Milch Butterkeks Vollkorn (De Beukelaer)	1 Pkg. (200 g)	856	18 g	24 g	142 g	428	12 g
Milch Butterkeks (De Beukelaer)	1 Stk. (8 g)	34	0,6 g	0,9 g	6 g	427	11 g
Milch Butterkeks (De Beukelaer)	1 Pkg. (200 g)	854	16 g	22 g	148 g	427	11 g

Lebensmittel	Pkg./Port./Stk. EL/Menge (g)	kcal/ Portion	Nährstoffgehalt pro Portion			Pro 100 Gramm	
			EW	Fett	KH	kcal	Fett
Milchschokolade-Waffeln (Manner)	1 Pkg. (62,5 g)	304	4,6 g	14,5 g	39 g	486	23,2 g
Milch-Vanille Schnitten (Manner)	1 Pkg. (200 g)	1.012	12,4 g	56,6 g	113,6 g	506	28,3 g
Milka Tender Banane (Suchard)	1 Stk. (37 g)	159	2,1 g	7,4 g	21,3 g	430	20 g
Milka Tender Milch (Suchard)	1 Stk. (37 g)	155	2,1 g	7,4 g	21 g	425	20 g
Milka Tender Milch minis (Suchard)	1 Stk. (18,8 g)	79	1,1 g	3,8 g	10,7 g	425	20 g
Milka Tender Milch minis (Suchard)	1 Pkg. (150 g)	628	8,5 g	30 g	85,1 g	425	20 g
Milka Tender Nuss (Suchard)	1 Stk. (37 g)	161	2,1 g	7,8 g	20,7 g	435	21 g
Milka Topsy Haselnuss (Suchard)	1 Stk. (20 g)	95	1,4 g	3,9 g	13,6 g	475	19,5 g
Milka Topsy Haselnuss (Suchard)	1 Pkg. (120 g)	570	8,4 g	23,4 g	81,6 g	475	19,5 g
Milka Topsy Milch (Suchard)	1 Stk. (20 g)	95	1,4 g	3,8 g	13,5 g	475	19 g
Milka Topsy Milch (Suchard)	1 Pkg. (120 g)	570	8,4 g	22,8 g	81,6 g	475	19 g
Milky Way Crispy Rolls (Masterfoods)	1 Stk. (12,5 g)	65	0,9 g	3,4 g	8 g	516	27 g
Milky Way Crispy Rolls (Masterfoods)	1 Pkg. (25 g)	129	1,8 g	6,8 g	15 g	516	27 g
Milky Way Crispy Rolls (Masterfoods)	1 Pkg. (150 g)	774	10,5 g	40,5 g	92 g	516	27 g
Mini Apfeltaschen (Diät) (Schneekoppe)	1 Stk. (16,7 g)	68	1 g	4 g	9 g	404	24 g
Mini Apfeltaschen (Diät) (Schneekoppe)	1 Pkg. (100 g)	404	6 g	24 g	52 g	404	24 g
Mini Apfeltaschen (Schneekoppe)	1 Stk. (17 g)	69	1 g	4,1 g	9 g	404	24 g
Mini Apfeltaschen (Schneekoppe)	1 Pkg. (100 g)	404	6 g	24 g	52 g	404	24 g
Mini Dickmann's (Storck)	1 Stk. (8,3 g)	35	0,4 g	1,4 g	5 g	418	16,7 g
Mini Haselnuss Mignon (Manner)	1 Pkg. (150 g)	779	6,3 g	44,1 g	89 g	519	29,4 g
Mini Haselnuss Mignon (Manner)	1 Stk. (5 g)	26	0,2 g	1,5 g	3 g	519	29,4 g
Mini Haselnuss Milch-Mignon (Manner)	1 Stk. (5 g)	27	0,2 g	1,6 g	3 g	537	31,9 g
Mini Haselnuss Milch-Mignon (Manner)	1 Pkg. (150 g)	806	6 g	47,9 g	88 g	537	31,9 g

Lebensmittel	Pkg./Port./Stk. EL/Menge (g)	kcal/ Portion	Nährstoffgehalt pro Portion			Pro 100 Gramm	
			EW	Fett	KH	kcal	Fett
Mini Neapolitaner (Manner)	1 Stk. (3 g)	14	0,2 g	0,7 g	2 g	477	22,7 g
Mini Neapolitaner (Manner)	1 Pkg. (100 g)	477	5 g	22,7 g	63 g	477	22,7 g
Mini Nussecken Diät (Schneekoppe)	1 Stk. (16,7 g)	82	1,5 g	5 g	7 g	488	30 g
Mini Nussecken Diät (Schneekoppe)	1 Pkg. (100 g)	488	9 g	30 g	43 g	488	30 g
Mini Schoko Kekse (Allos)	1 Stk. (6,3 g)	27	0,5 g	1,2 g	4 g	431	19,5 g
Mini Schoko Kekse (Allos)	1 Pkg. (125 g)	539	9,9 g	24,4 g	70 g	431	19,5 g
Mini Schoko-Spekulatius (Bahlsen)	100 g	504	8 g	24 g	66 g	504	24 g
Mini Zitronenctremeschnitten (Manner)	1 Stk. (3 g)	15	0,1 g	0,8 g	2 g	513	28,1 g
Mini Zitronenctremeschnitten (Manner)	1 Pkg. (100)	513	3,6 g	28,1 g	62 g	513	28,1 g
Minis (Brandt)	1 Stk. (5,3 g)	22	0,4 g	0,6 g	4 g	419	11 g
Minis (Brandt)	1 Pkg. (100 g)	419	7 g	11 g	73 g	419	11 g
Mix Max (Balconi)	1 Stk. (35 g)	156	2,1 g	8,2 g	19 g	445	23,4 g
Mohn Stollen (Bahlsen)	100 g	459	7 g	25 g	52 g	459	25 g
Mürbekeks Diät (Schneekoppe)	1 Stk. (6,5 g)	25	0,4 g	0,9 g	4 g	381	14 g
Mürbekeks Diät (Schneekoppe)	1 Pkg. (150 g)	572	9 g	21 g	92 g	381	14 g
Müsli Keks (Schneekoppe)	1 Pkg. (150 g)	609	9 g	22,5 g	92 g	406	15 g
Müslikeks Diät (Schneekoppe)	1 Stk. (6,5 g)	26	0,4 g	1 g	4 g	405	15 g
Müslikeks Diät (Schneekoppe)	1 Pkg. (150 g)	608	9 g	22,5 g	92 g	405	15 g
Neapolitaner Schnitten (Manner)	1 Stk. (7 g)	34	0,4 g	1,6 g	4,5 g	481	22,4 g
Neapolitaner Schnitten (Manner)	1 Pkg. (75 g)	360	3,8 g	16,8 g	48,5 g	481	22,4 g
Nesquick Snack (Nestlé)	1 Stk. (26 g)	99	2 g	5 g	12 g	397	19 g
Nougat-Creme-Waffeln (Schneekoppe)	1 Stk. (21 g)	110	2,1 g	6,1 g	12 g	525	29 g
Nussschnitte (Pea Diät)	1 Stk. (20 g)	111	1,4 g	7,2 g	10 g	556	36 g

Lebensmittel	Pkg./Port./Stk. EL/Menge (g)	kcal/ Portion	Nährstoffgehalt pro Portion			Pro 100 Gramm	
			EW	Fett	KH	kcal	Fett
Nussschnitte (Pea Diät)	1 Pkg. (60 g)	334	4,2 g	21,6 g	28 g	556	36 g
Ohne Gleichen Edelherb (Bahlsen)	1 Stk. (10,4 g)	59	0,8 g	3,7 g	6 g	568	36 g
Ohne Gleichen Edelherb (Bahlsen)	1 Pkg. (125 g)	710	10 g	45 g	66 g	568	36 g
Ohne Gleichen Vollmilch (Bahlsen)	1 Stk. (10,4 g)	60	0,9 g	4 g	5 g	576	38 g
Ohne Gleichen Vollmilch (Bahlsen)	1 Pkg. (125 g)	720	11,3 g	47,5 g	64 g	576	38 g
Pfeffernüsse (Manner)	1 Stk. (6,5 g)	22	0,2 g	0 g	5,1 g	337	0,5 g
Pfeffernüsse (Manner)	1 Pkg. (200 g)	674	7,6 g	1 g	158,4 g	337	0,5 g
Pflümis (Bahlsen)	1 Stk. (8,8 g)	33	0,5 g	0,9 g	6 g	377	10 g
Pflümis (Bahlsen)	1 Pkg. (150 g)	566	9 g	15 g	99 g	377	10 g
Pick up (Bahlsen)	1 Stk. (28 g)	144	1,7 g	7 g	19 g	515	25 g
Pim´s Orange (De Beukelear)	1 Stk. (13 g)	50	0,5 g	1,4 g	9 g	387	11 g
Pim´s Orange (De Beukelear)	1 Pkg. (150 g)	581	6 g	16,5 g	102 g	387	11 g
Prinzen Rolle Haselnusscreme (De Beukelaer)	1 Stk. (16 g)	76	1 g	3,2 g	10,9 g	476	20 g
Prinzen Rolle Haselnusscreme (De Beukelaer)	1 Rolle (250 g)	1.190	15 g	50 g	170 g	476	20 g
Prinzen Rolle Kakao (De Beukelaer)	1 Stk. (16 g)	76	1 g	3,2 g	10,9 g	476	20 g
Prinzen Rolle Kakao (De Beukelaer)	1 Rolle (250 g)	1.190	15 g	50 g	170 g	476	20 g
Prinzen Rolle Mehrkorn (De Beukelaer)	1 Stk. (16 g)	76	1 g	3,6 g	10 g	472	22,3 g
Prinzen Rolle Mehrkorn (De Beukelaer)	1 Rolle (250 g)	1.180	15,3 g	55,8 g	154,5 g	472	22,3 g
Prinzen Rolle Minis (De Beukelaer)	1 Stk. (7,5 g)	36	0,4 g	1,6 g	5 g	480	21 g
Prinzen Rolle Minis (De Beukelaer)	1 Pkg. (150 g)	720	8,7 g	31,5 g	100,5 g	480	21 g
Prinzen Taler (De Beukelaer)	1 Stk. (6 g)	31	0,4 g	1,6 g	4 g	518	26 g
Prinzen Taler (De Beukelaer)	1 Pkg. (150 g)	777	9 g	39 g	98 g	518	26 g
Reis Zwerge; ei-, milch-, zucker-, laktose-, cholesterin- glutenfrei (Werz)	1 Stk. (15,6 g)	74	0,7 g	3 g	11 g	475	19,1 g

Lebensmittel	Pkg./Port./Stk. EL/Menge (g)	kcal/ Portion	Nährstoffgehalt pro Portion			Pro 100 Gramm	
			EW	Fett	KH	kcal	Fett
Reis Zwerge; ei-, milch-, zucker-, laktose-, cholesterin- glutenfrei (Werz)	1 Pkg. (125 g)	594	5,9 g	23,9 g	91 g	475	19,1 g
Rollino (Balconi)	1 Stk. (37 g)	157	2,2 g	7,7 g	20 g	423	20,8 g
Rum-Stollen (Bahlsen)	100 g	407	6 g	19,9 g	52 g	407	19,9 g
Savoiardi (Schär)	1 Pkg. (150 g)	567	8,6 g	9,6 g	111,6 g	378	6,4 g
Schnittenblock (Manner)	1 Stk. (10 g)	49	0,6 g	2,6 g	6 g	487	26 g
Schnittenblock (Manner)	1/2 Pkg. (200 g)	974	11 g	51,4 g	117,2 g	487	26 g
Schoko & Milch (De Beukelaer)	1 Stk. (17 g)	88	1,2 g	4,8 g	10 g	516	28 g
Schoko & Milch (De Beukelaer)	1 Pkg. (150 g)	774	10,5 g	42 g	89 g	516	28 g
Schokogebäck Diät (Schneekoppe)	1 Stk. (4,5 g)	23	0,4 g	1,1 g	3 g	500	25 g
Schokogebäck Diät (Schneekoppe)	1 Pkg. (125 g)	625	10 g	31,2 g	76 g	500	25 g
Schoko-Keksi (Manner)	1 Stk. (3,4 g)	15	0,2 g	0,6 g	2,1 g	432	17,2 g
Schoko-Keksi (Manner)	1 Pkg. (150 g)	648	9,5 g	25,8 g	94,7 g	432	17,2 g
Sternschnuppen (Bahlsen)	100 g	445	6 g	15 g	71 g	445	15 g
Strawberry Yoghurt Waffeln (Manner)	1 Pkg. (200 g)	1012	9,4 g	59,6 g	112 g	506	29,8 g
Super Dickmann's (Storck)	1 Stk. (28 g)	99	0,8 g	2,5 g	18 g	352	9,1 g
Syrup Waffles Haselnuss (Molenaartje)	1 Stk. (16,7 g)	77	0,7 g	3,3 g	11 g	462	20 g
Syrup Waffles Haselnuss (Molenaartje)	1 Pkg. (175 g)	809	7,7 g	35 g	113,8 g	462	20 g
Syrup Waffles Honig (Molenaartje)	1 Stk. (16,7 g)	76	0,7 g	3 g	11 g	457	18 g
Syrup Waffles Honig (Molenaartje)	1 Pkg. (175 g)	800	7,2 g	31,5 g	119 g	457	18 g
Tenerezze (Mulino Bianco)	1 Stk. (7 g)	34	0,4 g	1,7 g	4 g	480	24,5 g
Tenerezze (Mulino Bianco)	1/2 Pkg. (125 g)	600	7,5 g	30,6 g	74 g	480	24,5 g
Törtchen (Manner)	1 Stk. (12 g)	62	0,5 g	3,4 g	7,2 g	514	28,4 g
Törtchen (Manner)	1/2 Pkg. (200 g)	1028	9 g	56,8 g	120,6 g	514	28,4 g

Lebensmittel	Pkg./Port./Stk. EL/Menge (g)	kcal/ Portion	Nährstoffgehalt pro Portion			Pro 100 Gramm	
			EW	Fett	KH	kcal	Fett
Vienna Coffee Waffeln (Manner)	1 Pkg. (200 g)	974	12,4 g	49,4 g	120,4 g	487	24,7 g
Vollkorn Eierbiskotten (Manner)	1 Stk. (5 g)	16	0,3 g	0,2 g	3,3 g	322	3,2 g
Vollkorn Eierbiskotten (Manner)	1 Pkg. (200 g)	644	13,6 g	6,4 g	133,2 g	322	3,2 g
Vollkorn Eierbiskotten (Manner)	1 Stk. (5 g)	16	0,3 g	0,2 g	3,3 g	322	3,2 g
Vollkorn Eierbiskotten (Manner)	1 Pkg. (200 g)	644	13,6 g	6,4 g	133,2 g	322	3,2 g
Vollkorn Schoko Granetti Vollmilch (Grano)	1 Pkg. (50 g)	224	4,6 g	9,8 g	29 g	447	19,6 g
Vollkorn Schoko Granetti Zartbitter (Grano)	1 Pkg. (50 g)	213	3,5 g	9,4 g	29 g	425	18,7 g
Wafers (Schär)	1 Stk. (8,3 g)	45	0,4 g	2,4 g	8 g	539	29,5 g
Wafers (Schär)	1 Pkg. (100 g)	539	3,5 g	29,5 g	65 g	539	29,5 g
Waffel Carrées Vollmilch Diät (Schneekoppe)	1 Stk. (5,6 g)	33	0,4 g	2,4 g	2 g	591	43 g
Waffel Carrées Vollmilch Diät (Schneekoppe)	1 Pkg. (100 g)	591	8 g	43 g	43 g	591	43 g
Waffeletten Vollmilch (Bahlsen)	1 Stk. (7 g)	39	0,4 g	2,2 g	4 g	544	31 g
Waffeletten Vollmilch (Bahlsen)	1 Pkg. (100 g)	544	6 g	31 g	62 g	544	31 g
Waffelherzen mit Rum-Trüffelcreme (Manner)	1 Stk. (13 g)	68	0,5 g	4 g	7,6 g	526	30,6 g
Waffelherzen mit Rum-Trüffelcreme (Manner)	1/2 Pkg. (150 g)	789	6,15 g	45,9 g	88,2 g	526	30,6 g
Waffelriegel Haselnuss (Schneekoppe)	1 Stk. (25 g)	131	2,5 g	7,3 g	14 g	525	29 g
Waffelriegel Haselnuss (Schneekoppe)	1 Pkg. (75 g)	394	7,5 g	21,8 g	42 g	525	29 g
Weinbeißer (Manner)	1 Stk. (7,7 g)	26	0,3 g	0 g	6,1 g	338	0,6 g
Weinbeißer (Manner)	1 Pkg. (200 g)	676	7,6 g	1,1 g	159 g	338	0,6 g
Weinbrandbohne	1 Stk. (12 g)	46	0,2 g	0,7 g	8,2 g	387	5,8 g
Weinbrandkirsche	1 Stk. (12 g)	40	0,2 g	0,7 g	7,3 g	335	5,8 g
Wild Berries Waffeln (Manner)	1 Pkg. (200 g)	1.016	9,4 g	57,2 g	116,2 g	508	28,6 g
Zimtsterne (Bahlsen)	1 Stk. (5,6 g)	28	0,4 g	1,5 g	3 g	504	27 g

Lebensmittel	Pkg./Port./Stk. EL/Menge (g)	kcal/ Portion	Nährstoffgehalt pro Portion			Pro 100 Gramm	
			EW	Fett	KH	kcal	Fett
Zimtsterne (Bahlsen)	1 Pkg. (100 g)	504	8 g	27 g	58 g	504	27 g
Zitronencreme Schnitten (Manner)	1 Stk. (6,3 g)	32	0,2 g	1,7 g	4,1 g	514	27 g
Zitronencreme Schnitten (Manner)	1 Pkg. (62,5 g)	321	1,7 g	16,9 g	40,6 g	514	27 g
Zum Fest (Bahlsen)	100 g	439	7 g	17 g	65 g	439	17 g
REISWAFFELN							
Bio Vollkorn-Reis-Snack (Dinkel oder Amaranth) (Schneekoppe)	1 Stk. (7,7 g)	30	0,6 g	0,3 g	6,2 g	386	3,6 g
Bio Vollkorn-Reis-Snack (Dinkel oder Amaranth) (Schneekoppe)	1 Pkg. (100 g)	386	8,2 g	3,6 g	80 g	386	3,6 g
Bio Vollkorn-Reis-Snack Sesam (Schneekoppe)	1 Stk. (7,7 g)	30	0,7 g	0,4 g	6 g	389	4,6 g
Bio Vollkorn-Reis-Snack Sesam (Schneekoppe)	1 Pkg. (100 g)	389	9 g	4,6 g	78 g	389	4,6 g
Joghurt-Reiswaffeln (Alnatura)	1 Stk. (16,7 g)	85	1,1 g	4,3 g	10,6 g	511	25,6 g
Joghurt-Reiswaffeln (Alnatura)	1 Pkg. (100 g)	511	6,4 g	25,6 g	63,7 g	511	25,6 g
Mini-Reiswafferl (Karamell oder Schoko) (EP Naturprodukte)	1 Stk. (2 g)	8	0,1 g	0,1 g	1,7 g	389	2,8 g
Mini-Reiswafferl (Karamell oder Schoko) (EP Naturprodukte)	1 Stk. (60 g)	233	4 g	1,7 g	50,4 g	389	2,8 g
Reiswaffeln mit Hirse (EP Naturprodukte)	1 Stk. (7,7 g)	28	0,6 g	0,1 g	6,5 g	361	1,2 g
Reiswaffeln mit Hirse (EP Naturprodukte)	1 Pkg. (100 g)	361	7,8 g	1,2 g	84,8 g	361	1,2 g
Reiswaffeln mit Milchschokolade (hig Hagemann)	1 Stk. (16,7 g)	81	1,1 g	3,7 g	10,9 g	490	22,2 g
Reiswaffeln mit Milchschokolade (hig Hagemann)	1 Pkg. (100 g)	490	6,5 g	22,2 g	65,4 g	490	22,2 g
Reiswaffeln ohne Salz (EP Naturprodukte)	1 Stk. (7,7 g)	30	0,6 g	0,3 g	6,3 g	389	3,5 g
Reiswaffeln ohne Salz (EP Naturprodukte)	1 Pkg. (100 g)	389	7,7 g	3,5 g	81,6 g	389	3,5 g
Risbellis Barbecue (Reis-fit)	1 Stk. (2 g)	7	0,2 g	0 g	1,4 g	356	2,3 g
Risbellis Barbecue (Reis-fit)	1 Pkg. (40 g)	142	3,5 g	0,9 g	30 g	356	2,3 g
Risbellis Schokolade (Reis-fit)	1 Stk. (2,3 g)	9	0,2 g	0,1 g	1,9 g	385	4,4 g

Lebensmittel	Pkg./Port./Stk. EL/Menge (g)	kcal/ Portion	Nährstoffgehalt pro Portion			Pro 100 Gramm	
			EW	Fett	KH	kcal	Fett
Risbellis Schokolade (Reis-fit)	1 Pkg. (40 g)	154	2,6 g	1,8 g	32 g	385	4,4 g
Schoko-Reiswaffeln (Engelbert Bio Naturprodukte)	1 Stk. (16,7 g)	84	1,4 g	4 g	10,5 g	503	24,2 g
Schoko-Reiswaffeln (Engelbert Bio Naturprodukte)	1 Pkg. (100 g)	503	8,3 g	24,2 g	63,1 g	503	24,2 g
Schoko-Reiswaffeln Zartbitter (Alnatura)	1 Stk. (16,7 g)	83	1 g	4,2 g	10,2 g	495	25,3 g
Schoko-Reiswaffeln Zartbitter (Alnatura)	1 Pkg. (100 g)	495	5,7 g	25,3 g	61,2 g	495	25,3 g
FRUCHTGUMMI							
Airwaves div. Sorten (Wrigleys)	1 Stk. (2 g)	3	0 g	0 g	1,2 g	150	0 g
Bunte Früchtchen (Schneekoppe)	1 Stk. (1,6 g)	3	0,1 g	0 g	1,2 g	210	0,1 g
Bunte Früchtchen (Schneekoppe)	1 Pkg. (75 g)	158	5,3 g	0,1 g	55,5 g	210	0,1 g
California Früchte	1 Stk. (10 g)	38	0 g	0 g	9,4 g	381	0 g
Cola Lemon (Storck)	1 Stk. (6 g)	22	0 g	0 g	5,4 g	364	0 g
Cola Lemon (Storck)	1 Pkg. (400 g)	1456	0 g	0 g	359,2 g	364	0 g
Durchbeißer (Storck)	1 Stk. (9 g)	38	0,2 g	1,1 g	7,1 g	421	12,3 g
Durchbeißer (Storck)	1/2 Pkg. (150 g)	632	2,6 g	18,5 g	117,8 g	421	12,3 g
Eibischteig (Egger)	1 Stk. (1,6 g)	5	0,1 g	0 g	1,2 g	340	0,3 g
Eibischteig (Egger)	1 Pkg. (75 g)	255	6,1 g	0,2 g	57,2 g	340	0,3 g
Euka Gum (Egger)	5 Stk. (8,5 g)	33	0 g	0 g	6,8 g	347	0 g
Euka Gum (Egger)	1 Pkg. (75 g)	260	8 g	0 g	60 g	347	0 g
Fritt mit Vitamin C div. Sorten (Trumpf)	1 Streifen (11 g)	44	0,2 g	1 g	8,4 g	416	9 g
Fruchtbärchen biologisch (Marap)	1 Stk. (2 g)	7	0,1 g	0 g	1,2 g	334	0,3 g
Fruchtbärchen biologisch (Marap)	1 Pkg. (150 g)	501	7,1 g	0,5 g	115,6 g	334	0,3 g
Goldbären (Haribo)	1 Stk. (2 g)	7	0,1 g	0 g	1,6 g	343	0 g

Lebensmittel	Pkg./Port./Stk. EL/Menge (g)	kcal/ Portion	Nährstoffgehalt pro Portion			Pro 100 Gramm	
			EW	Fett	KH	kcal	Fett
Goldbären (Haribo)	1 Pkg. (200 g)	686	12,4 g	0 g	156 g	343	0 g
Gummibonbon	1 Stk. (3 g)	6	0 g	0 g	1,4 g	188	0 g
Gummibonbon mit Fruchtessenz	1 Stk. (3 g)	6	0 g	0 g	1,4 g	188	0 g
Happy Cola (Haribo)	1 Stk. (3,7 g)	13	0,2 g	0 g	2,9 g	343	0 g
Happy Cola (Haribo)	1 Pkg. (200 g)	646	12,4 g	0 g	156 g	343	0 g
Haribo Gummibonbons diverse Sorten (Haribo)	1 Stk. (3,7 g)	13	0,2 g	0 g	2,9 g	343	0 g
Haribo Gummibonbons diverse Sorten (Haribo)	1 Pkg. (200 g)	646	12,4 g	0 g	156 g	343	0 g
Kaufrüchtchen (Storck)	1 Stk. (4,6 g)	18	0 g	0,3 g	3,9 g	391	5,5 g
Kaufrüchtchen (Storck)	1 Pkg. (400 g)	1564	2,4 g	22,4 g	340,8 g	391	5,5 g
Lachgummi (Storck)	1 Pkg. (250 g)	808	20 g	0,5 g	181,5 g	323	0,2 g
Lakritze	1 Port. (50 g)	188	2,2 g	0,5 g	43,1 g	375	1 g
Mamba mit Frupies (Storck)	1 Stk. (4,6 g)	18	0 g	0,3 g	3,9 g	388	5,5 g
Mamba mit Frupies (Storck)	1 Pkg. (27,5 g)	107	0,2 g	1,5 g	23,3 g	388	5,5 g
Marshmallow	1 Stk. (7 g)	23	0,1 g	0 g	5,6 g	333	0 g
nimm2 Lachgummi (Storck)	1 Stk. (3 g)	10	0,2 g	0 g	2,2 g	323	0,2 g
nimm2 Lachgummi (Storck)	1 Pkg. (125 g)	404	10 g	0,3 g	90,8 g	323	0,2 g
Orbit ohne Zucker Cherry Mint	1 Stk. (1,4 g)	2	0 g	0 g	0,9 g	160	0 g
Orbit ohne Zucker Cherry Mint	1 Pkg. (14 g)	22	0 g	0 g	8,7 g	160	0 g
Orbit ohne Zucker Peppermint	1 Stk. (1,4 g)	2	0 g	0 g	0,9 g	170	0 g
Orbit ohne Zucker Peppermint	1 Pkg. (14 g)	24	0 g	0 g	9,1 g	170	0 g
Pfirsiche (Haribo)	1 Stk. (6,7 g)	24	0,3 g	0 g	5,5 g	350	0 g
Pfirsiche (Haribo)	1 Pkg. (200 g)	700	9 g	0 g	164 g	350	0 g
Rachenputzer (Egger)	1 Stk. (4 g)	15	0 g	0 g	3,7 g	371	0 g

Lebensmittel	Pkg./Port./Stk. EL/Menge (g)	kcal/ Portion	Nährstoffgehalt pro Portion			Pro 100 Gramm	
			EW	Fett	KH	kcal	Fett
Rachenputzer (Egger)	1 Pkg. (60 g)	223	0 g	0 g	55,3 g	371	0 g
Schaumzuckerwaren	100 g	333	2 g	0 g	80 g	333	0 g
Sportgummi Multivitamin (Egger)	1 Stk. (3,6 g)	12	0,3 g	0 g	2,7 g	337	0 g
Sportgummi Multivitamin (Egger)	1 Pkg. (75 g)	253	7,1 g	0,1 g	56,1 g	337	0,1 g
Tropen-Früchte (Katjes)	1 Stk. (5,1 g)	17	0,3 g	0 g	43 g	337	0,2 g
Tropen-Früchte (Katjes)	1 Pkg. (200 g)	674	10 g	0,4 g	158 g	337	0,2 g
Yoghurt-Gum's (Katjes)	1 Stk. (4,9 g)	16	0,1 g	0 g	3,8 g	320	0,4 g
Yoghurt-Gum's (Katjes)	1 Pkg. (200 g)	640	4,2 g	0,8 g	154 g	320	0,4 g
ZUCKERL / BONBON							
Airwaves Drops (Wrighleys)	1 Stk. (3,2 g)	8	0 g	0 g	3,1 g	235	0 g
Airwaves Drops (Wrighleys)	1 Pkg. (32 g)	75	0 g	0 g	31,4 g	235	0 g
Ananas kandiert	1 Stk. (12 g)	32	0 g	0 g	7,7 g	263	0 g
Bonbons Zitrone & Orange (Eco Sweets)	1 Stk. (5 g)	19	0 g	0 g	4,7 g	380	0,2 g
Bonbons Zitrone & Orange (Eco Sweets)	1 Pkg. (50 g)	190	0 g	0,1 g	47 g	380	0,2 g
Brust Caramellen (Kaiser)	1 Stk. (4,2 g)	17	0 g	0 g	4,2 g	388	0 g
Brust Caramellen (Kaiser)	1 Pkg. (75 g)	291	0 g	0 g	72,8 g	388	0 g
Bunter FruchtGenuss (Schneekoppe)	1 Stk. (4,4 g)	10	0 g	0 g	4,2 g	231	0 g
Bunter FruchtGenuss (Schneekoppe)	1 Pkg. (75 g)	173	0 g	0 g	71,2 g	231	0 g
Campino div. Sorten (Storck)	1 Pkg. (140 g)	577	0,1 g	9,8 g	121,9 g	412	7 g
Euka (Storck)	1 Stk. (5 g)	19	0 g	0 g	4,8 g	388	0 g
Euka (Storck)	1 Pkg. (150 g)	582	0 g	0 g	145 g	388	0 g
Feine Erdbeer-Sahne-Bonbons (Schneekoppe)	1 Stk. (4,6 g)	13	0 g	0,3 g	2,3 g	278	7 g

Lebensmittel	Pkg./Port./Stk. EL/Menge (g)	kcal/ Portion	Nährstoffgehalt pro Portion			Pro 100 Gramm	
			EW	Fett	KH	kcal	Fett
Feine Erdbeer-Sahne-Bonbons (Schneekoppe)	1 Pkg. (75 g)	209	0,4 g	5,3 g	38,2 g	278	7 g
Feine Orangen-Sahne-Bonbons (Schneekoppe)	1 Stk. (4,4 g)	12	0 g	0,2 g	4 g	264	5 g
Feine Orangen-Sahne-Bonbons (Schneekoppe)	1 Pkg. (75 g)	198	0,4 g	3,8 g	67,8 g	264	5 g
Feine Sahne-Caramel-Bonbons (Schneekoppe)	1 Stk. (5 g)	15	0,1 g	0,5 g	3,6 g	290	9 g
Feine Sahne-Caramel-Bonbons (Schneekoppe)	1 Pkg. (75 g)	218	0,8 g	6,8 g	54 g	290	9 g
Firn (Engelhofer)	1 Stk. (2,8 g)	12	0 g	0,1 g	2,7 g	415	3,6 g
Firn zuckerfrei (Engelhofer)	1 Stk. (2,9 g)	8	0 g	0 g	1,8 g	277	0 g
Fisherman's Friends extra stark Citrus ohne Zucker (Lofthouse of Fleetwood Ltd.)	1 Stk. (1,3 g)	3	0 g	Spuren	1,2 g	252	1,3 g
Fisherman's Friends extra stark Citrus ohne Zucker (Lofthouse of Fleetwood Ltd.)	1 Pkg. (25 g)	56	0 g	0,3 g	24,3 g	252	1,3 g
Fisherman's Friends extra stark Kirsch ohne Zucker (Lofthouse of Fleetwood Ltd.)	1 Stk. (1,3 g)	3	0 g	Spuren	1,2 g	251	1,3 g
Fisherman's Friends extra stark Kirsch ohne Zucker (Lofthouse of Fleetwood Ltd.)	1 Pkg. (25 g)	63	0 g	0,3 g	24,1 g	251	1,3 g
Fisherman's Friends extra stark Lemon ohne Zucker (Lofthouse of Fleetwood Ltd.)	1 Stk. (1,3 g)	3	0 g	Spuren	1,2 g	247	1,3 g
Fisherman's Friends extra stark Lemon ohne Zucker (Lofthouse of Fleetwood Ltd.)	1 Pkg. (25 g)	62	0 g	0,3 g	23,9 g	247	1,3 g
Fisherman's Friends extra stark Mint ohne Zucker (Lofthouse of Fleetwood Ltd.)	1 Stk. (1,3 g)	3	0 g	Spuren	1,2 g	242	0,5 g
Fisherman's Friends extra stark Mint ohne Zucker (Lofthouse of Fleetwood Ltd.)	1 Pkg. (25 g)	61	0,1 g	0,1 g	24,5 g	242	0,5 g
Fisherman's Friends extra stark Salmiac ohne Zucker (Lofthouse of Fleetwood Ltd.)	1 Stk. (1,3 g)	30	0 g	Spuren	1,1 g	243	1,4 g
Fisherman's Friends extra stark Salmiac ohne Zucker (Lofthouse of Fleetwood Ltd.)	1 Pkg. (25 g)	61	0 g	0,4 g	22,8 g	243	1,4 g
Fisherman's Friends extra stark ohne Zucker (Lofthouse of Fleetwood Ltd.)	1 Stk. (1,3 g)	3	0 g	Spuren	1,2 g	255	0,7 g
Fisherman's Friends extra stark ohne Zucker (Lofthouse of Fleetwood Ltd.)	1 Pkg. (25 g)	64	0,2 g	0,2 g	24,5 g	255	0,7 g
Gurktaler Alpenkräuter Bonbons (Sonnthurn)	1 Stk. (4,3 g)	17	0 g	0 g	3,8 g	384	0 g
Gurktaler Alpenkräuter Bonbons (Sonnthurn)	1 Pkg. (75 g)	288	0 g	0 g	66,8 g	384	0 g
Hartkaramellen	1 Stk. (7 g)	27	0 g	0 g	6,7 g	390	0 g
Hartkaramellen gefüllt	1 Stk. (5 g)	18	0 g	0 g	4,4 g	359	0 g

Lebensmittel	Pkg./Port./Stk. EL/Menge (g)	kcal/ Portion	Nährstoffgehalt pro Portion			Pro 100 Gramm	
			EW	Fett	KH	kcal	Fett
Hustinetten 7 Kräuter zuckerfrei (Egger)	1 Pkg. (50 g)	200	0 g	0 g	48,5 g	400	0 g
Ice Fresh (Storck)	1 Stk. (5,8 g)	23	0 g	0 g	5,6 g	390	0 g
Ice Fresh (Storck)	1 Pkg. (150 g)	585	0 g	0 g	144,3 g	390	0 g
Jogurt Toffee (Engelhofer)	100 g	416	1 g	3,6 g	85,2 g	416	3,6 g
Kaiser Biomenthol Hals- und Hustenbonbons	1 Stk. (4 g)	9	0 g	0 g	4 g	235	0 g
Kaiser Biomenthol original	1 Stk. (4 g)	16	0 g	0 g	4 g	393	0 g
Kaiser Waldhonig Salbei	1 Stk. (6 g)	23	0 g	0 g	5,7 g	383	0 g
Kirsche (Granini)	1 Stk. (5,2 g)	20	0 g	0 g	4,9 g	388	0 g
Kirsche (Granini)	1 Pkg. (125 g)	485	0 g	0 g	118,1 g	388	0 g
Kirsche kandiert	1 Stk. (6 g)	16	0 g	0 g	3,9 g	265	0 g
Multivitamin (Granini)	1 Stk. (5,2 g)	20	0 g	0 g	4,9 g	388	0 g
Multivitamin (Granini)	1 Pkg. (125 g)	485	0 g	0 g	118,1 g	388	0 g
Multi-Vitamin zuckerfrei (Kaiser)	1 Stk. (4,3 g)	10	0 g	0 g	4,1 g	235	0 g
Multi-Vitamin zuckerfrei (Kaiser)	1 Pkg. (60 g)	141	0 g	0 g	57,6 g	235	0 g
nimm2 (Storck)	1 Stk. (6,3 g)	23	0 g	Spuren	5,8 g	368	0,1 g
nimm2 (Storck)	1/2 Pkg. (125 g)	460	0,3 g	0,1 g	115 g	368	0,1 g
nimm2 soft (Storck)	1 Stk. (4,8 g)	18	0 g	0,2 g	4 g	367	3,4 g
nimm2 soft (Storck)	1 Pkg. (200 g)	734	0,2 g	6,8 g	168 g	367	3,4 g
Pfefferminzbonbon	1 Stk. (5 g)	20	0 g	0 g	4,9 g	406	0 g
Ricola Lemon Mint	1 Stk. (2,5 g)	6	0 g	0 g	2,4 g	237	0 g
Ricola Lemon Mint	1 Pkg. (50 g)	119	0 g	0 g	48 g	237	0 g
Ricola Original Schweizer Halsbonbon	1 Stk. (3,6 g)	9	0 g	0 g	3,5 g	237	0 g
Ricola Original Schweizer Halsbonbon	1 Pkg. (75 g)	178	0 g	0 g	73,5 g	237	0 g

Lebensmittel	Pkg./Port./Stk. EL/Menge (g)	kcal/ Portion	Nährstoffgehalt pro Portion			Pro 100 Gramm	
			EW	Fett	KH	kcal	Fett
Ricola Salbei Schweizer Kräuterzuckerl	1 Stk. (4 g)	16	0 g	0 g	3,9 g	399	0 g
Ricola Salbei Schweizer Kräuterzuckerl	1 Pkg. (75 g)	299	0 g	0 g	73,5 g	399	0 g
Ricola schwarze Johannisbeere	1 Stk. (2,5 g)	9	0 g	0 g	2,4 g	235	0 g
Ricola schwarze Johannisbeere	1 Pkg. (50 g)	118	0 g	0 g	48 g	235	0 g
Sahnekaramellen	1 Stk. (5 g)	18	0 g	0,2 g	4 g	355	4 g
Tic Tac (Mint/Frucht) (Nestlé)	5 Stk. (3 g)	6	0 g	0 g	1,3 g	201	0 g
Toffee	1 Stk. (5 g)	23	0,1 g	0,9 g	3,6 g	449	18 g
Vivil Husten Bonbons Black currant (Vivil A. Müller)	1 Stk. (3,4 g)	8	0 g	0 g	3,3 g	238	0 g
Vivil Husten Bonbons Black currant (Vivil A. Müller)	1 Pkg. (75 g)	179	0 g	0 g	72,9 g	238	0 g
Vollmilch Brocken (Storck)	1 Stk. (6,8 g)	28	0,2 g	0,6 g	5,5 g	408	8,3 g
Vollmilch Brocken (Storck)	1/2 Pkg. (162,5 g)	663	4,4 g	13,5 g	131,1 g	408	8,3 g
Weichkaramellen Bonbons	1 Stk. (5 g)	20	0 g	0 g	4,9 g	406	0 g
Werther´s Original (Storck)	1 Stk. (5,3 g)	22	0 g	0,5 g	4,5 g	424	8,9 g
Werther´s Original (Storck)	1 Pkg. (250 g)	1060	0,5 g	22,2 g	214,3 g	424	8,9 g
Wick Blau	1 Stk. (3,6 g)	14	0 g	0 g	3,6 g	391	0 g
Wick Blau	1 Pkg. (75 g)	293	0 g	0 g	73,5 g	391	0 g
Wick Blau zuckerfrei	1 Stk. (3,6 g)	9	0 g	0 g	1,9 g	233	0 g
Wick Blau zuckerfrei	1 Pkg. (75 g)	175	0 g	0 g	7,3 g	233	0 g
Wick Frucht Plus C (diverse Sorten)	1 Stk. (3,6 g)	14	0 g	0 g	3,5 g	387	0 g
Wick Frucht Plus C (diverse Sorten)	1 Pkg. (75 g)	290	0 g	0 g	71,2 g	387	0 g
Wick Hustenbonbons Plus C (diverse Sorten)	1 Stk. (2,1 g)	5	0 g	0 g	1,9 g	235	0 g
Wick Hustenbonbons Plus C (diverse Sorten)	1 Pkg. (40 g)	94	0 g	0 g	38 g	235	0 g

Lebensmittel	Pkg./Port./Stk. EL/Menge (g)	kcal/ Portion	Nährstoffgehalt pro Portion			Pro 100 Gramm	
			EW	Fett	KH	kcal	Fett
EIS							
After Eight (Schöller)	1 Port. (75 g)	197	3 g	13 g	17 g	263	17,3 g
Beach Cola (Schöller)	1 Stk. (110 g)	108	0 g	0 g	27 g	102	0 g
Becher Eiskaffee (Eskimo)	1 Stk. (70 g)	154	2,3 g	7,7 g	18,9 g	220	11 g
Becher Erdbeer/Vanille (Eskimo)	1 Stk. (77 g)	150	1,5 g	5,3 g	23,9 g	195	6,9 g
Big Sandwich (Schöller)	1 Stk. (70 g)	139	3 g	6 g	19 g	199	8,6 g
Brickerl (Eskimo)	1 Stk. (32 g)	98	1,2 g	7 g	7 g	304	21,9 g
Bum Bum (Schöller)	1 Stk. (55 g)	161	1 g	9 g	19 g	293	16,4 g
Calippo Cola (Eskimo)	1 Stk. (105 g)	79	0 g	0 g	20 g	76	0 g
Calippo Erdbeer (Eskimo)	1 Stk. (121 g)	105	0 g	0 g	25,4 g	87	0 g
Caretta Orange (Schöller)	1 Stk. (55 g)	52	0 g	0 g	14 g	95	0 g
Cikk Cakk Trio (Eskimo)	1 Stk. (77 g)	70	0,1 g	0,1 g	16,9 g	92	0,1 g
Cornetto Classico (Eskimo)	1 Stk. (75 g)	238	3,2 g	15 g	23,3 g	318	20 g
Cornetto Classico Vorratspackung (Eskimo)	1 Stk. (60 g)	198	2,6 g	12,6 g	19,2 g	331	21 g
Cornetto Erdbeer (Eskimo)	1 Stk. (87 g)	230	2,6 g	9,6 g	33,9 g	265	11 g
Cornetto Erdbeer Vorratspackung (Eskimo)	1 Stk. (60 g)	159	1,5 g	7,2 g	22,8 g	265	12 g
Cornetto Royal Kirsche (Eskimo)	1 Stk. (90 g)	244	2,7 g	10,8 g	34,2 g	272	12 g
Cornetto Royal Walnuss-Schokolade (Eskimo)	1 Stk. (90 g)	266	3,8 g	13,5 g	32,4 g	296	15 g
Cremeeis	1 Kugel (75 g)	141	4,9 g	6,7 g	14,9 g	188	8,9 g
Cremissimo Erdbeer-Vanille (Eskimo)	1 Port. (75 g)	143	1,6 g	4,7 g	23,3 g	190	6,3 g
Cremissimo Selection Amarena (Eskimo)	1 Port. (75 g)	137	1,5 g	4,5 g	22,5 g	182	6 g
Cremissimo Selection Crema di Mascarpone (Eskimo)	1 Port. (75 g)	156	2,1 g	6,7 g	21,8 g	208	8,9 g
Cremissimo Selection Nocciolato (Eskimo)	1 Port. (75 g)	155	2,7 g	6,3 g	21,8 g	207	8,4 g

Lebensmittel	Pkg./Port./Stk. EL/Menge (g)	kcal/ Portion	Nährstoffgehalt pro Portion			Pro 100 Gramm	
			EW	Fett	KH	kcal	Fett
Cremissimo Walnuss-Nougat (Eskimo)	1 Port. (75 g)	170	2,9 g	9 g	20,2 g	227	12 g
Eisdessert Erdbeer-Vanille (Eskimo)	1 Port. (75 g)	129	1,7 g	5,6 g	18 g	172	7,5 g
Eisdessert Erdbeer-Vanille-Schokolade (Eskimo)	1 Port. (75 g)	137	2 g	6,4 g	18 g	183	8,5 g
Eisdessert Schoko-Vanille (Eskimo)	1 Port. (75 g)	130	2,1 g	5,9 g	17,2 g	173	7,9 g
Eisdessert Vanille (Eskimo)	1 Port. (75 g)	140	2,1 g	6,8 g	18 g	187	9,1 g
Extrême (Schöller)	1 Stk. (80 g)	235	3 g	13 g	25 g	294	16,3 g
Frubetto Joghurt Tropic (Schöller)	1 Stk. (62 g)	95	1 g	2 g	18 g	153	3,2 g
Frubetto Joghurt Waldfrucht (Schöller)	1 Stk. (62 g)	98	1 g	2 g	19 g	158	3,2 g
Fruchteis	1 Kugel (75 g)	100	1 g	1 g	21 g	132	1,3 g
Funstick (Schöller)	1 Stk. (50 g)	39	0 g	0 g	10 g	78	0 g
Joghurt Traum diverse Sorten (Eskimo)	1 Port. (55 g)	101	1,4 g	4,7 g	13,8 g	185	8,5 g
Kaktus (Schöller)	1 Stk. (50 g)	71	0 g	2 g	15 g	142	4 g
Konfekt 10-4-2 (Schöller)	1 Stk. (65 g)	243	2 g	19 g	17 g	374	29,2 g
La Crema (Schöller)	1 Stk. (80 g)	302	4 g	23 g	20 g	378	28,8 g
Lion Riegel (Schöller)	1 Stk. (50 g)	189	2 g	13 g	17 g	378	26 g
Magnum Caramel & Nuts (Eskimo)	1 Stk. (52 g)	176	2,3 g	9,9 g	20,3 g	340	19 g
Magnum Double Caramel (Eskimo)	1 Stk. (99 g)	344	4 g	19,8 g	37,6 g	348	20 g
Magnum Mandel (Eskimo)	1 Stk. (86 g)	278	4,6 g	18 g	24,9 g	324	20,9 g
Magnum Snack Size Classic (Eskimo)	1 Stk. (50 g)	164	2,2 g	10 g	16,5 g	329	20 g
Magnum Snack Size Mandel (Eskimo)	1 Stk. (50 g)	168	2,5 g	10,5 g	16 g	337	21 g
Magnum Snack Size Weiß (Eskimo)	1 Stk. (50 g)	166	2,2 g	10 g	17 g	333	20 g
Magnum Yogurt Fresh (Eskimo)	1 Stk. (86 g)	252	2,6 g	15,5 g	25,8 g	294	18 g
Manhattan Double Choc (Schöller)	1 Port. (75 g)	155	3 g	8 g	17 g	206	10,7 g

Lebensmittel	Pkg./Port./Stk. EL/Menge (g)	kcal/ Portion	Nährstoffgehalt pro Portion			Pro 100 Gramm	
			EW	Fett	KH	kcal	Fett
Manhattan Double Vanilla (Schöller)	1 Port. (75 g)	142	2 g	6 g	19 g	189	8 g
Manhattan Joghurt Pfirsich (Schöller)	1 Port. (75 g)	147	3 g	8 g	18 g	196	10,7 g
Manhattan Schoko Milkshake (Schöller)	1 Port. (75 g)	129	4 g	4 g	20 g	172	5,3 g
Manhattan Strawberry Vanilla (Schöller)	1 Port. (75 g)	130	2 g	4 g	23 g	173	5,3 g
Maxibon Sandwich (Schöller)	1 Port. (100 g)	332	5 g	19 g	34 g	332	19 g
Milk Tropsy (Schöller)	1 Stk. (20 g)	26	1 g	1 g	4 g	130	5 g
Monster Sauer (Schöller)	1 Stk. (52 g)	52	0 g	0 g	13 g	100	0 g
Mövenpick Buttermilch-Maracuja (Schöller)	1 Stk. (129 g)	181	2 g	5 g	30 g	140	3,9 g
Mövenpick Creme Vanilla & Chocolat Chips (Schöller)	1 Stk. (110 g)	279	4 g	15 g	32 g	254	13,6 g
Mövenpick Creme Vanilla & Maple Walnuts (Schöller)	1 Stk. (118 g)	307	4 g	18 g	31 g	260	15,3 g
Mövenpick Crisp Vanille (Schöller)	1 Stk. (75 g)	242	3 g	13 g	28 g	323	17,3 g
Mövenpick Crisp Vanille/Erdbeer (Schöller)	1 Stk. (78 g)	227	3 g	10 g	31 g	291	12,8 g
Mövenpick Macao Mandel (Schöller)	1 Stk. (85 g)	298	13 g	20 g	26 g	351	23,5 g
Mövenpick Macao Stracciatella (Schöller)	1 Stk. (80 g)	262	3 g	17 g	25 g	328	21,3 g
Mövenpick Macao Vanilla (Schöller)	1 Stk. (80 g)	263	3 g	16 g	24 g	329	20 g
Mövenpick Maple Walnuss (Schöller)	1 Stk. (90 g)	302	4 g	17 g	32 g	336	18,9 g
Mövenpick Schwarzwälder Kirsch (Schöller)	1 Stk. (95 g)	255	3 g	11 g	34 g	268	11,6 g
Nesquick (Schöller)	1 Stk. (53 g)	110	2 g	6 g	13 g	208	11,3 g
Nogger (Eskimo)	1 Stk. (68 g)	213	2,4 g	14,1 g	17,9 g	313	20,7 g
Nucki (Schöller)	1 Stk. (70 g)	247	3 g	15 g	25 g	353	21,4 g
Plattfuß (Eskimo)	1 Stk. (45 g)	83	1,2 g	4,2 g	9,9 g	185	9,3 g
Punky (Schöller)	1 Stk. (49 g)	88	2 g	3 g	14 g	180	6,1 g
Rahmeis	1 Kugel (75 g)	187	1,3 g	15,8 g	10,7 g	249	21,1 g

Lebensmittel	Pkg./Port./Stk. EL/Menge (g)	kcal/ Portion	Nährstoffgehalt pro Portion			Pro 100 Gramm	
			EW	Fett	KH	kcal	Fett
Smarties Mini Sandwich (Schöller)	1 Stk. (15 g)	26	0 g	1 g	3 g	173	6,7 g
Smarties Pop up (Schöller)	1 Stk. (45 g)	89	1 g	4 g	12 g	198	8,9 g
Softeis	1 Port. (75 g)	97	1,6 g	1,6 g	18,6 g	129	2,1 g
Solero Exotic (Eskimo)	1 Stk. (75 g)	99	1,4 g	2,7 g	18 g	133	3,6 g
Solero Exotic Mini (Eskimo)	1 Stk. (42 g)	62	0,8 g	2,1 g	10 g	149	5 g
Solero Red Fruits (Eskimo)	1 Stk. (75 g)	99	1,2 g	2,2 g	18,8 g	133	2,9 g
Solero Red Fruits Mini (Eskimo)	1 Stk. (42 g)	63	1,1 g	1,9 g	10,5 g	151	4,5 g
Twinni (Eskimo)	1 Stk. (68 g)	86	1 g	2,6 g	15 g	127	3,8 g
Vienetta Brownie (Eskimo)	1 Port. (75 g)	194	2,8 g	11,3 g	21 g	258	15,1 g
Vienetta Cappuccino (Eskimo)	1 Port. (75 g)	188	2,6 g	12,8 g	15,8 g	250	17,1 g
Vienetta Vanille (Eskimo)	1 Port. (75 g)	189	2,5 g	12,8 g	16,5 g	252	17,1 g
Vivana (Schöller)	1 Stk. (56 g)	61	2 g	4 g	6 g	109	7,1 g
ZUCKER & CO.							
Agavendicksaft (Allos)	1 EL (15 g)	43	0 g	0,1 g	10,7 g	287	0,9 g
Assugrin Classic	1 Stk.	0	0 g	0 g	0 g	0	0 g
Assugrin Flüssig	1 ml	0	0 g	0 g	0 g	0	0 g
Assugrin Gold	1 Stk. (54 mg)	0	0,5 g	0 g	0 g	368	0 g
Assugrin Süßpulver	1 TL (0,5 g)	2	0 g	0 g	0,4 g	360	0 g
Bio Honig (diverse Sorten) (Allos)	100 g	301	0,4 g	0 g	75 g	301	0 g
Bio Honig (diverse Sorten) (Allos)	1 Glas (500 g)	1505	2 g	0 g	375 g	301	0 g
Braunzucker	1 TL (4 g)	16	0 g	0 g	3,9 g	396	0 g
Dextro Energen Energie-Würfel reiner Traubenzucker div. Sorten (Knorr)	1 Stk. (5,8 g)	21	0 g	0 g	5,2 g	368	0 g

Lebensmittel	Pkg./Port./Stk. EL/Menge (g)	kcal/ Portion	Nährstoffgehalt pro Portion			Pro 100 Gramm	
			EW	Fett	KH	kcal	Fett
Dextro Energen Energie-Würfel reiner Traubenzucker div. Sorten (Knorr)	1 Pkg. (46 g)	170	0 g	0 g	41,4 g	369	0 g
Diabetiker-Süsse (Schneekoppe)	100 g	240	0 g	0 g	99 g	240	0 g
Diät Gelier Fruchtzucker	100 g	390	0 g	0 g	96,9 g	390	0 g
Diät-Gelierzucker (Ruf)	100 g	393	0 g	0 g	97 g	393	0 g
Dixi div. Sorten (Schweigl)	10 Stk. (10 g)	37	0 g	0,1 g	9 g	366	1,2 g
Dixi div. Sorten (Schweigl)	1 Pkg. (45 g)	165	0 g	0,5 g	40,5 g	366	1,2 g
Energiepower Traubenzucker (Beckerwerk Fulda)	1 Pkg. (50 g)	203	0 g	0,8 g	48 g	406	1,5 g
Extra Gelier Zucker 2 : 1 (Dr. Oetker)	100 g	393	0 g	0 g	97,8 g	393	0 g
Fruchtsirup	1 EL (15 g)	43	0 g	0 g	10,6 g	289	0 g
Fruchtzucker (Schneekoppe)	1 TL (4 g)	16	0 g	0 g	4 g	400	0 g
Gelier-Fruchtzucker 3 : 1 (Schneekoppe)	100 g	385	0 g	0 g	94 g	385	0 g
Hagelzucker	1 EL (15 g)	60	0 g	0 g	15 g	401	0 g
Honig	1 TL (5 g)	15	0 g	0 g	3,8 g	306	0 g
Honig	1 EL (15 g)	46	0 g	0 g	11,3 g	306	0 g
Huxol zum Süßen	1 Stk. (60 mg)	0	0 g	0 g	0 g	20	0 g
Kanadischer Ahornsirup Grad C (Ja! Natürlich)	100 g	248	0 g	0 g	62 g	248	0 g
Kandisin (flüssig)	8 Tropfen	0	0 g	0 g	0 g	25	0 g
Kandisin (flüssig)	1 Pkg. (100 ml)	25	0 g	0 g	6,1 g	25	0 g
Kandisin Tafelsüße	1 Stk. (75 mg)	0	0 g	0 g	0 g	29	0 g
Kandisin Tafelsüße	100 Stk. (7,5 g)	2	0 g	0 g	0 g	29	0 g
Malzzucker	1 TL (4 g)	16	0 g	0 g	4 g	405	0 g
Melasse Sirup dunkel	1 EL (15 g)	42	0,2 g	0 g	10,1 g	278	0 g
Milchzucker	1 TL (4 g)	16	0 g	0 g	4 g	405	0 g

Lebensmittel	Pkg./Port./Stk. EL/Menge (g)	kcal/ Portion	Nährstoffgehalt pro Portion			Pro 100 Gramm	
			EW	Fett	KH	kcal	Fett
Natreen Feine Süße	1 Stk. (64 mg)	0	0 g	0 g	0 g	29	0 g
Natreen Feine Süße zum Streuen	1 TL (0,5 g)	2	0 g	0 g	0,5 g	400	0 g
Natreen Feine Süße zum Streuen	1 Pkg. (80 g)	320	2,5 g	0 g	77,5 g	400	0 g
Prebiotischer Traubenzucker Erdbeere (Haas)	1 Stk. (2,4 g)	9	0 g	0 g	2,4 g	386	0,9 g
Prebiotischer Traubenzucker Erdbeere (Haas)	1 Rolle (44 g)	170	0 g	0,4 g	43,1 g	386	0,9 g
Super Gelier Zucker 3 : 1 (Dr. Oetker)	100 g	392	0 g	0 g	97,3 g	392	0 g
Süßkraft fest (Schneekoppe)	1 Stk. (60 mg)	0	0 g	0 g	0 g	37	0 g
Topinamburdicksaft (Allos)	1 EL (15 g)	44	0,2 g	0 g	9,8 g	290	0,1 g
Traubenzucker	1 Stk. (2,6 g)	11	0 g	0,1 g	2,5 g	410	2,2 g
Traubenzucker	1 Pkg. (44 g)	180	0 g	1 g	42,6 g	410	2,2 g
Traubenzucker	1 EL (15 g)	61	0 g	0 g	15 g	405	0 g
Traubenzucker plus Multivitamin und Calcium Tropic (Egmovit)	1 Stk. (2,3 g)	9	0 g	Spuren	2,2 g	390	1,9 g
Traubenzucker plus Multivitamin und Calcium Tropic (Egmovit)	1 Pkg. (42 g)	164	0 g	0,8 g	39,9 g	390	1,9 g
Traubenzucker plus Vitamin C Zitrone (Egmovit)	1 Stk. (2,3 g)	9	0 g	Spuren	2 g	372	1,5 g
Traubenzucker plus Vitamin C Zitrone (Egmovit)	1 Pkg. (42 g)	156	0 g	0,6 g	36,9 g	372	1,5 g
Traubenzucker plus Weizenkeim-extrakt Waldbeeren (Egmovit)	1 Stk. (2,3 g)	9	0 g	Spuren	2,2 g	408	1,1 g
Traubenzucker plus Weizenkeim-extrakt Waldbeeren (Egmovit)	1 Pkg. (42 g)	171	0 g	0,5 g	40,7 g	408	1,1 g
Vanillezucker	1 Pkg. (8 g)	32	0 g	0 g	8 g	405	0 g
Wiener Vollzucker (Agrana)	1 EL (15 g)	58	0,4 g	0 g	14,1 g	388	0 g
Zucker braun, Rohrzucker	1 TL (4 g)	16	0 g	0 g	4 g	396	0 g
Zucker braun, Rohrzucker	1 EL (15 g)	59	0 g	0 g	15 g	396	0 g
Zucker weiß	1 TL (4 g)	16	0 g	0 g	4 g	405	0 g
Zucker weiß	1 EL (15 g)	61	0 g	0 g	15 g	405	0 g

Lebensmittel	Pkg./Port./Stk. EL/Menge (g)	kcal/ Portion	Nährstoffgehalt pro Portion			Pro 100 Gramm	
			EW	Fett	KH	kcal	Fett
BACKZUTATEN							
Aroma Bittermandel (Ruf)	100 g	855	0 g	95 g	0 g	855	95 g
Aroma Butter-Vanille (Ruf)	100 g	765	0 g	85 g	0 g	765	85 g
Aroma Rum (Ruf)	100 g	702	0 g	78 g	0 g	702	78 g
Aroma Zitrone (Ruf)	100 g	801	0 g	89 g	0 g	801	89 g
Backpulver	1 Pkg. (15 g)	14	0 g	0 g	3,3 g	96	0 g
Backpulver (Dr. Oetker)	1 Pkg. (16 g)	14	0,1 g	0 g	3,5 g	89	0 g
Backpulver (Ruf)	100 g	86	0,1 g	0 g	21,5 g	86	0 g
Bitter Kuvertüre (70 % Kakao) (Vivani)	100 g	543	7,5 g	43,3 g	30,7 g	543	43,3 g
Blattgelatine rot (Ruf)	12 Blatt (20 g)	69	17,2 g	0 g	0 g	344	0 g
Blattgelatine weiß (Ruf)	12 Blatt (20 g)	69	17,2 g	0 g	0 g	344	0 g
Bourbon Vanille Zucker (Ruf)	100 g	386	0 g	0 g	96,5 g	386	0 g
Gelatine Blatt (Dr. Oetker)	12 Blatt (20 g)	70	17,6 g	0 g	0 g	352	0 g
Gelatine gemahlen (Dr. Oetker)	1 Pkg. (9 g)	32	7,9 g	0 g	0 g	352	0 g
Germ (Dr. Oetker)	1 Pkg. (7 g)	24	3,2 g	0,2 g	2,3 g	343	3 g
Hefe (Ruf)	100 g	350	45 g	35 g	4 g	350	35 g
Kuchenglasur Haselnuss (Ruf)	1 Pkg. (100 g)	614	7 g	46 g	43 g	614	46 g
Kuchenglasur Kakao (Ruf)	1 Pkg. (100 g)	563	6 g	43 g	38 g	563	43 g
Kuchenglasur Nuss-Nougat (Ruf)	1 Pkg. (100 g)	581	8 g	36,6 g	55 g	581	36,6 g
Kuchenglasur weiß (Ruf)	1 Pkg. (100 g)	596	0 g	40 g	59 g	596	40 g
Lindt Choco-Dekor Blätter	1 Pkg. (50 g)	262	2,7 g	17 g	25 g	523	34 g
Lindt Choco-Röllchen	1 Pkg. (75 g)	386	6,2 g	23,3 g	37,5 g	515	31,1 g
Lindt Couvertüre Vollmilch	100 g	538	7,5 g	33 g	53 g	538	33 g

Lebensmittel	Pkg./Port./Stk. EL/Menge (g)	kcal/ Portion	Nährstoffgehalt pro Portion			Pro 100 Gramm	
			EW	Fett	KH	kcal	Fett
Lindt Couvertüre Zartbitter	100 g	537	5,1 g	36 g	49 g	537	36 g
Lindt Dekor-Creme Coco	1 Tube (150 g)	857	7,1 g	58,5 g	76,5 g	571	39 g
Lindt Dekor-Creme Weiß	1 Tube (150 g)	887	9,9 g	63 g	72 g	591	42 g
Lindt Glasur feinherb	100 g	550	4,9 g	39 g	46 g	550	39 g
Lindt Glasur Vollmilch	100 g	562	6,3 g	36 g	53 g	562	36 g
Manner Punsch Glas	100 g	353	0 g	0 g	87,6 g	353	0 g
Marzipan Rohmasse (Ruf)	100 g	511	17 g	31 g	41 g	511	31 g
Natron (Dr. Oetker)	1 Pkg. (14 g)	0	0 g	0 g	0 g	0	0 g
Sacherglasur (Manner)	1 Becher (200 g)	858	4,2 g	37,6 g	125,8 g	429	18,8 g
Schokoladeglasur für Sachertorte (Manner)	1 Becher (200 g)	858	4,2 g	37,6 g	125,8 g	429	18,8 g
Schokoladenguss	1 EL (15 g)	68	1,3 g	3,2 g	8,5 g	453	21,3 g
Schokoladenpulver	100 g	385	6,3 g	7,8 g	71,3 g	385	7,8 g
Schokoladenstreuselflocken	100 g	442	6,3 g	19,8 g	59,4 g	442	19,8 g
Tortenguss klar (Ruf)	100 g	369	0,1 g	0,1 g	91,9 g	369	0,1 g
Tortenguss rot (Ruf)	100 g	369	0,1 g	0,1 g	91,9 g	369	0,1 g
Trockenbackhefe (Ruf)	100 g	335	52 g	2,5 g	26 g	335	2,5 g
Vanille Zucker (Dr. Oetker)	1 Pkg. (8 g)	31	0 g	0 g	7,8 g	391	0 g
Vanillin Zucker (Dr.Oetker)	1 Pkg. (8 g)	32	0 g	0 g	7,9 g	394	0 g
Vanillin Zucker (Ruf)	100 g	394	0 g	0 g	98,5 g	394	0 g
Vollmilch Kuvertüre (Vivani)	100 g	568	5,7 g	37,3 g	52,3 g	568	37,3 g
Weiße Kuvertüre (Vivani)	100 g	572	7,6 g	37,8 g	50,5 g	572	37,8 g
Zuckerguss	100 g	338	0 g	0 g	83,2 g	338	0 g

Salzige Knabbereien und Snacks

Lebensmittel	Pkg./Port./Stk. EL/Menge (g)	kcal/ Portion	Nährstoffgehalt pro Portion			Pro 100 Gramm	
			EW	Fett	KH	kcal	Fett
Bake Rolls (Brotchips) Sesam (Areso)	1 Stk. (5 g)	24	0,6 g	1,1 g	2,8 g	470	22 g
Bake Rolls (Brotchips) Sesam (Areso)	1 Pkg. (175 g)	823	21 g	38,5 g	98 g	470	22 g
Bake Rolls mini (Brotchips) (Areso)	5 Stk. (8,5 g)	37	1,1 g	1,4 g	5 g	432	16 g
Bake Rolls mini (Brotchips) (Areso)	1 Pkg. (90 g)	389	11,7 g	14,4 g	53,1 g	432	16 g
Bar Mix (Ültje)	1 Beutel (150 g)	935	32,1 g	80,1 g	20,4 g	623	53,4 g
Bemmchen geröstete Brotchips (Naturmarkt)	1 Pkg. (100 g)	397	14,6 g	14,8 g	51,5 g	397	14,8 g
Bio Dinkel Country Flips (Flemming)	1 Pkg. (100 g)	395	11,6 g	16,4 g	50,3 g	395	16,4 g
Bio Dinkelsticks (Mayka)	1 Pkg. (100 g)	328	12,5 g	4,8 g	62,6 g	328	4,8 g
Bio Potato Chips div. Sorten (FZ Organic Food)	1 Pkg. (125 g)	671	6,3 g	46,2 g	57,5 g	537	37 g
Bio Sesam Dinkelbrezel (Mayka)	1 Pkg. (125 g)	460	18 g	7,3 g	73,5 g	368	5,8 g
Bio Tortilla's Nacho (FZ Organic Food)	1 Pkg. (75 g)	374	6 g	26,2 g	48,8 g	499	35 g
Bio Tortilla's Natural (FZ Organic Food)	1 Pkg. (75 g)	370	5 g	16,5 g	50,2 g	493	22 g
Bio Tortillas Tra'fo Maischips Chili (FZ Organic Food)	1 Pkg. (75 g)	370	5 g	16,5 g	50,2 g	493	22 g
Bugles Corn Nacho Cheese (Lay's)	1 Pkg. (125 g)	656	6,9 g	37,5 g	72,5 g	525	30 g
Butter-Blätterteig Stäbchen (Ültje)	1 Beutel (100 g)	557	9,7 g	37,4 g	46 g	557	37,4 g
Butter-Blätterteig Stangen Käse (Ültje)	1 Beutel (100 g)	565	14,8 g	37,3 g	43 g	565	37,3 g

Lebensmittel	Pkg./Port./Stk. EL/Menge (g)	kcal/ Portion	Nährstoffgehalt pro Portion			Pro 100 Gramm	
			EW	Fett	KH	kcal	Fett
Butter-Blätterteig Stangen Pizza (Ültje)	1 Beutel (100 g)	567	13,5 g	36,1 g	47,6 g	567	36,1 g
Cashew Kerne (Ültje)	1 Beutel (100 g)	621	21 g	54 g	14 g	621	54 g
Cashew-Erdnuss Mix Curry und Chili (Ültje)	1 Beutel (100 g)	599	22 g	49 g	20 g	599	49 g
Cashew-Erdnuss Mix Honig und Salz (Ültje)	1 Beutel (100 g)	532	15 g	33 g	43 g	532	33 g
Chio Chips Hot Peperoni (Chio)	1 Pkg. (175 g)	964	6,9 g	61,3 g	93,6 g	551	35 g
Chio Chips Ready Salted (Chio)	1 Pkg. (175 g)	964	6,9 g	61,3 g	93,6 g	551	35 g
Chio Chips Red Paprika (Chio)	1 Pkg. (175 g)	964	6,9 g	61,3 g	93,6 g	551	35 g
Chio Chips Salt & Vinegar (Chio)	1 Pkg. (175 g)	964	6,9 g	61,3 g	93,6 g	551	35 g
Chio Chips Sour Cream & Onion (Chio)	1 Pkg. (175 g)	964	6,9 g	61,3 g	93,6 g	551	35 g
Chio Taccos Barbeque (Chio)	1 Pkg. (125 g)	651	6,3 g	31,3 g	86,3 g	521	25 g
Chio Tortilla Chips Chili (Chio)	1 Pkg. (125 g)	626	5 g	30 g	84,1 g	501	24 g
Chio Tortilla Chips spicy Tomato (Chio)	1 Pkg. (125 g)	626	5 g	30 g	84,1 g	501	24 g
Chio Tortilla Chips wild Paprika (Chio)	1 Pkg. (125 g)	626	5 g	30 g	84,1 g	501	24 g
Chio Tortilla Nacho Cheese (Chio)	1 Pkg. (125 g)	626	5 g	30 g	84,1 g	501	24 g
Chips light (Kelly's)	1 Pkg. (150 g)	693	10,5 g	32,3 g	90 g	462	21,5 g
Chips Sour Cream (Kelly's)	1 Pkg. (200 g)	1.060	11,4 g	67 g	101,8 g	530	33,5 g
Chipsfrisch Delight (funny frisch)	1 Pkg. (150 g)	708	10,5 g	36 g	85,5 g	472	24 g
Chipsfrisch div. Sorten (funny frisch)	1 Pkg. (175 g)	940	10,5 g	61,2 g	87,5 g	537	35 g
Crackers (Schär)	1 Pkg. (200 g)	906	9,8 g	27,4 g	154,8 g	453	13,7 g
Crunchips light (Bahlsen)	1 Pkg. (175 g)	819	11,4 g	37,6 g	108,5 g	468	21,5 g
Crunchips Party Pack (Bahlsen)	1 Pkg. (250 g)	1.338	15 g	87,5 g	122,5 g	535	35 g
Crunchips X-cut (Bahlsen)	1 Pkg. (110 g)	646	6,4 g	38,5 g	53,9 g	587	35 g
Dinkel Brezeln Bio (Alnatura)	1 Pkg. (125 g)	496	18,2 g	13,8 g	83,6 g	397	11 g

Lebensmittel	Pkg./Port./Stk. EL/Menge (g)	kcal/ Portion	Nährstoffgehalt pro Portion			Pro 100 Gramm	
			EW	Fett	KH	kcal	Fett
Dinkel Brezeln groß (Vollkraft)	1 Stk. (10 g)	39	1,3 g	1,2 g	5,7 g	388	12 g
Dinkel Brezeln groß (Vollkraft)	1 Pkg. (100 g)	388	13,2 g	12 g	56,7 g	388	12 g
Dinkel Grissini (demeter Erdmann Hauser)	1 Pkg. (100 g)	459	14,5 g	14,8 g	67 g	459	14,8 g
Dinkel Kräcker Käse Zwiebel Bio (Alnatura)	1 Stk. (2,9 g)	12	0,4 g	0,4 g	1,8 g	420	12,8 g
Dinkel Kräcker Käse Zwiebel Bio (Alnatura)	1 Pkg. (175 g)	735	25,2 g	22,4 g	108,3 g	420	12,8 g
Dinkel Kräcker Paprika Bio (Alnatura)	1 Stk. (2,9 g)	11	0,4 g	0,3 g	1,8 g	384	10,1 g
Dinkel Kräcker Paprika Bio (Alnatura)	1 Pkg. (175 g)	672	22,1 g	17,7 g	106,1 g	384	10,1 g
Dinkel Kräcker Sesam Bio (Alnatura)	1 Stk. (2,9 g)	12	0,4 g	0,5 g	1,5 g	413	17,2 g
Dinkel Kräcker Sesam Bio (Alnatura)	1 Pkg. (175 g)	723	25,4 g	30,1 g	87,7 g	413	17,2 g
Dinkel Salz Sticks Bio (Alnatura)	1 Pkg. (100 g)	405	13,1 g	6,7 g	73,1 g	405	6,7 g
Dinkel Stangen (demeter Erdmann Hauser)	1 Stk. (4,4 g)	18	0,6 g	0,4 g	1 g	417	8,6 g
Dinkel Stangen (demeter Erdmann Hauser)	1 Pkg. (125 g)	521	16,8 g	10,8 g	27 g	417	8,6 g
Dinkel Stangen (Alnatura)	1 Stk. (3 g)	14	0,4 g	0,4 g	21 g	459	14,8 g
Dinkel Stangen (Alnatura)	1 Pkg. (75 g)	344	10,9 g	11,1 g	50,2 g	459	14,8 g
Dinkel Sticks (Vollkraft)	1 Pkg. (100 g)	364	11,6 g	5,1 g	67,9 g	364	5,1 g
Dinkel Vollkorn Kümmel Stangen (Werz)	1 Pkg. (125 g)	440	15,9 g	13,5 g	64,1 g	352	10,8 g
Erdnuss dragiert	1 Stk. (2,5 g)	13	0,5 g	0,9 g	0,7 g	530	36 g
Erdnuss Flips (funny frisch)	1 Pkg. (250 g)	1.190	35 g	60 g	127,5 g	476	24 g
Erdnüsse (Ültje)	1 Dose (200 g)	1.192	50 g	100 g	28 g	596	50 g
Erdnüsse (Ültje)	1 Schachtel (60 g)	358	15 g	30 g	8,4 g	596	50 g
Erdnüsse (Ültje)	1 Schale (50 g)	285	12,5 g	25 g	7 g	596	50 g
Erdnüsse ohne Fett und pikant gewürzt (Ültje)	1 Dose (200 g)	1.122	50 g	88 g	30 g	561	44 g
Gouda Kräcker (Ültje)	1 Beutel (100 g)	537	13,7 g	35,2 g	41,3 g	537	35,2 g

Lebensmittel	Pkg./Port./Stk. EL/Menge (g)	kcal/ Portion	Nährstoffgehalt pro Portion			Pro 100 Gramm	
			EW	Fett	KH	kcal	Fett
Grissini (Schär)	1 Pkg. (150 g)	599	8,4 g	8,3 g	123 g	399	5,5 g
Grissini traditional (Bell'Italia)	1 Stk. (5 g)	20	0,7 g	0,3 g	3,6 g	401	6,5 g
Grissini traditional (Bell'Italia)	1 Pkg. (125 g)	501	16,3 g	8,1 g	90,6 g	401	6,5 g
Jumbo Erdnüsse (Ültje)	1 Beutel (200 g)	1.202	51,2 g	98,8 g	26,8 g	601	49,4 g
Käse Butter-Blätterteig Stäbchen (Ültje)	1 Beutel (100 g)	557	9,7 g	37,4 g	46 g	557	37,4 g
Käse Kräuter Kräcker (Ültje)	1 Beutel (100 g)	476	14,4 g	25 g	48 g	476	25 g
Macadamia (Ültje)	1 Pkg. (100 g)	727	8,2 g	73 g	12 g	727	73 g
Mais Chips div. Sorten (Mayka)	1 Pkg. (125 g)	635	10 g	30 g	81,2 g	508	24 g
Mikrowellen-Popcorn	100 g	510	10,3 g	27 g	56,2 g	510	27 g
Milka Snack Pack Peanuts & Flakes (Suchard)	1 Dose (140 g)	780	15 g	41,3 g	79,5 g	520	29,5 g
Mix Nuss (Ültje)	1 Beutel (100 g)	538	15,7 g	56,7 g	18,2 g	538	56,7 g
Nic Nac´s (Lorenz)	1 Pkg. (125 g)	694	20 g	48,8 g	43,8 g	555	39 g
Nuss-Fruchtmischung tropical (Ültje)	1 Beutel (200 g)	948	14,6 g	54 g	102 g	474	27 g
Ofenchips (Funny frisch)	1 Pkg. (100 g)	403	6 g	10 g	72 g	403	10 g
Pekan-Kerne (Ültje)	1 Beutel (100 g)	696	8,8 g	72,3 g	11,2 g	696	72,3 g
Peppies Snack Speck (Lorenz)	1 Pkg. (75 g)	376	4,5 g	18,8 g	47,2 g	501	25 g
Pinats Erdnüsse im Honigmantel (Ültje)	1 Pkg. (150 g)	819	30 g	51 g	67,5 g	546	34 g
Pistazien ohne Schale (Ültje)	1 Beutel (100 g)	623	20 g	54 g	16 g	623	54 g
Pistazien ohne Schale (Ültje)	1 Beutel (150 g)	935	30 g	81 g	24 g	623	54 g
Pizza Kräcker (Ültje)	1 Beutel (100 g)	567	13,5 g	36,1 g	47,6 g	567	36,1 g
Pom-Bär Original	1 Pkg. (75 g)	374	2,3 g	21,8 g	42 g	498	29 g
Pom-Bär Pizza	1 Pkg. (75 g)	365	3 g	21 g	41,2 g	487	28 g
Pommels (Lorenz)	1 Pkg. (75 g)	379	2,3 g	21,8 g	43,5 g	505	29 g

Lebensmittel	Pkg./Port./Stk. EL/Menge (g)	kcal/ Portion	Nährstoffgehalt pro Portion			Pro 100 Gramm	
			EW	Fett	KH	kcal	Fett
Pomsticks (Lorenz)	1 Pkg. (100 g)	522	5,4 g	33 g	52 g	522	33 g
Popcorn (Kelly's)	1 Pkg. (90 g)	399	8,3 g	16,7 g	51,3 g	443	18,6 g
Pringles Light Original (Procter&Gamble)	1 Pkg. (200 g)	976	9,6 g	50,4 g	120 g	488	25,2 g
Pringles Original (Procter&Gamble)	1 Pkg. (200 g)	1.112	8,6 g	76 g	96 g	556	38 g
Pringles Sour Cream&Onion (Procter&Gamble)	1 Pkg. (200 g)	1.118	9,4 g	74 g	92 g	559	37 g
Prinzess Brezel Demeter (Erdmann Hauser)	1 Stk. (9,6 g)	37	1 g	0,6 g	7 g	384	5,8 g
Prinzess Brezel Demeter (Erdmann Hauser)	1 Pkg. (125 g)	480	13,1 g	7,3 g	90,6 g	384	5,8 g
Saltletts Snack Mix (Lorenz)	1 Pkg. (150 g)	660	15 g	24 g	96 g	440	16 g
Salzmandeln (Ültje)	1 Beutel (100 g)	621	21 g	54 g	14 g	621	54 g
Sesam Kräcker (Ültje)	1 Beutel (100 g)	486	11 g	30 g	43 g	486	30 g
Snips (Kelly's)	1 Pkg. (150 g)	737	18,5 g	37,8 g	79,2 g	491	25,2 g
Soletti	1 Pkg. (80 g)	306	10,4 g	2,4 g	56 g	383	3 g
Soletti	1 Pkg. (250 g)	958	32,5 g	7,5 g	175 g	383	3 g
Studentenfutter deluxe (Ültje)	1 Beutel (200 g)	1.080	28 g	80 g	64 g	540	40 g
Studentenfutter original (Lorenz)	1 Pkg. (200 g)	1.112	34 g	80 g	64 g	556	40 g
Studentenfutter spezial (Lorenz)	1 Pkg. (200 g)	1.014	26 g	58 g	98 g	507	29 g
Super Chips Natural (Lay's)	1 Pkg. (200 g)	1.060	13 g	68 g	98 g	530	34 g
Tacitos Tortilla Chips (Lorenz)	1 Pkg. (125 g)	615	10 g	31,2 g	73,8 g	492	25 g
Tortilla Chips Cheesi (Tex Mex)	1 Pkg. (150 g)	735	11,3 g	31,5 g	102 g	450	20 g
Tortilla Chips salted (Tex Mex)	1 Pkg. (150 g)	675	10,5 g	30 g	103,5 g	450	20 g
Tuc Classic Cracker (De Beukelaer)	1 Stk. (4,3 g)	21	0,3 g	0,9 g	2,8 g	490	22 g
Tuc Classic Cracker (De Beukelaer)	1 Pkg. (100 g)	490	8 g	22 g	65 g	490	22 g
Tuc Gebäckstangen gesalzen (De Beukelaer)	1 Stk. (7 g)	35	0,8 g	1,5 g	4,4 g	494	22 g

Lebensmittel	Pkg./Port./Stk. EL/Menge (g)	kcal/ Portion	Nährstoffgehalt pro Portion			Pro 100 Gramm	
			EW	Fett	KH	kcal	Fett
Tuc Gebäckstangen gesalzen (De Beukelaer)	1 Pkg. (125 g)	618	13,8 g	27,5 g	78,8 g	494	22 g
Tuc Gebäckstangen Käse (De Beukelaer)	1 Stk. (7 g)	35	0,9 g	1,7 g	4,1 g	500	24 g
Tuc Gebäckstangen Käse (De Beukelaer)	1 Pkg. (125 g)	625	16,2 g	30 g	72,5 g	500	24 g
Tuc Mehrkorn Cracker (De Beukelaer)	1 Stk. (4,3 g)	20	0,4 g	0,9 g	2,7 g	475	21,5 g
Tuc Mehrkorn Cracker (De Beukelaer)	1 Pkg. (100 g)	475	8,5 g	21,5 g	62 g	475	21,5 g
Tuc Sesam Cracker (De Beukelaer)	1 Stk. (4,3 g)	21	0,4 g	0,9 g	2,9 g	485	20 g
Tuc Sesam Cracker (De Beukelaer)	1 Pkg. (100 g)	485	9 g	20 g	67 g	485	20 g

Gewürze

Lebensmittel	Pkg./Port./Stk. EL/Menge (g)	kcal/ Portion	Nährstoffgehalt pro Portion			Pro 100 Gramm	
			EW	Fett	KH	kcal	Fett
Anis Gewürz	1 Msp. (1 g)	4	0,2 g	0,2 g	0,4 g	357	20 g
Apfelessig	1 EL (15 g)	3	0,1 g	0 g	0,2 g	20	0 g
Backpulver	1 Päck. (16,5 g)	26	0,1 g	0,2 g	6,2 g	156	1,2 g
Basilikum, frisch	1 EL (5 g)	2	0,2 g	0 g	0,3 g	41	0 g
Basilikum, getrocknet	1 Msp. (1 g)	3	0,1 g	0 g	0,4 g	268	0 g
Beifuß, frisch	1 EL (5 g)	2	0,2 g	0 g	0,3 g	42	0 g
Bierhefe	100 g	346	45 g	4,2 g	31 g	346	4,2 g
Bohnenkraut, frisch	1 EL (5 g)	2	0,1 g	0,1 g	0,4 g	49	2 g
Bohnenkraut, getrocknet	1 Msp. (1 g)	3	0,1 g	0,1 g	0,5 g	298	10 g
Borretsch, frisch	1 EL (5 g)	1	0,1 g	0 g	0,1 g	23	0 g
Brühwürfel	1 Stk. (5 g)	8	0,9 g	0,2 g	0,6 g	149	4 g
Cayennepfeffer	1 Msp. (1 g)	3	0,1 g	0,2 g	0,3 g	329	20 g
Chili rot	1 Msp. (1 g)	3	0,1 g	0,2 g	0,3 g	329	20 g
Chilipulver	1 Msp. (1 g)	3	0,1 g	0,2 g	0,3 g	333	20 g
Chilisoße	1 EL (15 g)	30	1,1 g	1,5 g	2,9 g	198	10 g
Cumberlandsoße	1 EL (15 g)	29	0,1 g	0 g	6,6 g	193	0 g
Curryketchup	1 EL (15 g)	16	0,3 g	0,1 g	3,6 g	110	0,7 g
Currypulver	1 Msp. (1 g)	3	0,1 g	0,1 g	0,5 g	319	10 g

Lebensmittel	Pkg./Port./Stk. EL/Menge (g)	kcal/ Portion	Nährstoffgehalt pro Portion			Pro 100 Gramm	
			EW	Fett	KH	kcal	Fett
Dill, frisch	1 EL (5 g)	3	0,2 g	0 g	0,4 g	55	0 g
Dill, getrocknet	1 EL (1 g)	3	0,2 g	0 g	0,4 g	256	0 g
Essig	1 EL (15 g)	3	0,1 g	0 g	0,2 g	19	0 g
Estragon, frisch	1 EL (5 g)	3	0,2 g	0,1 g	0,3 g	49	2 g
Estragon, getrocknet	1 Msp. (1 g)	3	0,2 g	0,1 g	0,4 g	332	10 g
Gewürznelken, gemahlen	1 Msp. (1 g)	4	0,1 g	0,2 g	0,5 g	414	20 g
Glutamat	100 g	402	99 g	0 g	0 g	402	0 g
Hefe	1 Würfel (42 g)	27	5 g	0,5 g	0,5 g	64	1,2 g
Hefebrühe, Extrakt	100 g	290	15,4 g	20,7 g	11,2 g	290	20,7 g
Hefe-Flocken	1 EL (5 g)	18	2,2 g	0,3 g	1,7 g	361	6 g
Hühnerbrühe	1 Port. (5 g)	8	0,9 g	0,2 g	0,6 g	149	4 g
Ingwer, getrocknet	1 Msp. (1 g)	3	0,1 g	0 g	0,6 g	304	0 g
Johannisbrot-Kernmehl	1 EL (15 g)	9	0,7 g	0,2 g	1,1 g	60	1,3 g
Kapern, getrocknet	1 Port. (1 g)	4	0,1 g	0,2 g	0,5 g	414	20 g
Kardamom, getrocknet	1 Msp. (1 g)	3	0,1 g	0,1 g	0,6 g	336	10 g
Kerbel, frisch	1 EL (5 g)	2	0,2 g	0 g	0,3 g	48	0 g
Kerbel, getrocknet	1 Msp. (1 g)	2	0,2 g	0 g	0,3 g	227	0 g
Koriander, getrocknet	1 Msp. (1 g)	3	0,1 g	0,2 g	0,3 g	313	20 g
Kräuteressig	1 EL (15 g)	3	0,1 g	0 g	0,2 g	20	0 g
Kräutersalz	1 Prise (0,5 g)	0	0 g	0 g	0 g	0	0 g
Kreuzkümmel	1 Msp. (1 g)	4	0,2 g	0,2 g	0,3 g	408	20 g
Kümmel	1 Msp. (1 g)	4	0,2 g	0,2 g	0,4 g	362	20 g
Kurkuma, getrocknet	1 Msp. (1 g)	4	0,1 g	0,1 g	0,6 g	356	10 g

Lebensmittel	Pkg./Port./Stk. EL/Menge (g)	kcal/ Portion	Nährstoffgehalt pro Portion			Pro 100 Gramm	
			EW	Fett	KH	kcal	Fett
Liebstöckel, frisch	1 EL (5 g)	2	0,2 g	0 g	0,3 g	42	0 g
Lorbeerblatt	1 Blatt (4 g)	12	0,3 g	0,3 g	1,9 g	303	7,5 g
Majoran, frisch	1 EL (5 g)	2	0,1 g	0,1 g	0,3 g	46	2 g
Majoran, getrocknet	1 Msp. (1 g)	3	0,1 g	0,1 g	0,4 g	287	10 g
Melisse, getrocknet	1 Msp. (1 g)	3	0,1 g	0,2 g	0,5 g	343	20 g
Meersalz	1 Prise (0,5 g)	0	0 g	0 g	0 g	0	0 g
Muskatnuss	1 Msp. (1 g)	5	0,1 g	0,4 g	0,5 g	527	40 g
Natrium-Glutamat	100 g	349	86 g	0 g	0 g	349	0 g
Nitritpökelsalz	100 g	0	0 g	0 g	0 g	0	0 g
Obstessig	1 EL (15 g)	3	0,1 g	0 g	0,1 g	20	0 g
Orangenschale, gerieben	1 EL (5 g)	6	0,1 g	0 g	1,2 g	125	0 g
Oregano, frisch	1 EL (5 g)	3	0,1 g	0,1 g	0,5 g	67	2 g
Oregano, getrocknet	1 Msp. (1 g)	3	0,1 g	0,1 g	0,5 g	338	10 g
Paprika, edelsüß	1 Msp. (1 g)	3	0,2 g	0,1 g	0,4 g	317	10 g
Paprika	1 Msp. (1 g)	3	0,2 g	0,1 g	0,4 g	317	10 g
Pektin	100 g	343	84,8 g	0 g	0 g	343	0 g
Petersilie, frisch	1 EL (5 g)	1	0,2 g	0 g	0,1 g	27	0 g
Petersilie, getrocknet	1 Msp. (1 g)	3	0,2 g	0 g	0,4 g	262	2 g
Pfeffer	1 Msp. (1 g)	3	0,1 g	0 g	0,5 g	285	0 g
Pfeffer, schwarz	1 Msp. (1 g)	3	0,1 g	0 g	0,5 g	285	0 g
Pfeffer, weiß	1 Msp. (1 g)	3	0,1 g	0 g	0,6 g	322	0 g
Pfefferkörner, grün	1 Port. (1 g)	1	0 g	0 g	0,2 g	117	0 g
Pfefferminze, frisch	1 EL (5 g)	2	0,2 g	0 g	0,3 g	44	0 g

Lebensmittel	Pkg./Port./Stk. EL/Menge (g)	kcal/ Portion	Nährstoffgehalt pro Portion			Pro 100 Gramm	
			EW	Fett	KH	kcal	Fett
Piment	1 Msp. (1 g)	3	0,1 g	0,1 g	0,5 g	308	10 g
Pimpinelle, frisch	1 EL (5 g)	2	0,2 g	0 g	0,3 g	42	0 g
Pottasche	100 g	156	0,5 g	0 g	37,8 g	156	0 g
Rosenpaprika	1 Msp. (1 g)	3	0,2 g	0,1 g	0,4 g	317	10 g
Rosmarin, frisch	1 EL (5 g)	3	0 g	0,1 g	0,4 g	57	2 g
Rosmarin, getrocknet	1 Msp. (1 g)	3	0,1 g	0,2 g	0,5 g	343	20 g
Salbei, frisch	1 EL (5 g)	3	0,1 g	0,1 g	0,3 g	54	2 g
Salbei, getrocknet	1 Msp. (1 g)	3	0,1 g	0,1 g	0,4 g	331	10 g
Safran	1 Msp. (1 g)	4	0,1 g	0,1 g	0,6 g	349	10 g
Schnittlauch, frisch	1 EL (5 g)	1	0,2 g	0 g	0,1 g	27	0 g
Schnittlauch, getrocknet	1 Msp. (1 g)	2	0,3 g	0 g	0,1 g	187	10 g
Selleriesalz	1 Prise (0,5 g)	0	0 g	0 g	0 g	0	0 g
Senf	1 TL (5 g)	4	0,3 g	0,2 g	0,3 g	86	4 g
Senf, mild	1 TL (5 g)	4	0,3 g	0,2 g	0,3 g	86	4 g
Senf, süß	1 TL (5 g)	4	0,3 g	0,2 g	0,3 g	87	4 g
Senf, mittelscharf	1 TL (5 g)	4	0,3 g	0,2 g	0,3 g	86	4 g
Senf, scharf	1 TL (5 g)	4	0,3 g	0,2 g	0,2 g	79	4 g
Senf, extra scharf	1 TL (5 g)	4	0,3 g	0,2 g	0,2 g	77	4 g
Sojasoße	1 EL (10 g)	11	1,1 g	0,5 g	0,6 g	114	5 g
Sojasoße, weiß	1 EL (10 g)	40	3,9 g	2,6 g	0,3 g	399	26 g
Sojasoße, Fertigprodukt	1 EL (10 g)	7	0,9 g	0 g	0,8 g	70	0 g
Speisesalz	1 Prise (0,5 g)	0	0 g	0 g	0 g	0	0 g
Stärke	100 g	351	0,4 g	0,1 g	85,8 g	351	0,1 g

Lebensmittel	Pkg./Port./Stk. EL/Menge (g)	kcal/ Portion	Nährstoffgehalt pro Portion			Pro 100 Gramm	
			EW	Fett	KH	kcal	Fett
Suppengrün, frisch	1 Port. (150 g)	28	1,8 g	0,3 g	4,3 g	19	0,2 g
Suppenwürfel	1 Stk. (4 g)	6	0,7 g	0,2 g	0,4 g	149	5 g
Tabasco	1 EL (15 g)	10	0,4 g	0,5 g	1 g	70	3,3 g
Thymian, frisch	1 EL (5 g)	2	0,1 g	0,1 g	0,4 g	47	2 g
Thymian, getrocknet	1 Msp. (1 g)	3	0,1 g	0,1 g	0,5 g	287	10 g
Tomatenketchup	1 EL (15 g)	17	0,3 g	0,1 g	3,6 g	110	0,7 g
Tomatenmark	1 EL (25 g)	19	1,1 g	0,1 g	3,2 g	74	0,4 g
Tortengusspulver	1 Päck. (13 g)	46	0 g	0 g	11,2 g	351	0 g
Trockenhefe	1 Päck. (9 g)	28	3,2 g	0,4 g	2,9 g	313	4,4 g
Vanilleschote	1 Msp. (1 g)	3	0 g	0 g	0,6 g	272	0 g
Vanillinzucker	1 Päck. (8 g)	32	0 g	0 g	8 g	405	0 g
Wacholderbeere	1 Msp. (1 g)	4	0,2 g	0,2 g	0,4 g	362	20 g
Weinessig	1 EL (15 g)	3	0,1 g	0 g	0,1 g	19	0 g
Weinraute, frisch	1 EL (5 g)	2	0,2 g	0 g	0,3 g	42	0 g
Weizengluten, Trockenprodukt	100 g	393	81 g	4 g	7 g	393	4 g
Worcestersoße	1 EL (15 g)	23	0,5 g	0,3 g	3,8 g	153	2 g
Zimt	1 Msp. (1 g)	3	0 g	0 g	0,6 g	272	0 g
Zitronat	100 g	292	0,4 g	0,4 g	70 g	292	0,4 g
Zitronenmelisse, frisch	1 EL (5 g)	2	0,2 g	0 g	0,3 g	42	0 g
Zitronenschale, frisch	1 EL (5 g)	5	0,1 g	0 g	0,8 g	89	0 g
Zwiebelketchup	1 EL (15 g)	16	0,2 g	0 g	3,6 g	106	0 g

SONDERTABELLEN:

Vitamine
Mineralstoffe
Ballaststoffe
Sekundäre Pflanzeninhaltsstoffe

Vitamine

Vitamin A (Retinol)

Vitamin A kommt in der Nahrung auch in Form von Vorstufen oder so genannten Provitaminen, als Carotinoide vor. Das bedeutendste ist das β-Carotin. Die Vorstufen werden in der Darmwand in Vitamin A umgewandelt. Aus sechs Teilen β-Carotin oder 12 Teilen anderer Carotinoide (α-Carotin) kann 1 Teil Vitamin A entstehen.

Funktion: fördert die Bildung von Bluteiweißstoffen und beeinflusst das Zellwachstum. Hat spezielle Wirkung auf die Zellmembran und wird deshalb auch als Epithelschutzvitamin bezeichnet. Es dient zum Aufbau und der Erhaltung des Epithelgewebes der Haut und Schleimhaut und des Knorpelgewebes. Es ist unerlässlich für das normale Wachstum und wesentlich am Sehprozess beteiligt. Es ist wichtig für die Erhaltung des Immunsystems und schützt möglicherweise vor der Entstehung von Krebserkrankungen.

Mangel: Verhornung der Haut und Schleimhäute, Wachstumsstörungen, Störung der Zahnbildung beim Kind, verringerte Sehkraft, Nachtblindheit, Haarausfall, erhöhte Infektionsanfälligkeit, Müdigkeit und Appetitverlust.

Erhöhter Bedarf: in der Schwangerschaft und in der Stillzeit, aber auch bei schwerer körperlicher Belastung.

Überversorgung: Bei einer längeren Zufuhr der 10fachen Empfehlung kann es zu Hautveränderungen, Haarverlust, Schwäche, Knochen- und Gelenkschmerzen, Lebervergrößerung, Leberschäden und Wachstumsverzögerung kommen. Bei Kindern kann eine einzelne Dosis von mehr als 100 mg und bei Erwachsenen von mehr als 200 mg Kopfschmerzen, Schwindel, Benommenheit und Erbrechen hervorrufen.

Akute Vergiftungserscheinungen sind ab einer Dosis über der 130fachen Empfehlung und chronische Vergiftungserscheinungen ab einer über längere Zeit aufgenommenen Dosis von über der 15fachen Empfehlung möglich.

Carotin

Carotin ist die Vorstufe des Vitamins A.

Funktion: Vorstufe von Vitamin A, verhindert möglicherweise die Entstehung von Lungen-, Speiseröhren- und Magenkrebs.

Carotine und Carotinoide können vom Menschen in Vitamin A umgewandelt werden. Ihre Wirkung liegt vor allem in der Krebsprävention! Beta-Carotin wirkt ähnlich wie die Vitamine E und C, indem es so genannte freie Radikale und deren schädliche Wirkung auf die Körperzellen hemmt. Schützt vor negativen Auswirkungen der UVA- und UVB-Strahlen.

Wirksam ist eine Zufuhr von 2 mg pro Tag.

Überversorgung: Da nur bei Bedarf Carotin in Vitamin A umgewandelt wird, ist eine Überdosierung mit Vitamin A durch die Vorstufen nicht möglich. Übermäßige Zufuhr führt zur reversiblen Gelbfärbung der Haut.

Empfohlene Vitamin-A-Zufuhr pro Tag:* m = männlich / w = weiblich

Alter	m mg	w mg
1 bis unter 4 Jahre	0,6	
4 bis unter 7 Jahre	0,7	
7 bis unter 10 Jahre	0,8	
10 bis unter 13 Jahre	0,9	
13 bis unter 15 Jahre	1,1	1,0
15 bis unter 19 Jahre	1,1	0,9

Alter	m mg	w mg
19 bis unter 25 Jahre	1,0	0,8
25 bis unter 51 Jahre	1,0	0,8
51 bis unter 65 Jahre	1,0	0,8
65 Jahre und älter	1,0	0,8
Schwangere ab dem 4. Monat		1,1
Stillende		1,5

** von Vitamin-A-(Retinol) Äquivalenten; 1 mg Retinol-Äquivalent = 1 mg Retinol = 6 mg β-Carotin = 12 mg andere Carotinoide*

Vitamin-A-Gehalt ausgewählter Lebensmittel

Lebensmittel	mg/100 g
Lebertran	30,00
Schweineleber	17,60
Hühnerleber	12,80
Karotten	1,30
Dille	1,00
Aal	0,98
Petersilie	0,90
Eigelb	0,89
Fenchel	0,78
Spinat, gekocht	0,72
grüner Salat	0,65
Butter	0,65
Camembert, 60 % F. i. T.	0,58
Mangold, gekocht	0,55
Tunfisch	0,45
Parmesan	0,42
Hagebutten	0,40
Maisgrieß	0,40
Mango	0,32
Emmentaler, 45 % F. i. T.	0,32
Mozzarella	0,30

Lebensmittel	mg/100 g
Marillen (Aprikosen)	0,30
Zwetschgen	0,26
Sanddorn	0,25
Gouda, 45 % F. i. T.	0,24
Honigmelone	0,23
Kürbis	0,23
Kalbsniere	0,21
Porree	0,17
Mais	0,15
Brokkoli, gekocht	0,14
Banane, getrocknet	0,11
Tomate	0,08
Pfirsich	0,07
Holunder	0,06
Milchschokolade	0,06
Brombeeren	0,05
Kürbiskerne	0,04
Vollmilch	0,03
Buttermilch	0,02
Pistazien, geröstet	0,02

Vitamin D (Calciferol)

Vitamin D gehört zu den fettlöslichen Vitaminen. Es kann durch längeren Aufenthalt im Freien auch in der menschlichen Haut gebildet werden und ist deshalb mehr ein Hormon als ein Vitamin. Sonnenschutz ab einem Sonnenschutzfaktor 5 kann diese Bildung in der Haut hemmen. Auch ältere Menschen besitzen eine geringere Kapazität zur Vitamin-D-Synthese in der Haut.

Funktion: fördert die Aufnahme von Kalzium und Phosphat aus dem Darm ins Blut und die Bildung von Knochensubstanz und Knorpel.

Mangel: schwere Schäden am Skelett, bei Kindern Verformung der Knochen, der Beine, des Brustkorbes, Verkrümmung der Wirbelsäule und Deformierung der Knochen (= Rachitis). Auch die Zahnentwicklung ist verlangsamt. Beim Erwachsenen kommt es in Verbindung mit einem Kalziummangel zur Osteomalazie (= Erweichung der normal entwickelten und ausgewachsenen Knochen). Betroffen sind vor allem der Brustkorb, die Beckenknochen und die Knochen der Extremitäten (Folge: spontane Knochenbrüche).

Erhöhter Bedarf: ältere Menschen durch reduzierte Hautsynthese oder mangelnde Sonnenexposition.

Überversorgung: vermehrte Mobilisierung von Kalzium aus den Knochen, Kalziumablagerungen in weichen Geweben, besonders in den Gefäßen und Nieren, da vermehrt Kalzium über die Nieren ausgeschieden wird. Kopfschmerzen, Schwächezustände, Erbrechen und Magen-Darm-Störungen. Vergiftungserscheinungen sind bei Aufnahme der über 20fachen Empfehlung zu erwarten. Dies zeigt sich durch Erbrechen, Schwindel, Muskelschwäche und die inneren Organe können verkalken. Eine Überversorgung durch die Nahrung oder durch intensive Sonnenbestrahlung kommt in der Regel nicht vor.

Sonstiges: Vitamin D wird kaum durch Lagerung und Zubereitung beeinflusst.

Empfohlene Vitamin-D-Zufuhr pro Tag:

m = männlich / w = weiblich

Alter	m µg	w µg
1 bis unter 4 Jahre	5 µg	
4 bis unter 7 Jahre	5 µg	
7 bis unter 10 Jahre	5 µg	
10 bis unter 13 Jahre	5 µg	
13 bis unter 15 Jahre	5 µg	
15 bis unter 19 Jahre	5 µg	

Alter	m µg	w µg
19 bis unter 25 Jahre	5 µg	
25 bis unter 51 Jahre	5 µg	
51 bis unter 65 Jahre	5 µg	
65 Jahre und älter	10 µg	
Schwangere		5 µg
Stillende		5 µg

Vitamin-D-Gehalt ausgewählter Lebensmittel

Lebensmittel	µg/100 g	Lebensmittel	µg/100 g
Lebertran	330,0	Mondseer, 45 % F. i. T.	0,8
Hering	22,5	Brie, 70 % F. i. T.	0,8
Aal	20,0	Roquefort	0,7
Forelle	18,0	Parmesan	0,7
Lachs	16,3	Gouda, 45 % F. i. T.	0,7
Eigelb	5,6	Karpfen	0,7
Tunfisch	5,4	Appenzeller	0,6
Steinpilze	3,1	Edamer, 45 % F. i. T.	0,6
Scholle	3,0	Romadur, 35 % F. i. T.	0,5
Hühnerei	2,9	Tilsiter	0,5
Margarine	2,5	Schafkäse	0,5
Eierschwammerl (Pfifferling)	2,1	Sauerrahm (saure Sahne)	0,4
Champignons	1,9	Mozzarella	0,4
Rindsleber	1,7	Kalbsleber	0,4
Butter	1,2	Topfen (Quark)	0,3
Camembert 60 % F. i. T.	1,0	Ziegenmilch	0,2
Gänseleber	1,0	Jogurt, 3,6 %	0,2
Mayonnaise	1,0	Vollmilch	0,1
Cremeeis	1,0	Sauermilch	0,1
Emmentaler, 45 % F. i. T.	0,9	Schokolade, weiß	0,1
Bergkäse, 45 % F. i. T.	0,8		

Vitamin E (Tocopherole)

Funktion: wirkt als Antioxidans, das heißt, es schützt sauerstoffempfindliche Substanzen vor einer Oxidation. Im Organismus schützt es vor allem ungesättigte Fettsäuren, Vitamin A und Carotin, aber auch eine Reihe von Hormonen. Es schützt deshalb möglicherweise vor Krebserkrankungen. Prinzipiell kann Vitamin E jede Zelle schützen und stabilisieren. Die genauen Funktionen dieses Vitamins sind immer noch unklar.

Bedarf: Der Bedarf hängt ab von der Aufnahme ungesättigter Fettsäuren. Pro 1 g ungesättigter Fettsäure wird der Vitamin-E-Bedarf um 0,5 mg erhöht.

Mangel: führt beim Tier zur Sterilität. Mangel tritt beim Menschen nur bei Störungen der Fettverdauung und der Fettresorption auf: Durchblutungs- und Entwicklungsstörungen, Erschöpfung, Unlust, Infektanfälligkeit.

Überversorgung: ist beim Menschen praktisch unbekannt.

Therapeutische Anwendung: bei Frühgeborenen, bei Fett- und Vitamin-E-Aufnahmestörungen, bei arteriellen Verschlusserkrankungen und bei entzündlichen rheumatischen Erkrankungen.

Schätzwert für eine angemessene tägliche Vitamin-E-Zufuhr:

Alter	m mg	w mg
1 bis unter 4 Jahre	6	5
4 bis unter 7 Jahre	8	8
7 bis unter 10 Jahre	10	9
10 bis unter 13 Jahre	13	11
13 bis unter 15 Jahre	14	12
15 bis unter 19 Jahre	15	12

Alter	m mg	w mg
19 bis unter 25 Jahre	15	12
25 bis unter 51 Jahre	14	12
51 bis unter 65 Jahre	13	12
65 Jahre und älter	12	11
Schwangere		13
Stillende		17

m = männlich / w = weiblich

Vitamin-E-Gehalt ausgewählter Lebensmittel

Lebensmittel	mg/100 g
Weizenkeimöl	174,5
Sonnenblumenöl	48,5
Sonnenblumenkerne	48,5
Distelöl	44,5
Maiskeimöl	33,8
Haselnüsse, geröstet	23,9
Mandeln, geschält	13,3
Olivenöl	12,5
Kaviar	10,0
Erdnüsse, geröstet	8,8
Aal	8,0
Walnüsse, geröstet	6,9
Schwarzwurzel, gekocht	6,4
Fenchel	6,0
Pistazien, geröstet	4,2
Petersilie	3,7
Paprika, rot	2,9
Weizenkleie	2,7
Lachs	2,2
Heidelbeeren	2,1
Mohn, gemahlen	2,0

Lebensmittel	mg/100 g
Spargel	2,0
Butter	2,0
Forelle	1,7
Makrele	1,6
Barsch	1,5
Zander	1,5
Hering	1,5
Haferflocken	1,5
Grünkohl, gekocht	1,5
Spinat, gekocht	1,4
Brie, 70 % F. i. T.	1,2
Vollkornbrot	1,0
Endivien	1,0
Pfirsich	1,0
Stachelbeeren	0,6
Schweineleber	0,6
Zwetschgen	0,6
Porree	0,5
Rindfleisch	0,5
Semmeln	0,4

Vitamin K (Phyllochinon)

Funktion: unentbehrlich für den normalen Ablauf der Blutgerinnung. Es ist auch am Knochenaufbau beteiligt.

Bedarf: ist im Alter erhöht.

Mangel: kann auch von Darmbakterien gebildet werden, deshalb nur Mangelerscheinungen bei Beeinträchtigung der Darmflora (bei längerer Antibiotika-Einnahme). Blutgerinnungsstörungen und erhöhte Blutungsneigung.

Überversorgung: unbekannt.

Schätzwert für eine angemessene tägliche Vitamin-K-Zufuhr:

Alter	m µg	w µg
1 bis unter 4 Jahre	15	
4 bis unter 7 Jahre	20	
7 bis unter 10 Jahre	30	
10 bis unter 13 Jahre	40	
13 bis unter 15 Jahre	50	
15 bis unter 19 Jahre	70	60

Alter	m µg	w µg
19 bis unter 25 Jahre	70	60
25 bis unter 51 Jahre	70	60
51 bis unter 65 Jahre	80	65
65 Jahre und älter	80	65
Schwangere		60
Stillende		60

m = männlich / w = weiblich

Vitamin-K-Gehalt ausgewählter Lebensmittel

Lebensmittel	µg/100 g
Grünkohl	817
Petersilienblatt, frisch	790
Schnittlauch, frisch	570
Mangold	400
Spinat	335
Oregano, frisch	300
Basilikum, frisch	300
Dill, frisch	300
Blattsalat	250
Brunnenkresse	250
Karfiol (Blumenkohl)	208
Chicorée	200
Endivien	200
Brokkoli	174
Suppengrün	162
Eigelb	147
Weizenkeime	131
Kopfsalat	130
Weizenkleie	82
Kraut (Weißkohl)	80
Sauerkraut	80

Lebensmittel	µg/100 g
Rindsleber	75
Haferflocken	63
Hühnerleber	60
Sojabohnen	60
Schweineleber	56
Hafer, ganzes Korn	50
Karottensaft	49
Karotten	47
Mais	40
Spargel	40
Erbsen	33
Weizenmehl	30
Rotkraut (Rotkohl)	25
Kartoffeln	25
Weizenkeimöl	24
Fisolen (grüne Bohnen)	22
Champignons	14
Erdbeeren	13
Topfen (Quark) 10 % F. i. T.	12
Sonnenblumenöl	6

Vitamin B_1 (Thiamin)

Funktion: wichtiger Bestandteil bei vielen biochemischen Prozessen, steuert den Kohlenhydrat- und Energiestoffwechsel und ist bei der Reizleitung der Nerven beteiligt.

Bedarf: erhöht bei hoher Kohlenhydrataufnahme und Alkoholkonsum.

Mangel: Leichter Mangel zeigt sich durch Müdigkeit, allgemeine Schwäche, Nervenstörungen, Depressionen, Gedächtnis- und Konzentrationsschwäche, Appetitlosigkeit, Verdauungsstörungen, Infektionsanfälligkeit. Auch Kopfschmerzen treten bei leichtem Mangel auf.

Bedingt oft auch durch hohen Alkoholkonsum, da Alkohol sowie eine hohe Zufuhr von Kohlenhydraten den Bedarf stark erhöhen.

Schwerer Mangel führt zum Krankheitsbild Beriberi. Dabei kommt es zu Lähmungen, Muskelabbau, Störungen der Herztätigkeit und Krämpfen.

Überversorgung: unbekannt, da Vitamin B_1 wasserlöslich ist und ein Überschuss mit dem Harn bzw. über den Stuhl ausgeschieden wird.

Sonstiges: hohe Verluste bei der Zubereitung und der Verarbeitung von Lebensmitteln, da das Vitamin wasserlöslich (große Mengen finden sich im Kochwasser) und gegenüber UV-Licht und Oxidationsmitteln empfindlich ist.

Empfohlene Vitamin-B_1-Zufuhr pro Tag: m = männlich / w = weiblich

Alter	m mg	w mg
1 bis unter 4 Jahre	0,6	
4 bis unter 7 Jahre	0,8	
7 bis unter 10 Jahre	1,0	
10 bis unter 13 Jahre	1,2	1,0
13 bis unter 15 Jahre	1,4	1,1
15 bis unter 19 Jahre	1,3	1,0

Alter	m mg	w mg
19 bis unter 25 Jahre	1,3	1,0
25 bis unter 51 Jahre	1,2	1,0
51 bis unter 65 Jahre	1,1	1,0
65 Jahre und älter	1,0	1,0
Schwangere ab dem 4. Monat		1,2
Stillende		1,4

Vitamin-B_1-Gehalt ausgewählter Lebensmittel

Lebensmittel	mg/100 g
Hefeflocken	7,40
Sojaschrot	2,20
Weizenkeime	2,00
Sonnenblumenkerne	1,90
Hefe	1,00
Champignons, getrocknet	1,00
Sesam, frisch	0,88
Mohn, gemahlen	0,84
Schnittlauch, getrocknet	0,83
Erbsen, getrocknet	0,82
Dille, getrocknet	0,77
Press-Schinken	0,70
Weizenkleie	0,65
Erdnüsse, geröstet	0,63
Haferflocken	0,59
Geselchtes (Selchfleisch)	0,58
Pistazien, geröstet	0,56
Hafer, ganzes Korn	0,52
Scholle	0,30
Erbsen, gekocht	0,29
Rindsleber	0,28
Hirse, ganzes Korn	0,26

Lebensmittel	mg/100 g
Sojabohnen, gekocht	0,26
Zwetschgen, getrocknet	0,23
Aal	0,18
Feigen, getrocknet	0,17
Lachs	0,17
Zander	0,16
Bohnen weiß, gekocht	0,15
Knäckebrot	0,15
Marzipan	0,14
Pfirsich, getrocknet	0,13
Rosinen	0,12
Linsen, gekocht	0,12
Banane, getrocknet	0,11
Nuss-Schokolade	0,11
Vollkornbrot	0,10
Semmeln	0,09
Mangold, gekocht	0,08
Kartoffeln, gekocht	0,07
Vollmilch	0,04
Jogurt, 3,6 %	0,04
Buttermilch	0,04

Vitamin B_2 (Riboflavin)

Funktion: wesentlich beim Abbau von Fett, Eiweiß und Kohlenhydraten. Ist Bestandteil von Enzymen, die für biologische Oxydation benötigt werden. Wichtig auch für eine gesunde Haut. Vitamin B_2 kommt auch im Auge vor und ist hier wahrscheinlich am Sehprozess beteiligt. Reduktion von oxidativem Stress.

Erhöhter Bedarf: bei gesteigertem Stoffwechsel (Fieber, Muskelarbeit) und damit auch in der Schwangerschaft und Stillzeit, bei regelmäßigem Alkoholkonsum und Einnahme von oralen Kontrazeptiva.

Mangel: Risse in den Mundwinkeln, Veränderungen an den Lippen und der Nase, Brüchigwerden der Fingernägel sind Zeichen eines leichten Mangels, der bei uns nicht selten ist. Ein schwerer Mangel zeigt sich durch Entzündungen der Haut und Schleimhaut im Verdauungstrakt, verzögertes Wachstum und Schädigung der Augen.

Überversorgung: ist nicht bekannt, da die Aufnahme vom Darm in den Organismus bei zu hoher Aufnahme limitiert ist durch Schutzmechanismen, die eine exzessive Einlagerung in Geweben verhindern.

Empfohlene Vitamin-B_2-Zufuhr pro Tag: m = männlich / w = weiblich

Alter	m mg	w mg
1 bis unter 4 Jahre	0,7	
4 bis unter 7 Jahre	0,9	
7 bis unter 10 Jahre	1,1	
10 bis unter 13 Jahre	1,4	1,2
13 bis unter 15 Jahre	1,6	1,3
15 bis unter 19 Jahre	1,5	1,2

Alter	m mg	w mg
19 bis unter 25 Jahre	1,5	1,2
25 bis unter 51 Jahre	1,4	1,2
51 bis unter 65 Jahre	1,3	1,2
65 Jahre und älter	1,2	1,2
Schwangere ab dem 4. Monat		1,5
Stillende		1,6

Vitamin-B_2-Gehalt ausgewählter Lebensmittel

Lebensmittel	mg/100 g
Gänseleber	3,20
Rindsleber	2,90
Hefeflocken	2,60
Hefe	2,00
Roquefort	0,60
Kaviar	0,50
Camembert, 60 % F. i. T.	0,48
Parmesan	0,45
Champignons	0,44
Dille	0,43
Eigelb	0,40
Milchschokolade	0,37
Gouda, 45 % F. i. T.	0,35
Edamer, 45 % F. i. T.	0,35
Mozzarella	0,34
Emmentaler, 45 % F. i. T.	0,34
Aal	0,32
Kürbiskerne	0,32
Hühnerei	0,31
Makrele	0,31
Petersilie	0,30

Lebensmittel	mg/100 g
Kalbfleisch	0,29
Pistazien, geröstet	0,24
Pfirsich, getrocknet	0,24
Butter	0,22
Scholle	0,22
Schweinefleisch	0,22
Maroni	0,21
Austern	0,20
Sauermilch	0,20
Sonnenblumenkerne	0,19
Magermilch	0,18
Jogurt, 1 %	0,18
Jogurt, 3,6 %	0,18
Vollmilch	0,17
Buttermilch	0,17
Saunaschinken	0,17
Knäckebrot	0,15
Erdnüsse, geröstet	0,14
Paprika, rot	0,12
Brokkoli, gekocht	0,12
Banane, getrocknet	0,11

Niacin

Funktion: Bestandteil von Enzymen und wichtig für die Haut und das Nervensystem. Es kann im Körper aus dem Eiweißbaustein Tryptophan gebildet werden. Aus 60 mg Tryptophan können 1 mg Niacin gebildet werden.

Erhöhter Bedarf: bei Verdauungsstörungen, Fieber, schwerer körperlicher Arbeit, in der Schwangerschaft, in der Stillzeit, während des Wachstums und eventuell bei sehr hoher Flüssigkeitszufuhr.

Mangel: Hautveränderungen (trockene und rissige Hautstellen), Durchfall, Gewichtsverlust durch verringerten Appetit, aber auch psychische Störungen wie Schlaflosigkeit, Müdigkeit, Schwindel, Kopfschmerzen und in schweren Fällen Depressionen und Verwirrungszustände.

Die Niacin-Mangelkrankheit ist Pellagra (= raue Haut).

Überversorgung: nicht bekannt.

Sonstiges: nur geringe Verluste durch Hitzeeinwirkung oder Lagerung, jedoch können beträchtliche Mengen (bis 25 %) ausgelaugt werden. Oral eingenommene Antibiotika senken die Verfügbarkeit.

Empfohlene Niacinzufuhr pro Tag:

m = männlich / w = weiblich

Alter	m mg	w mg
1 bis unter 4 Jahre	7	
4 bis unter 7 Jahre	10	
7 bis unter 10 Jahre	12	
10 bis unter 13 Jahre	15	13
13 bis unter 15 Jahre	18	15
15 bis unter 19 Jahre	17	13

Alter	m mg	w mg
19 bis unter 25 Jahre	17	13
25 bis unter 51 Jahre	16	13
51 bis unter 65 Jahre	15	13
65 Jahre und älter	13	13
Schwangere ab dem 4. Monat		15
Stillende		17

Niacin-Gehalt ausgewählter Lebensmittel

Lebensmittel	mg/100 g	Lebensmittel	mg/100 g
Schweineleber	19,60	Champignons	5,60
Kalbsleber	19,00	Hafer, ganzes Korn	4,50
Erdnüsse, geröstet	19,00	Haselnüsse, geröstet	3,50
Hühnerleber	15,40	Sojabohnen, gekocht	3,20
Hefe	15,20	Hühnerei	3,10
Sardine	12,90	Dille	3,00
Tunfisch	12,20	Datteln, geschält	2,50
Rindfleisch, mager	11,30	Banane, getrocknet	2,50
Rindsherz	10,70	Semmeln	2,50
Makrele	10,70	Petersilie	2,50
Lachs	10,60	Topfen (Quark)	2,50
Sonnenblumenkerne	9,40	Vollkornbrot	2,40
Steinpilze	9,40	Kresse	2,40
Schweinefleisch, mager	8,90	Milchschokolade	2,30
Kürbiskerne	7,80	Linsen, gekocht	2,00
Schweinefleisch	7,40	Schwarzbrot	1,90
Parmesan	7,20	Kartoffeln, gekocht	1,30
Scholle	7,00	Pfirsich	1,00
Emmentaler, 45 % F. i. T.	6,50	Jogurt, 3,6 %	1,00
Romadur, 35 % F. i. T.	5,80	Apfel	0,73
Edamer, 45 % F. i. T.	5,40	Erdbeeren	0,73

Vitamin B_6 (Pyridoxin)

Funktion: wirkt im Körper als Co-Enzym und ist bei über 50 enzymatischen Reaktionen beteiligt. Wesentlich ist es auch im Aminosäurenstoffwechsel, bei der Bildung von Antikörpern und einigen Gewebshormonen (z. B. Histamin und Serotonin) und wird für die Umwandlung der Aminosäure Tryptophan in Niacin benötigt. Es beeinflusst das Nervensystem, die Immunabwehr und die Bildung des roten Blutfarbstoffes.

Bedarf: ist abhängig von der Eiweißzufuhr. Pro Gramm Nahrungseiweiß wird eine Zufuhr von 0,02 mg empfohlen. Erhöht ist der Bedarf während des Wachstums, der Schwangerschaft und Stillperiode. Aber auch Kälte und die chronische Einnahme von bestimmten Medikamenten (z. B. hoch dosierte Östrogene, Anticonvulsiva) erhöhen den Bedarf.

Mangel: Schädigung der Haut und Schleimhaut, Beeinträchtigung des Nervensystems (Reizbarkeit, Depressionen), Appetitlosigkeit, Schlaflosigkeit, Durchfall, Erbrechen, Krämpfe und Blutarmut. Bei Säuglingen eventuell epilepsieartige Krämpfe. Beobachtet wurden auch Muskeldegenerationen, Koordinationsschwierigkeiten und hypochrome Anämie, erhöhter Homocysteinspiegel.

Überversorgung: nicht bekannt. Die Toxizität dieses Vitamins ist sehr gering. Erst eine chronische Zufuhr von mehr als 500 mg/d führte in einzelnen Fällen zu Neurotoxizitäten.

Sonstiges: durch die Wasserlöslichkeit können bis zu 45 % beim Kochen verloren gehen.

Therapeutische Anwendung: Vitamin B_6 wird mit sehr unterschiedlichem Erfolg in der Behandlung oder Vorbeugung verschiedener Krankheiten angewandt, z. B. Down Syndrom, diabetische Neuropathie, Homocysteinämie und prämenstruelles Syndrom.

Empfohlene Vitamin-B_6-Zufuhr pro Tag: m = männlich / w = weiblich

Alter	m mg	w mg
1 bis unter 4 Jahre	0,4	
4 bis unter 7 Jahre	0,5	
7 bis unter 10 Jahre	0,7	
10 bis unter 13 Jahre	1,0	
13 bis unter 15 Jahre	1,4	
15 bis unter 19 Jahre	1,6	1,2

Alter	m mg	w mg
19 bis unter 25 Jahre	1,5	1,2
25 bis unter 51 Jahre	1,5	1,2
51 bis unter 65 Jahre	1,5	1,2
65 Jahre und älter	1,4	1,2
Schwangere ab dem 4. Monat		1,9
Stillende		1,9

Vitamin-B_6-Gehalt ausgewählter Lebensmittel

Lebensmittel	mg/100 g
Sardine	0,96
Kalbsleber	0,90
Rindsleber	0,83
Lachs	0,82
Sonnenblumenkerne	0,60
Tunfisch	0,60
Sesam, frisch	0,47
Pute	0,46
Paprika, rot	0,45
Weizen, ganzes Korn	0,44
Scholle	0,43
Schnittlauch	0,42
Makrele	0,40
Avocado, geschält	0,40
Rotbarsch	0,40
Pariser	0,39
Kalbfleisch	0,39
Walnüsse, geschält	0,37
Heilbutt	0,34
Knoblauch, geschält	0,33
Erdnüsse, geschält	0,31
Hering	0,30
Mohn, gemahlen	0,27
Sauerkraut, roh, abgetropft	0,21
Kartoffeln, gekocht	0,21
Fisolen (grüne Bohnen), gekocht	0,20
Camembert, 60 % F. i. T.	0,20
Romadur	0,20
Knäckebrot	0,19
Kohlsprossen (Rosenkohl), gekocht	0,18
Honig	0,16
Apfel, getrocknet	0,16
Spinat, gekocht	0,15
Bohnen weiß, gekocht	0,14
Karfiol (Blumenkohl), gekocht	0,13
Pistazien, geschält	0,13
Sanddornbeeren	0,11
Feigen, geschält	0,11
Rosinen	0,11
Brie 70 % F. i. T..	0,10
Cremeeis	0,10

Folsäure

Funktion: wichtig für die Zellvermehrung und somit für den Aufbau von Gewebe. In Verbindung mit Vitamin B_{12} ist sie für die Bildung und Reifung roter Blutzellen erforderlich. Homocysteinabbau.

Erhöhter Bedarf: während der Schwangerschaft und Stillzeit und durch die längerfristige Einnahme bestimmter Medikamente (z. B. Zytostatiker, Antimalariamittel, Antiepileptika), sowie durch hohen Alkoholkonsum.

Mangel: Störung des Blutbildes, vor allem ein Mangel an roten und weißen Blutkörperchen und Darmschleimhautzellen. Typisch ist eine megaloblastische Anämie (= Veränderung des roten Blutbildes), deren Auswirkungen besonders schwerwiegend sind, wenn gleichzeitig eine Unterversorgung von Eisen oder Vitamin B_{12} besteht. Typisch sind auch Entzündungen der Zunge und der Lippenschleimhaut, bei älteren Menschen kommt es häufig zu neuro-psychiatrischen Schäden (z. B. Reizbarkeit, Aggressivität, Gedächtnisschwäche, Depressionen, Degeneration des Rückenmarks, Polyneuropathie) und bei Schwangeren zu Missbildungen, vor allem in Form von Neuralrohrdefekten bzw. zum Abortus, erhöhter Homocysteinspiegel.

Überversorgung: nicht bekannt. Auch nach längerer Einnahme von 4 mg/d wurden keine Nebenwirkungen festgestellt.

Therapeutischer Einsatz: bei Hyperhomocysteinämie.

Empfohlene Folsäurezufuhr pro Tag:* m = männlich / w = weiblich

Alter	m µg	w µg
1 bis unter 4 Jahre	200	
4 bis unter 7 Jahre	300	
7 bis unter 10 Jahre	300	
10 bis unter 13 Jahre	400	
13 bis unter 15 Jahre	400	
15 bis unter 19 Jahre	400	

Alter	m µg	w µg
19 bis unter 25 Jahre	400	
25 bis unter 51 Jahre	400	
51 bis unter 65 Jahre	400	
65 Jahre und älter	400	
Schwangere		600
Stillende		600

**von Folsäure (Folat)-Äquivalenten*
1 mg Folat-Äquivalent = 1 mg
Nahrungsfolat = 0,5 mg synthetische Folsäure

Folsäure-Gehalt ausgewählter Lebensmittel

Lebensmittel	µg/100 g
Hefe	1.200
Weizenkeime	520
Hühnerleber	380
Weizenkleie	330
Rindsniere	170
Eigelb	130
Petersilie	116
Kresse	110
Fenchel	100
Sonnenblumenkerne	100
Sesam, frisch	97
Chinakohl	83
Schnittlauch	80
Knäckebrot	70
Toastbrot	69
Bohnen, weiß, gekocht	58
Pinienkerne	57
Eisbergsalat	53
Mohn, gemahlen	51
Camembert, 60 % F. i. T.	50
Brokkoli, gekocht	48

Lebensmittel	µg/100 g
Spargel, gekocht	43
Spinat, gekocht	40
Tomate	39
Vollkornbrot	36
Brombeeren	34
Karfiol, gekocht	27
Champignons	25
Mango, geschält	25
Fisolen (grüne Bohnen), gekocht	24
Haferflocken	24
Honigmelone	21
Salatgurke	20
Gouda	20
Mozzarella	20
Erbsen, gekocht	19
Kiwi, geschält	17
Erdbeeren	16
Topfen (Quark), 20 %	16
Banane	13
Karotten	12

Pantothensäure

Funktion: beteiligt am Stoffwechsel der Kohlenhydrate, Fette und des Eiweißes. Wird aber auch für die Herstellung von Gallensäuren, Cholesterin, Fettsäuren und dem Porphyrin (Bestandteil des Blutfarbstoffes) benötigt. Ist auch an verschiedenen Entgiftungsreaktionen (z. B. der Ausscheidung von Medikamenten) beteiligt und fördert das Wachstum und die Pigmentierung der Haare und ist für die Haut von großer Bedeutung (»Hautvitamin«), da es den Stoffwechsel der Hautzellen reguliert. Beteiligt an der Bildung des Neurotransmitters Acetylcholin.

Mangel: Pantothensäure ist weit verbreitet, sowohl in tierischen als auch in pflanzlichen Lebensmitteln. Ein Mangel kommt praktisch nicht vor.

Überversorgung: nicht bekannt.

Sonstiges: Pantothensäure ist wasserlöslich und hitzeempfindlich. Durch das Kochen und Haltbarmachen gehen bei Fleisch zwischen 15 und 50 % und bei Gemüse zwischen 40 und 78 % verloren.

Therapeutischer Einsatz: zur Behandlung psychischer Störungen, diabetischer Neuropathien, Hauterkrankungen. Es schützt vor der Neurotoxizität von Streptomycin.

Schätzwert für eine angemessene tägliche Pantothensäure-Zufuhr:

Alter	m mg	w mg
1 bis unter 4 Jahre	4	
4 bis unter 7 Jahre	4	
7 bis unter 10 Jahre	5	
10 bis unter 13 Jahre	5	
13 bis unter 15 Jahre	6	
15 bis unter 19 Jahre	6	

Alter	m mg	w mg
19 bis unter 25 Jahre	6	
25 bis unter 51 Jahre	6	
51 bis unter 65 Jahre	6	
65 Jahre und älter	6	
Schwangere		6
Stillende		6

m = männlich / w = weiblich

Pantothensäure-Gehalt ausgewählter Lebensmittel

Lebensmittel	mg/100 g
Kalbsleber	7,90
Rindsleber	7,30
Schweineleber	6,80
Sonnenblumenkerne	3,60
Weizenkleie	2,50
Kalbshirn	2,50
Champignons	2,10
Mohn, gemahlen	1,80
Forelle	1,70
Roquefort	1,70
Kalbfleisch	1,40
Sesam, frisch	1,40
Weizen, ganzes Korn	1,20
Bavaria Blu	1,20
Romadur, 35% F. i. T.	1,20
Haferflocken	1,10
Pute	1,10
Cremeeis	0,97
Brokkoli, gekocht	0,96
Hering	0,94
Milchschokolade	0,90
Avocado, geschält	0,83
Scholle	0,80
Edamer, 45 % F. i. T.	0,70
Datteln, geschält	0,70
Wassermelone	0,70
Karfiol, gekocht	0,70
Tunfisch	0,66
Grünkohl, gekocht	0,63
Gans	0,60
Schweinefleisch	0,60
Kürbiskerne	0,60
Press-Schinken	0,58
Erbsen, gekocht	0,56
Sojabohnen, gekocht	0,56
Schafkäse	0,50
Linsen, gekocht	0,49
Mozzarella	0,40
Ribiseln (Johannisbeeren), schwarz	0,40
Vollmilch	0,35
Magermilch	0,32
Tomate	0,31

Biotin

Funktion: wirkt direkt auf die Bildung der Haut und wird deshalb auch als »Hautfaktor« bezeichnet. Es steuert den Abbau von Kohlenhydraten und der Fettsäuren. Unterstützt das Vitamin K bei der Bildung von Blutgerinnungsfaktoren. Kann auch von Darmbakterien gebildet werden, wird aber nur in geringen Mengen ausgenützt.

Mangel: kommt äußert selten vor. Schuppige Hautveränderungen und Haarausfall. Eventuell nach übermäßigem Genuss von rohem Eiweiß, da im rohen Eiweiß ein Gegenspieler von Biotin, das Avidin, enthalten ist. Avidin verbindet sich mit dem Biotin und diese Verbindung kann der Körper nicht verwerten. Durch Erhitzen des Eiweißes wird Avidin zerstört. Jedoch wurden Biotinmangelerscheinungen erst bei einem Konsum von 6 bis 10 rohen Hühnereiern pro Tag über längere Zeit beobachtet.

Überversorgung: nicht bekannt.

Schätzwerte für eine angemessene Biotinzufuhr:

Alter	m µg	w µg
1 bis unter 4 Jahre	10 bis 15	
4 bis unter 7 Jahre	10 bis 15	
7 bis unter 10 Jahre	15 bis 20	
10 bis unter 13 Jahre	20 bis 30	
13 bis unter 15 Jahre	25 bis 35	
15 bis unter 19 Jahre	30 bis 60	
19 bis unter 25 Jahre	30 bis 60	
25 bis unter 51 Jahre	30 bis 60	
51 bis unter 65 Jahre	30 bis 60	
65 Jahre und älter	30 bis 60	
Schwangere	30 bis 60	
Stillende	30 bis 60	

m = männlich / w = weiblich

Biotin-Gehalt ausgewählter Lebensmittel

Lebensmittel	µg/100 g	Lebensmittel	µg/100 g
Rindsleber	100	Topfen (Quark), 20 %	6
Kalbsleber	75	Schweinefleisch	5
Hefe	60	Feigen, geschält	5
Eigelb	50	Fisolen (grüne Bohnen), gekocht	5
Weizenkleie	44	Spinat, gekocht	5
Erdnüsse, geröstet	35	Karotten	5
Schweineniere	32	Vollmilch	4
Hühnerei	25	Erdbeeren	4
Rindsniere	24	Banane, geschält	4
Hefeflocken	24	Schwarzbrot	4
Haferflocken	20	Erbsen, gekocht	4
Haselnüsse, geröstet	18	Ribiseln (Johannisbeeren), rot	3
Pistazien, geröstet	17	Sanddornbeeren	3
Champignons	16	Zwiebeln, geschält	3
Sojabohnen	15	Paprika, grün	3
Rotbarsch	11	Rindfleisch	3
Sesam, frisch	11	Emmentaler, 45 % F. i. T.	3
Cremeeis	11	Pfirsich	2
Bitterschokolade	11	Himbeeren	2
Dille, getrocknet	9	Weintrauben, weiß	2
Knäckebrot	7	Orange, geschält	2
Weizen, ganzes Korn	6	Apfel	1

Vitamin B_{12} (Cobalamin)

Funktion: wichtiger Bestandteil von zahlreichen Enzymen, die am Aminosäuren-, Kohlenhydrat- und Fettstoffwechsel beteiligt sind. Beeinflusst die Bildung der roten Blutkörperchen und wird für die Umwandlung der Folsäure in ihre physiologisch aktive Form benötigt. Es kann ausschließlich durch Mikroorganismen hergestellt werden, dadurch kommt es hauptsächlich in tierischen Lebensmitteln vor. In pflanzlichen Lebensmitteln ist das Vitamin B_{12} nur enthalten, wenn diese fermentiert (z. B. Sauerkraut) wurden. Es kann auch von den Darmbakterien gebildet werden, dieses ist aber für den Körper nicht verfügbar, da die Voraussetzungen für eine Aufnahme aus dem Darm fehlen.

Erhöhter Bedarf: während der Schwangerschaft und Stillzeit.

Mangel: perniziöse Anämie (gebildete rote Blutkörperchen können nicht ausreifen, Störung der Blutzellbildung) und Gewebsschwund der Magenschleimhaut, Verwirrtheit, Gedächtnisstörungen, Depressionen, Apathie, Taubheit und Kribbeln in Füßen und Händen, erhöhter Homocysteinspiegel. Da es fast nur in tierischen Lebensmitteln vorkommt, kann es bei strengen Vegetariern, die auch den Konsum von Milch, Milchprodukten und Eiern ablehnen, zum Mangel kommen. Dieser tritt aber erst nach langjähriger strikter streng vegetarischer Kost (= Veganer) auf und kann auch voll gestillte Säuglinge, deren Mütter Veganer sind, betreffen. Ein Mangel ist auch bei chronischem Alkoholismus möglich.

Überversorgung: nicht bekannt, auch bei der Aufnahme der 10.000fachen Empfehlung nicht toxisch.

Sonstiges: Vitamin B_{12} ist wasserlöslich und hitzelabil. Dadurch kommt es zu großen Verlusten (zw. 30 % und 70 %) durch die Zubereitung. Auch große Vitamin-C-Dosen (über 500 mg) können die Bioverfügbarkeit negativ beeinflussen, ab Dosen von über 1 g Vitamin C pro Tag kann es sogar zum Vitamin-B_{12}-Mangel kommen.

Empfohlene Vitamin-B12-Zufuhr pro Tag: m = männlich / w = weiblich

Alter	m μg	w μg
1 bis unter 4 Jahre	1,0	
4 bis unter 7 Jahre	1,5	
7 bis unter 10 Jahre	1,8	
10 bis unter 13 Jahre	2,0	
13 bis unter 15 Jahre	3,0	
15 bis unter 19 Jahre	3,0	

Alter	m μg	w μg
19 bis unter 25 Jahre	3,0	
25 bis unter 51 Jahre	3,0	
51 bis unter 65 Jahre	3,0	
65 Jahre und älter	3,0	
Schwangere		3,5
Stillende		4,0

Vitamin-B12-Gehalt ausgewählter Lebensmittel

Lebensmittel	μg/100 g
Rindsleber	65
Kalbsleber	60
Schweineleber	39
Kalbsniere	28
Hühnerleber	23
Huhn	20
Kaviar	16
Makrele	9
Hering	9
Kalbsbries	6
Rindfleisch, mager	5
Forelle	5
Tunfisch	4
Ziegenfleisch, mager	3
Schaffleisch, mager	3
Lachs	3
Kalbfleisch, mager	2
Scholle	2
Schafkäse	2
Emmentaler, 45 % F. i. T.	2
Edamer, 45 % F. i. T.	2

Lebensmittel	μg/100 g
Gouda, 45 % F. i. T.	2
Camembert, 60 % F. i. T.	2
Hühnerei	2
Cheddar	2
Tilsiter	2
Trappisten	2
Geheimratskäse	2
Bavaria Blu	2
Romadur, 35 % F. i. T.	2
Roquefort	1
Brie, 70 % F. i. T.	1
Topfen (Quark), mager	1
Jogurt, 1 %	1
Buttermilch	1
Sauermilch	1
Milchschokolade	1
Diätmargarine	1
Mayonnaise	1
Putenbrust	1
Gans, mager	1

Vitamin C (Ascorbinsäure)

Funktion: ist am Aufbau von Bindegewebe beteiligt, ermöglicht den Einbau von Eisen in die Speicherform Ferritin und verbessert die Eisenaufnahme aus der Nahrung. Es wird für die Synthese von Hormonen benötigt und übt auf andere Vitamine eine Schutzwirkung aus. Es hemmt die Bildung der Krebs erregenden Nitrosamine im Magen und beschleunigt den Heilungsprozess von Wunden und Knochenbrüchen. Dient der Abwehr von Infektionen und schützt vor der Entstehung von Krebserkrankungen, da es als Antioxidant wirkt.

Erhöhter Bedarf: bei starker körperlicher Aktivität, während der Schwangerschaft und Stillzeit, bei fiebrigen Erkrankungen, Schilddrüsenüberfunktion und nach operativen Eingriffen. Sowohl die Verwendung von Kontrazeptiva wie auch das Rauchen verschlechtern den Vitamin-C-Status.

Mangel: Müdigkeit (»Frühjahrsmüdigkeit«), rasche Ermüdung generell, Mattheit, Verminderung der allgemeinen Leistungsfähigkeit, schlechte Wundheilung und erhöhte Krankheitsanfälligkeit. **Schwerer Mangel:** Skorbut (Blutungen im Zahnfleisch, Haut, Schleimhaut, im Muskelgewebe). Diese kann durch eine Zufuhr von 15 mg Vitamin C pro Tag verhindert werden.

Überversorgung: 1 g pro Tag erhöht die Ausscheidung von Oxalsäure im Harn. Bei entsprechender Veranlagung kann dies zur Steinbildung führen.

Sonstiges: Vitamin C ist sehr leicht durch Hitze und Licht zerstörbar. Kochverluste bis zu 50 % sind üblich.

Empfohlene Vitamin-C-Zufuhr pro Tag: m = männlich / w = weiblich

<table>
<tr><th>Alter</th><th>m
mg</th><th>w
mg</th></tr>
<tr><td>1 bis unter 4 Jahre</td><td colspan="2">60</td></tr>
<tr><td>4 bis unter 7 Jahre</td><td colspan="2">70</td></tr>
<tr><td>7 bis unter 10 Jahre</td><td colspan="2">80</td></tr>
<tr><td>10 bis unter 13 Jahre</td><td colspan="2">90</td></tr>
<tr><td>13 bis unter 15 Jahre</td><td colspan="2">100</td></tr>
<tr><td>15 bis unter 19 Jahre</td><td colspan="2">100</td></tr>
</table>

<table>
<tr><th>Alter</th><th>m
mg</th><th>w
mg</th></tr>
<tr><td>19 bis unter 25 Jahre</td><td colspan="2">100</td></tr>
<tr><td>25 bis unter 51 Jahre</td><td colspan="2">100</td></tr>
<tr><td>51 bis unter 65 Jahre</td><td colspan="2">100</td></tr>
<tr><td>65 Jahre und älter</td><td colspan="2">100</td></tr>
<tr><td colspan="2">Schwangere ab dem 4. Monat</td><td>110</td></tr>
<tr><td colspan="2">Stillende</td><td>150</td></tr>
</table>

Vitamin-C-Gehalt ausgewählter Lebensmittel

Lebensmittel	mg/100 g
Hagebutten	1.200
Sanddornbeeren	450
Ribiseln (Johannisbeeren), schwarz	189
Petersilie	166
Paprika, grün	139
Papaya	82
Dille	70
Erdbeeren	65
Kiwi, geschält	62
Brokkoli, gekocht	61
Spinat, gekocht	52
Brunnenkresse	51
Kohlsprossen, gekocht	50
Schnittlauch	47
Kohl (Grünkohl), gekocht	43
Kohlrabi (Kohlrübe), gekocht	41
Mangold, gekocht	39
Orange, geschält	36
Ribiseln (Johannisbeeren), rot	36
Karfiol (Blumenkohl), gekocht	36
Grüner Salat	35

Lebensmittel	mg/100 g
Stachelbeeren	35
Zitrone	34
Heidelbeeren	30
Grapefruit, geschält	29
Radicchio	28
Maroni	27
Himbeeren	25
Tomate	25
Rotkraut (Rotkohl), gekocht	23
Mandarine	20
Sauerkraut, roh, abgetropft	20
Ananas	19
Brombeeren	17
Kaviar	14
Apfel	12
Kartoffeln, gekocht	11
Avocado, geschält	10
Sauerkraut, gekocht	10
Zwiebeln, geschält	8
Pistazien, geröstet	7
Fruchteis	4
Weintrauben, weiß	4

Mineralstoffe

Kalzium (Ca)

Funktion: wird für die Bildung von Knochen und Zähnen benötigt. Beeinflusst die Erregbarkeit der Nerven und Muskeln und ist unerlässlich für die Blutgerinnung. Beeinflusst auch die Durchlässigkeit der Zellmembran. Die Aufnahme aus dem Darm in den Organismus wird durch Vitamin D, Milchzucker und Fruchtsäuren (z. B. Citrat) gesteigert, durch hohe Fettmenge, Oxalat (im Spinat), Phytat (im Getreide) und Phosphor aber vermindert. Eine eiweißreiche Kost, viel Speisesalz, hohe Koffeinmengen und regelmäßiger Alkoholkonsum fördern die Kalziumausscheidung mit dem Harn.

Erhöhter Bedarf: während der Schwangerschaft und Stillzeit.

Mangel: Entmineralisierung des Skelettes (Osteoporose bei Erwachsenen, Rachitis bei Kindern), Krämpfe, erhöhte Blutungsneigung, schlechte Zahnqualität. Die Mindestzufuhrmenge für Erwachsene sollte 400 bis 500 mg pro Tag nicht unterschreiten.

Überversorgung: krankhafte Kalziumeinlagerungen (= »Gicht-Kalk«) in den verschiedenen Organen (über 3 g pro Tag), ab 2.500 mg/Tag erhöht sich das Risiko für eine Harnsteinbildung bei Menschen mit Neigung zu Nierensteinen und weiters kann es zur Verstopfung kommen.

Empfohlene Kalziumzufuhr pro Tag:

m = männlich / w = weiblich

Alter	m mg	w mg
1 bis unter 4 Jahre	600	
4 bis unter 7 Jahre	700	
7 bis unter 10 Jahre	900	
10 bis unter 13 Jahre	1.100	
13 bis unter 15 Jahre	1.200	
15 bis unter 19 Jahre	1.200	

Alter	m mg	w mg
19 bis unter 25 Jahre	1.000	
25 bis unter 51 Jahre	1.000	
51 bis unter 65 Jahre	1.000	
65 Jahre und älter	1.000	
Schwangere		1.000
Stillende		1.000

Kalzium-Gehalt ausgewählter Lebensmittel

Lebensmittel	mg/100 g	Lebensmittel	mg/100 g
Mohn, gemahlen	1.475	Brunnenkresse	180
Parmesan	1.200	Jogurt, 1%	140
Emmentaler, 45 % F. i. T.	1.000	Mandeln, geschält	128
Alpenkäse, 45 % F. i. T.	1.000	Spinat, gekocht	123
Hartkäse	900	Jogurt, 3,6 %	120
Schnittkäse	800	Vollmilch, 3,6 %.	120
Mondseer, 45 % F. i. T.	800	Magermilch, 0,03 %	120
Gouda, 45 % F. i. T.	750	Buttermilch, 1 %	120
Sesam, frisch	738	Sauermilch	120
Edamer, 45 % F. i. T.	700	Quargel	120
Traungold, 45 % F. i. T.	700	Brokkoli, gekocht	112
Bierkäse, 15 % F. i. T.	600	Fenchel	109
Schlosskäse, 35 % F. i. T.	450	Kren (Meerrettich).	105
Schafkäse.	450	Gervais, 65 % F. i. T.	100
Mozzarella	403	Marillen (Aprikosen), getrocknet	100
Camembert	400	Cottage Cheese	95
Weichkäse	400	Pflaumen, getrocknet	78
Brie, 70 % F. i. T.	250	Fisolen (grüne Bohnen), gekocht	62
Feigen, getrocknet	224	Rhabarber, gekocht	52
Milchschokolade	214		
Haselnüsse, geröstet	209		

Natrium (Na)

Funktion: Hauptaufgabe ist, gemeinsam mit dem Chlor, den osmotischen Druck der außerhalb der Zellen befindlichen Flüssigkeit aufrechtzuerhalten. Regelt den Wasserhaushalt: Es hat die Eigenschaft, Wasser im Körper zurückzuhalten. Wird zu viel aufgenommen (durch z. B. gesalzene Speisen), vergrößert sich das Blutvolumen und der Blutdruck steigt. Es beeinflusst die Funktion der Zellmembran und ist bei der Muskelreizbarkeit und -kontraktion von Bedeutung. Außerdem aktiviert es einige Enzyme und ist an der Übertragung und Weiterleitung von Nervenimpulsen beteiligt.

Erhöhter Bedarf: während der Schwangerschaft und Stillzeit, aber auch bei starkem Schwitzen, bei starken Durchfällen und anhaltendem Erbrechen.

Mangel: Schwäche, Absinken des Blutdrucks und Muskelkrämpfe, Kollapsneigung, Teilnahmslosigkeit, Verwirrtheit. Stellt sich aber unter extremen Lebensbedingungen wie bei anhaltenden Durchfällen oder bei starker Schweißabgabe, bei schwerer körperlicher Arbeit und/oder großer Hitze ein.

Überversorgung: ist gesundheitlich sehr bedenklich, es kommt zur Blutdrucksteigerung und zur Ödembildung. Beobachtet werden auch Unruhe, Schwindel, Erbrechen, Übererregbarkeit der Muskulatur, Haut- und Schleimhautaustrocknung bis hin zum Herzversagen.

Sonstiges: Der größte Teil des Natriums wird über das Kochsalz (= Natriumchlorid) aufgenommen. Eine Kochsalzaufnahme von 5 g/Tag ist für den Erwachsenen ausreichend.

1 g Kochsalz enthält 0,4 g Natrium.

Schätzwert für eine minimal tägliche Natriumzufuhr:

Alter	m mg	w mg
1 bis unter 4 Jahre	300	
4 bis unter 7 Jahre	410	
7 bis unter 10 Jahre	460	
10 bis unter 13 Jahre	510	
13 bis unter 15 Jahre	550	

Alter	m mg	w mg
15 bis unter 19 Jahre	550	
19 bis unter 25 Jahre	550	
25 bis unter 51 Jahre	550	
51 bis unter 65 Jahre	550	
65 Jahre und älter	550	

m = männlich / w = weiblich

Natrium-Gehalt ausgewählter Lebensmittel

Lebensmittel	mg/100 g
Salz, jodiert	40.000
Suppenwürfel	25.000
Roquefort	1.600
Gorgonzola	1.400
Kantwurst	1.400
Schafkäse	1.300
Senf	1.200
Parmesan	1.200
Saunaschinken	1.200
Ketchup	1.100
Krakauer	1.100
Mondseer, 45 % F. i. T.	900
Gouda, 45 % F. i. T.	870
Salzgurke	858
Sardine in Öl, abgetropft	841
Tunfisch in Öl, abgetropft	841
Edamer, 45 % F. i. T.	800
Tilsiter	773
Brie, 70 % F. i. T.	700
Camembert, 60 % F. i. T.	700

Lebensmittel	mg/100 g
Appenzeller	600
Vollkornbrot	562
Semmeln	544
Weißbrot	517
Emmentaler, 45 % F. i. T.	500
Schwarzbrot	445
Sauerkraut, roh, abgetropft	355
Hühnerei	114
Schweinefleisch, mager	75
Rindfleisch, mager	66
Karotten	60
Jogurt, 1 %	60
Vollmilch	50
Buttermilch	50
Sesam, frisch	45
Mohn, gemahlen	21
Rosinen	21
Brokkoli, gekocht	15
Oliven, grün	5
Erdbeeren	3

Kalium (K)

Funktion: wirkt wie das Natrium in den Zellen auf den osmotischen Druck. Ist verantwortlich für die Erregbarkeit der Muskeln und Nerven und ist Bestandteil der Verdauungssäfte des Magen-Darm-Traktes und fördert die Darmtätigkeit. Es aktiviert eine Reihe von Enzymen und reguliert die Zellproteine.

Erhöhter Bedarf: durch schwere Durchfälle oder Erbrechen und durch Abführmittel und harntreibende Mittel (Diuretika).

Mangel: Müdigkeit, Muskelschwäche, Darmträgheit, Darmlähmungen, Herzstörungen, Appetitlosigkeit und Schwächezustände, Teilnahmslosigkeit, Blutdruckabfall bis hin zum Kollaps.

Überversorgung: ist bei Funktionsstörungen der Niere (Niereninsuffizienz) möglich, besonders wenn zusätzlich harntreibende Mittel eingenommen werden.

Schätzwert für eine angemessene tägliche Kaliumzufuhr:

Alter	m mg	w mg
1 bis unter 4 Jahre	1.000	
4 bis unter 7 Jahre	1.400	
7 bis unter 10 Jahre	1.600	
10 bis unter 13 Jahre	1.700	
13 bis unter 15 Jahre	1.900	

Alter	m mg	w mg
15 bis unter 19 Jahre	2.000	
19 bis unter 25 Jahre	2.000	
25 bis unter 51 Jahre	2.000	
51 bis unter 65 Jahre	2.000	
65 Jahre und älter	2.000	

m = männlich / w = weiblich

Kalium-Gehalt ausgewählter Lebensmittel

Lebensmittel	mg/100 g
Hefeflocken	1.600
Weizenkleie	1.400
Feigen, getrocknet	1.100
Petersilie	1.000
Pistazien, geröstet	1.000
Weizenkeime	837
Kürbiskerne	814
Erdnüsse, geröstet	777
Mohn, gemahlen	712
Sonnenblumenkerne	710
Dille	647
Hefe	630
Pinienkerne	600
Datteln, geschält	564
Kresse	550
Bohnen, weiß, gekocht	473
Milchschokolade	471
Knoblauch, geschält	461
Mandeln, geschält	426
Champignons	422
Forelle	413
Tunfisch	407
Hering	360
Rindfleisch, mager	360
Haferflocken	348
Steinpilze	341
Ribiseln (Johannisbeeren), schwarz	341
Spinat, gekocht	326
Hecht	304
Kartoffeln, gekocht	298
Karotten	290
Vollkornbrot	289
Marillen (Aprikosen)	280
Banane, geschält	263
Linsen, gekocht	261
Erbsen, gekocht	259
Kiwi, geschält	257
Karfiol, gekocht	245
Tomate	242
Zwetschgen	240

Phosphor (P)

Funktion: ist Baustein von Knochen, Zähnen und Zellen. Die zentrale Aufgabe liegt im Energiestoffwechsel, dort dient er der Übertragung, Speicherung und Verwertung von Nahrungsenergie.

Die Aufnahme ins Blut wird durch Vitamin D begünstigt, durch Kalzium (Milch und Milchprodukte) und Eisen aber gehemmt.

Erhöhter Bedarf: in der Schwangerschaft und Stillzeit und bei starker körperlicher Leistung.

Mangel: Muskelschwäche, Knochenleiden und in Verbindung mit Vitamin-D-Mangel Rachitis. Bei uns eher selten.

Überversorgung: Verkalkung der Nieren (über 4 g pro Tag).

Empfohlene Phosphorzufuhr pro Tag: m = männlich / w = weiblich

Alter	m mg	w mg
1 bis unter 4 Jahre	500	
4 bis unter 7 Jahre	600	
7 bis unter 10 Jahre	800	
10 bis unter 13 Jahre	1.250	
13 bis unter 15 Jahre	1.250	
15 bis unter 19 Jahre	1.250	

Alter	m mg	w mg
19 bis unter 25 Jahre	700	
25 bis unter 51 Jahre	700	
51 bis unter 65 Jahre	700	
65 Jahre und älter	700	
Schwangere		800
Stillende		900

Phosphor-Gehalt ausgewählter Lebensmittel

Lebensmittel	mg/100 g
Weizenkleie	1.300
Mohn, gemahlen	863
Kürbiskerne	830
Parmesan	750
Press-Schinken	706
Emmentaler, 45 % F. i. T.	700
Sonnenblumenkerne	618
Sesam, frisch	607
Edamer, 45 % F. i. T.	500
Hefe	500
Pistazien, geröstet	448
Erdnüsse, geröstet	409
Schweinehirn	400
Haferflocken	391
Walnüsse, geröstet	381
Schweineleber	362
Kalbsleber	320
Haselnüsse, geröstet	311
Hirse, ganzes Korn	310
Hühnerleber	300

Lebensmittel	mg/100 g
Lachs	266
Hering	250
Karpfen	247
Milchschokolade	242
Vollkornbrot	232
Eigelb	216
Hecht	215
Sojabohnen, gekocht	200
Scholle	198
Rindfleisch, mager	190
Bohnen, weiß, gekocht	181
Schweinefleisch, mager	170
Hagebutten	155
Linsen, gekocht	153
Knäckebrot	135
Zwetschgen, getrocknet	134
Petersilie	128
Knoblauch, geschält	117
Erbsen, gekocht	110
Semmeln	95

Magnesium (Mg)

Funktion: aktiviert eine Reihe von Enzymen des Energiestoffwechsels und ist für die Funktion der Nerven und Muskeln erforderlich. Es ist beim Aufbau von Knochen und Sehnen beteiligt.

Erhöhter Bedarf: bei Sport und Stress, bei anhaltendem Durchfall, Missbrauch von Abführmitteln, bei operativer Verkürzung des Verdauungstraktes, bei chronischem Alkoholmissbrauch und bei der Einnahme bestimmter Medikamente (z. B. orale Kontrazeptiva, Diuretika, Corticoide).

Mangel: Krämpfe und Muskelzucken, Schlafstörungen, Konzentrationsschwäche, Taubheitsgefühl und Kribbeln in Händen und Füßen, Herzjagen, Gewichtsabnahme und Herzrhythmusstörungen.

Überversorgung: bei verminderter Nierenfunktion: Blutdrucksenkung, Schläfrigkeit, Hautrötung bis hin zur Atemlähmung. Meist schützen aber Erbrechen und Durchfall bei einer überhöhten Aufnahme. Eine orale Zufuhr von 3 bis 5 g Magnesium pro Tag führt zu osmotisch bedingtem Durchfall.

Sonstiges: Magnesium findet vermehrt in der Vorbeugung von Herzinfarkt seine Anwendung.

Empfohlene Magnesiumzufuhr pro Tag: m = männlich / w = weiblich

Alter	m mg	w mg
1 bis unter 4 Jahre	80	
4 bis unter 7 Jahre	120	
7 bis unter 10 Jahre	170	
10 bis unter 13 Jahre	230	250
13 bis unter 15 Jahre	310	310
15 bis unter 19 Jahre	400	350

Alter	m mg	w mg
19 bis unter 25 Jahre	400	310
25 bis unter 51 Jahre	350	300
51 bis unter 65 Jahre	350	300
65 Jahre und älter	350	300
Schwangere		310
Stillende		390

Magnesium-Gehalt ausgewählter Lebensmittel

Lebensmittel	mg/100 g
Kürbiskerne	402
Sonnenblumenkerne	395
Sesam, frisch	347
Mohn, gemahlen	336
Cashewnüsse	270
Pinienkerne	235
Erdnüsse, geröstet	182
Hirse	170
Paranüsse	160
Haselnüsse	155
Puffweizen	140
Bohnen, weiß	140
Getreideflocken	139
Haferflocken	139
Grünkern	130
Walnüsse	130
Pistazien, geröstet	130
Weizen	128
Roggen	120
Vollkornteigwaren, gekocht	120
Sojabohnen	116
Champignons, getrocknet	116
Mandeln, geschält	112
Kokosnuss-Raspel	90
Feigen, getrocknet	90
Schrimps, gekocht	67
Hagebutten	65
Vollkornbrot	57
Seezunge, gekocht	53
Schweinefleisch	52
Mangold, gekocht	51
Karpfen, gekocht	51
Datteln, getrocknet	51
Schlosskäse, 55 % F. i. T.	50
Rimon, 45 % F. i. T.	50
Zuckermais	48
Kohlrabi (Kohlrübe)	43
Emmentaler, 45 % F. i. T.	40
Edamer, 40 % F. i. T.	40
Schwarzbrot	40

Eisen (Fe)

Funktion: ist Bestandteil des Blutfarbstoffes Hämoglobin und somit am Transport von Sauerstoff im Blut beteiligt. Ist auch Bestandteil des Muskelfarbstoffes und verschiedener Enzyme. Antioxidative Wirkung, beteiligt an der Produktion von Hormonen und Neurotransmittern. Eisen wird aus pflanzlichen Lebensmitteln wie Getreide oder Gemüse nur zu 10 %, aus tierischen Produkten jedoch zu 30 % verwertet. Kombiniert man beide Lebensmittel, verdoppelt sich die Ausnutzung.

Verbessert wird die Ausnutzung auch durch Vitamin C, verschlechtert hingegen durch Gerbsäuren (schwarzer Tee). Bei Blutungen verliert der Körper große Mengen Eisen.

Erhöhter Bedarf: während der Schwangerschaft und Stillzeit und während der Menstruation, bei gesteigerten Eisenverlusten (nach chirurgischen Eingriffen, Verletzungen, Hakenwurmbefall, Magengeschwüren, übermäßiger Schweißabsonderung).

Mangel: Blutarmut (Anämie), verbunden mit einer allgemeinen Schwäche und einem Abfall der körperlichen und geistigen Leistungsfähigkeit, Reduktion der Konzentrations- und Merkfähigkeit, erhöhte Infektanfälligkeit, Depigmentierung der Haut und Haare, trockene Haut, Juckreiz.

Überversorgung: sehr selten, da die Aufnahme bei überhöhtem Angebot herabgesetzt wird.

Empfohlene Eisenzufuhr pro Tag:

m = männlich / w = weiblich

Alter	m mg	w mg
1 bis unter 4 Jahre	8	
4 bis unter 7 Jahre	8	
7 bis unter 10 Jahre	10	
10 bis unter 13 Jahre	12	15
13 bis unter 15 Jahre	12	15
15 bis unter 19 Jahre	12	15

Alter	m mg	w mg
19 bis unter 25 Jahre	10	15
25 bis unter 51 Jahre	10	15
51 bis unter 65 Jahre	10	10
65 Jahre und älter	10	10
Schwangere		30
Stillende		20

Eisen-Gehalt ausgewählter Lebensmittel

Lebensmittel	mg/100 g
Schweineleber	15,80
Kürbiskerne	12,50
Kalbsniere	11,50
Sesam, frisch	10,00
Schweineniere	10,00
Mohn, gemahlen	9,60
Rindsniere	9,50
Hühnerleber	9,50
Pinienkerne	9,20
Hirse, ganzes Korn	9,00
Weizenkeime	8,00
Hafer, ganzes Korn	5,80
Dille	5,50
Petersilie	5,50
Hefe	5,00
Haferflocken	4,60
Spinat	3,20
Brunnenkresse	3,10
Vollkornbrot	2,70
Linsen, gekocht	2,60
Sojabohnen, gekocht	2,30
Knäckebrot	2,30
Milchschokolade	2,30
Karotten	2,10
Hühnerei	2,10
Erbsen, gekocht	1,80
Ribiseln (Johannisbeeren), schwarz	1,20
Brokkoli, gekocht	1,20
Champignons	1,20
Cremeeis	1,10
Schweinefleisch, mager	1,10
Hering	1,10
Erdbeeren	0,96
Ribiseln (Johannisbeeren), rot	0,90
Heidelbeeren	0,74
Gervais, 55 % F. i. T.	0,68
Kiwi, geschält	0,67
Schafskäse	0,65
Emmentaler, 45 % F. i. T.	0,50

Jod (J)

Funktion: wird zum Aufbau der Schilddrüsenhormone verwendet. Die Jodaufnahme in die Schilddrüse kann durch Medikamente oder durch bestimmte Pflanzenbestandteile, wie Goitrogene im Kohl und in Rüben gehemmt werden.

Erhöhter Bedarf: während der Schwangerschaft und Stillzeit.

Mangel: Vergrößerung der Schilddrüse (Kropf). Ein Jodmangel des Fötus (verursacht durch einen Jodmangel der Mutter) kann zu einer Tot- oder Fehlgeburt bzw. zu schweren Entwicklungsstörungen führen.

Überversorgung: Jodakne und Überfunktion der Schilddrüse (bei 100- bis 10.000facher Zufuhr über der Empfehlung).

Sonstiges: in Österreich ist die Anreicherung des Speisesalzes gesetzlich vorgeschrieben.

Seit 1990 beträgt der Jodgehalt im Speisesalz 20 mg/kg (in Form von Kaliumjodid).

Empfohlene Jodzufuhr pro Tag: m = männlich / w = weiblich

Alter	m µg	w µg
1 bis unter 4 Jahre	100	
4 bis unter 7 Jahre	120	
7 bis unter 10 Jahre	140	
10 bis unter 13 Jahre	180	
13 bis unter 15 Jahre	200	
15 bis unter 19 Jahre	200	

Alter	m µg	w µg
19 bis unter 25 Jahre	200	
25 bis unter 51 Jahre	200	
51 bis unter 65 Jahre	180	
65 Jahre und älter	180	
Schwangere		230
Stillende		260

Jod-Gehalt ausgewählter Lebensmittel

Lebensmittel	µg/100 g
Salz, jodiert	2.000,0
Kabeljau	170,0
Miesmuscheln	130,0
Rotbarsch	99,0
Scholle	52,5
Heilbutt	52,0
Tunfisch	50,0
Makrele	48,0
Gervais, 55 % F. i. T.	40,0
Emmentaler, 45 % F. i. T.	40,0
Parmesan	40,0
Grüner Salat	35,0
Lachs	34,0
Sardine	32,0
Bückling	31,0
Edamer, 45 % F. i. T.	30,0
Gouda, 45 % F. i. T.	30,0
Rindsherz	30,0
Kalbsherz	30,0
Hering	28,0

Lebensmittel	µg/100 g
Brie, 70 % F. i. T.	20,0
Camembert, 60 % F. i. T.	20,0
Champignons	18,0
Mozzarella	15,0
Petersilie	15,0
Karotten	15,0
Brokkoli, gekocht	14,9
Erdnüsse, geröstet	14,0
Sonnenblumenkerne	14,0
Rindsleber	13,0
Kürbiskerne	12,0
Spinat, gekocht	11,3
Mohn, gemahlen	10,1
Hühnerei	10,0
Topfen (Quark), mager	10,0
Sesam, frisch	10,0
Kohl (Grünkohl), gekocht	9,9
Vollmilch	6,0
Hafer, ganzes Korn	6,0
Haferflocken	4,0

Fluor (F)

Funktion: wirkt der Entstehung von Karies entgegen, da es den Zahnschmelz härtet und andererseits die Aktivität der Mundbakterien hemmt, die bei der Entstehung von Karies beteiligt sind. Erhöht die Stabilität von Knochen. Verbessert die Eisenaufnahme aus dem Darm und verhindert so Blutarmut. Große Mengen an Magnesium und Kalzium in der Nahrung bilden mit Fluor Komplexe und verhindern die Aufnahme aus dem Darm in den Organismus.

Mangel: Karies, Destabilisierung von Knochen.

Überversorgung: Über 10 mg/kg Nahrung führen zu einer Knochendeformation.

Über 5 mg/kg Nahrung führen zur Zahnschmelzverfärbung und große Fluormengen (bis zu 2 g) führen zu Übelkeit und Erbrechen.

5 bis 10 g Fluor sind tödlich.

Richtwert für die Fluoridgesamtzufuhr pro Tag:

Alter	m mg	w mg
1 bis unter 4 Jahre	0,7	
4 bis unter 7 Jahre	1,1	
7 bis unter 10 Jahre	1,1	
10 bis unter 13 Jahre	2,0	
13 bis unter 15 Jahre	3,2	2,9
15 bis unter 19 Jahre	3,2	2,9

Alter	m mg	w mg
19 bis unter 25 Jahre	3,8	3,1
25 bis unter 51 Jahre	3,8	3,1
51 bis unter 65 Jahre	3,8	3,1
65 Jahre und älter	3,8	3,1
Schwangere		3,1
Stillende		3,1

m = männlich / w = weiblich

Fluor-Gehalt ausgewählter Lebensmittel

Lebensmittel	mg/100 g
Tee, schwarz, getrocknet	9,50
Früchtetee, trocken	7,00
Kräutertee, trocken	7,00
Walnüsse, geröstet	0,63
Hering	0,35
Sardine	0,35
Kaviar	0,32
Rindsniere	0,20
Hefeflocken	0,18
Gervais, 55 % F. i. T.	0,18
Parmesan	0,16
Emmentaler, 45 % F. i. T.	0,16
Erdnüsse, geröstet	0,14
Sojabohnen, gekocht	0,13
Edamer, 45 % F. i. T.	0,13
Butter	0,13
Rindsleber	0,13
Pistazien, geröstet	0,11
Petersilie	0,11
Hühnerei	0,11
Camembert, 60 % F. i. T.	0,10
Vollkornbrot	0,10
Grüner Salat	0,10
Hafer, ganzes Korn	0,10
Kürbiskerne	0,09
Feigen, getrocknet	0,09
Weizenkeime	0,09
Schwarzbrot	0,09
Sonnenblumenkerne	0,08
Knäckebrot	0,07
Banane, getrocknet	0,06
Hagebutten	0,06
Marillen (Aprikosen), getrocknet	0,06
Hefe	0,06
Endivien	0,06
Steinpilze	0,06
Schweinefleisch, mager	0,06
Rindfleisch, mager	0,06
Sesam, frisch	0,06
Semmel	0,04

Kupfer (Cu)

Funktion: Beteiligung an der Bildung des roten Blutfarbstoffes, beim Bindegewebsstoffwechsel und beim Eisentransport.

Mangel: verschlechtert die Eisenaufnahme und hemmt die Herstellung des roten Blutfarbstoffes, neurologische Ausfälle und Fertilitätsstörungen. Ein Mangel ist aber sehr selten.

Überversorgung: akute Kupfer-Intoxikationen (z. B. nach Konsum von sauren Nahrungsmitteln aus kupferhaltigen Behältern, durch Trinkwasser mit kupferhaltiger Pestizidbelastung) führen zu Erbrechen, Übelkeit und Durchfall.

Schätzwert für eine angemessene Kupferzufuhr pro Tag:

Alter	m mg	w mg
1 bis unter 4 Jahre	0,5 – 1,0	
4 bis unter 7 Jahre	0,5 – 1,0	
7 bis unter 10 Jahre	1,0 – 1,5	
10 bis unter 15 Jahre	1,0 – 1,5	
15 bis unter 19 Jahre	1,0 – 1,5	

Alter	m mg	w mg
19 bis unter 25 Jahre	1,0 – 1,5	
25 bis unter 51 Jahre	1,0 – 1,5	
51 bis unter 65 Jahre	1,0 – 1,5	
65 Jahre und älter	1,0 – 1,5	

m = männlich / w = weiblich

Kupfer-Gehalt ausgewählter Lebensmittel

Lebensmittel	mg/100 g
Gänseleber	7,50
Kalbsleber	5,80
Hefeflocken	3,20
Rindsleber	3,20
Sonnenblumenkerne	2,30
Hagebutten	1,80
Hefe	1,60
Weizenkleie	1,50
Sesam, frisch	1,50
Haselnüsse, geröstet	1,50
Schweineleber	1,30
Milchschokolade	1,30
Haselnüsse, geröstet	1,20
Pistazien, geröstet	1,00
Weizenkeime	0,95
Emmentaler, 45 % F. i. T.	0,80
Schweineniere	0,79

Lebensmittel	mg/100 g
Apfel, getrocknet	0,54
Haferflocken	0,53
Petersilie	0,52
Erbsen, gekocht	0,41
Rindsherz	0,41
Champignons	0,40
Schweineherz	0,37
Knäckebrot	0,36
Eigelb	0,35
Vollkornbrot	0,30
Semmeln	0,26
Dille	0,22
Knoblauch, geschält	0,22
Linsen, gekocht	0,21
Parmesan	0,20
Forelle	0,15
Himbeeren	0,14

Mangan (Mn)

Funktion: wirkt bei der Knochenbildung und ist wichtiger Bestandteil von Enzymen. Steigert die Verwertbarkeit von Vitamin B_1.

Mangel: fast nie, da der Bedarf durch die übliche Ernährung gedeckt wird.

Überversorgung: führt in hohen Dosen zu Magen-Darm-Störungen, Lungenentzündungen und neurologischen Störungen. Vergiftungen infolge überhöhter Zufuhr mit der Nahrung sind nicht bekannt.

Schätzwerte für eine angemessene Manganzufuhr pro Tag:

Alter	m mg	w mg
1 bis unter 4 Jahre	1,0 – 1,5	
4 bis unter 7 Jahre	1,5 – 2,0	
7 bis unter 10 Jahre	2,0 – 3,0	
10 bis unter 15 Jahre	2,0 – 5,0	
15 bis unter 19 Jahre	2,0 – 5,0	

Alter	m mg	w mg
19 bis unter 25 Jahre	2,0 – 5,0	
25 bis unter 51 Jahre	2,0 – 5,0	
51 bis unter 65 Jahre	2,0 – 5,0	
65 bis und älter	2,0 – 5,0	

m = männlich / w = weiblich

Mangan-Gehalt ausgewählter Lebensmittel

Lebensmittel	mg/100 g
Weizenkeime	11,40
Mohn, gemahlen	6,10
Haselnüsse, geröstet	5,30
Haferflocken	4,50
Pinienkerne	4,30
Hafer, ganzes Korn	3,70
Petersilie	2,70
Dille	2,70
Vollkornbrot	2,30
Sonnenblumenkerne	2,20
Walnüsse, geröstet	1,80
Erdnüsse, geröstet	1,70
Banane, getrocknet	1,60
Aprikosen, getrocknet	1,60
Sesam, frisch	1,50
Hagebutten	1,20
Brombeeren	0,85

Lebensmittel	mg/100 g
Heidelbeeren	0,84
Knäckebrot	0,74
Grahamweckerl	0,71
Erbsen, gekocht	0,67
Sanddornbeeren	0,60
Semmel	0,52
Spinat, gekocht	0,44
Banane, geschält	0,36
Kresse	0,35
Schweineleber	0,32
Hühnerleber	0,29
Preiselbeeren	0,26
Rindsleber	0,26
Brokkoli, gekocht	0,25
Ribiseln (Johannisbeeren), rot	0,24
Gorgonzola	0,20
Miesmuscheln	0,18

Zink (Zn)

Funktion: wichtiger Bestandteil von Enzymen und dem Blutplasma. Es wird für die Bildung der Speicherform des Insulins benötigt.

Mangel: allgemeine Stoffwechselstörungen, Appetitverlust, Verlust von Geschmacks- und Geruchsempfindung, verminderte Wundheilung, Zwergenwuchs, Augenveränderungen, Immunschwäche, Verhaltensstörungen, Haarlosigkeit.

Überversorgung: akute Vergiftungserscheinungen sind Magen-Darm-Störungen. Durch eine chronische Vergiftung kommt es zur Verringerung des Blutfarbstoffes. Zink ist aber im Vergleich zu anderen Spurenelementen relativ wenig toxisch.

Empfohlene Zinkzufuhr pro Tag:

m = männlich / w = weiblich

<table>
<tr><th>Alter</th><th>m
mg</th><th>w
mg</th></tr>
<tr><td>1 bis unter 4 Jahre</td><td colspan="2">3</td></tr>
<tr><td>4 bis unter 7 Jahre</td><td colspan="2">5</td></tr>
<tr><td>7 bis unter 10 Jahre</td><td colspan="2">7</td></tr>
<tr><td>10 bis unter 13 Jahre</td><td>9,0</td><td>7</td></tr>
<tr><td>13 bis unter 15 Jahre</td><td>9,5</td><td>7</td></tr>
<tr><td>15 bis unter 19 Jahre</td><td>10,0</td><td>7</td></tr>
</table>

<table>
<tr><th>Alter</th><th>m
mg</th><th>w
mg</th></tr>
<tr><td>19 bis unter 25 Jahre</td><td>10,0</td><td>7</td></tr>
<tr><td>25 bis unter 51 Jahre</td><td>10,0</td><td>7</td></tr>
<tr><td>51 bis unter 65 Jahre</td><td>10,0</td><td>7</td></tr>
<tr><td>65 Jahre und älter</td><td>10,0</td><td>7</td></tr>
<tr><td colspan="2">Schwangere</td><td>10</td></tr>
<tr><td colspan="2">Stillende</td><td>11</td></tr>
</table>

Zink-Gehalt ausgewählter Lebensmittel

Lebensmittel	mg/100 g	Lebensmittel	mg/100 g
Weizenkeime	12,00	Roquefort	2,50
Mohn, gemahlen	10,10	Vollkornbrot	2,40
Sesam, frisch	7,80	Schweinefleisch, mager	2,00
Kürbiskerne	7,00	Dille	1,80
Schweineleber	6,30	Mozzarella	1,70
Sonnenblumenkerne	5,10	Sojabohnen, gekocht	1,50
Rindsleber	4,80	Knäckebrot	1,50
Hafer, ganzes Korn	4,50	Quargel	1,40
Rindfleisch, mager	4,30	Linsen, gekocht	1,40
Haferflocken	4,10	Hühnerei	1,30
Emmentaler, 45 % F. i. T.	4,00	Aal	1,20
Kalbsleber	4,00	Feigen, getrocknet	1,10
Edamer, 45 % F. i. T.	4,00	Bohnen, weiß, gekocht	1,10
Tilsiter	3,80	Sardine	1,10
Parmesan	3,60	Hagebutten	0,92
Erdnüsse, geröstet	3,40	Karpfen	0,90
Camembert, 60 % F. i. T.	3,00	Petersilie	0,90
Schweineniere	2,70	Knoblauch, geschält	0,87
Hefe	2,60	Erbsen, gekocht	0,81
Walnüsse, geröstet	2,50	Karotten	0,67

Selen (Se)

Funktion: schützt den Organismus vor Umweltschäden. Es stärkt das Immunsystem und hat eine Krebs vorbeugende Wirkung. Es wirkt außerdem der Giftigkeit von Camium, Quecksilber und Silber entgegen. Antioxidans.

Mangel: Beschleunigung des Alterungsprozesses. Erste Symptome eines Selenmangels sind Myopathien, Nagelveränderungen (weiße Flecken), dünne und blassere Haare, Gewichtsverlust, Darmträgheit, Reizbarkeit, Depressionen, Konzentrationsstörungen und Immunschwäche. Das Risiko einer Unterversorgung bei Frühgeborenen, bei künstlich ernährten Personen und bei Alkoholikern ist sehr groß.

Überversorgung: ab einer Zufuhr von über 3 mg/Tag über längere Zeit: Leberzirrhose, Haarausfall und Herzmuskelschwäche. Eine Überversorgung ist durch einen knoblauchartigen Atemgeruch gekennzeichnet. Eine akute Überversorgung ist gekennzeichnet durch Übelkeit, Erbrechen und Schmerzen im Bauchbereich.

Schätzwert für eine angemessene Selenzufuhr pro Tag:

Alter	m µg	w µg
1 bis unter 4 Jahre	10 – 40	
4 bis unter 7 Jahre	15 – 45	
7 bis unter 10 Jahre	20 – 50	
10 bis unter 13 Jahre	25 – 60	
13 bis unter 15 Jahre	25 – 60	
15 bis unter 19 Jahre	30 – 70	

Alter	m µg	w µg
19 bis unter 25 Jahre	30 – 70	
25 bis unter 51 Jahre	30 – 70	
51 bis unter 65 Jahre	30 – 70	
65 Jahre und älter	30 – 70	
Schwangere		30 – 70
Stillende		30 – 70

m = männlich / w = weiblich

Selen-Gehalt ausgewählter Lebensmittel

Lebensmittel	µg/100 g
Pistazien	450,0
Kalbsniere	260,0
Hering	140,0
Weizenkeime	110,0
Steinpilze	100,0
Paranüsse	100,0
Scholle	65,0
Sojabohnen	60,0
Weizenbrot	55,0
Garnelen	41,0

Lebensmittel	µg/100 g
Reis	40,0
Rindfleisch	35,0
Karfiol (Blumenkohl)	18,0
Kraut (Kohl)	18,0
Endivien	13,0
Linsen	11,0
Milch	9,0
Banane	4,4
Orange	3,5
Weintrauben	2,8

Ballaststoffe

Funktion: Ballaststoffe sind Bestandteile von Zellwänden, die zur Energieverwertung im menschlichen Verdauungstrakt nicht oder kaum herangezogen werden können.

Man unterscheidet zwischen löslichen und unlöslichen Ballaststoffen. Beide haben im Körper unterschiedliche Wirkung.

Die löslichen können Wasser binden und quellen dabei sehr stark auf. Sie helfen mit, Herzinfarkt und Arterienverkalkung vorzubeugen, weil sie den Cholesterinspiegel auf natürliche Weise senken. Cholesterin wird im Körper zu Gallensäure umgebaut, Ballaststoffe binden diese und helfen so mit, den Cholesterinspiegel zu senken. Dadurch schützen sie aber auch vor Gallensteinen, die entstehen können, wenn die Gallenflüssigkeit mit Cholesterin übersättigt ist. Diese löslichen Ballaststoffe verhindern auch starke Schwankungen des Blutzuckerspiegels, da sie für eine gleichmäßige und langsame Aufnahme in den Organismus sorgen. Lösliche Ballaststoffe findet man vor allem in Obst und Gemüse.

Die unlöslichen Ballaststoffe (die vorwiegend im Getreide enthalten sind) sind vor allem für eine normale Darmtätigkeit unentbehrlich. Als natürliche Füllstoffe sorgen diese Ballaststoffe für die regelmäßige Darmentleerung. Sie wirken so einer Verstopfung entgegen. Sie helfen aber auch mit, giftige oder Krebs erregende Stoffe schneller auszuscheiden und schützen so den Darm vor Krebserkrankungen. Aber auch andere Darmerkrankungen wie Hämorrhoiden oder Divertikulose können verhindert werden.

Mangel: verringertes Stuhlvolumen, lange Transitzeit des Darminhaltes, Verstopfung, Hämorrhoiden, Krampfadern, Entzündungen und Krebserkrankungen des Darmes sind die Folge. Sekundär kann es auch zu Übergewicht, Diabetes mellitus, Hypercholesterinämie und Atherosklerose kommen.

Empfohlene Zufuhr pro Tag: mindestens 30 g.

Ballaststoffgehalt ausgewählter Lebensmittel

Lebensmittel	gesamt g/100 g	lösliche Ballaststoffe g	unlösliche Ballaststoffe g
Weizenkleie	45,40	2,30	43,10
Leinsamen, geschrotet	33,90	17,30	16,60
Hirse, ganzes Korn	13,00	4,80	8,20
Bohnen, gekocht	12,20	6,10	6,10
Erdnüsse, geröstet	11,40	5,70	5,70
Apfel, getrocknet	10,80	2,60	8,20
Weizenflocken	10,30	2,60	7,70
Vollkornmehl	10,00	2,50	7,50
Buchweizen, ganzes Korn	9,90	4,30	5,60
Feigen, getrocknet	9,20	2,90	6,30
Kürbiskerne	8,80	1,80	7,00
Datteln	8,70	1,60	7,10
Vollkornbrot	8,60	3,10	5,50
Pumpernickel	8,60	3,10	5,50
Simonsbrot	8,50	3,10	5,50
Vollkornkeks	8,50	2,80	5,70
Maroni	8,30	3,30	5,00
Müsli	8,10	2,30	5,80
Knäckebrot mit Kleie	7,70	1,60	6,10
Haselnüsse, geröstet	7,60	2,90	4,70
Steinpilze	6,90	1,30	5,60
Himbeeren	6,70	1,40	5,30
Brombeeren	6,60	2,00	4,60
Sesam, frisch	6,30	1,30	5,00
Pistazien, geröstet	6,10	2,40	3,70
Haferflocken	5,40	1,60	3,80
Rosinen	5,40	1,20	4,20
Grahambrot	5,30	1,40	3,90
Erbsen, gekocht	5,30	0,30	5,00
Vollkornteigwaren, gekocht	5,20	1,30	3,90
Kiwi, geschält	3,40	0,90	2,50
Grünkern, gekocht	3,20	1,20	2,00
Semmeln	3,00	1,10	1,90
Birne	2,80	0,50	2,30
Karfiol (Blumenkohl), gekocht	2,70	1,10	1,60
Kartoffeln, gekocht	2,30	0,70	1,60
Apfel	2,00	0,50	1,50
Erdbeeren	2,00	0,70	1,30
Grüner Salat	1,60	0,10	1,50

Sekundäre Pflanzeninhaltsstoffe

Sekundäre Pflanzeninhaltsstoffe sind bioaktive Substanzen, die nicht zu den Nährstoffen zählen. Der Pflanze dienen sie als Schutz. Im menschlichen Körper reichen ihre Wirkungen von cholesterinspiegelsenkend bis krebshemmend.

Zu den sekundären Pflanzeninhaltsstoffen zählen unter anderem Phytosterine, Saponine, Glucosinolate, Phenolsäuren, Flavonoide, Phytoöstrogene und Sulfide.

Phytosterine

wirken cholesterinspiegelsenkend und schützen vor Krebserkrankungen. Hauptquellen sind fettreiche Pflanzenteile: Nüsse, Samen, unraffinierte Öle. Eine cholesterinsenkende Wirkung erreicht man ab einer Aufnahme von 1 – 2 g pro Tag.

Phytosterin-Gehalt ausgewählter Lebensmittel

Lebensmittel	mg/100 g	Lebensmittel	mg/100 g
Sesamsamen	710	Pfirsich	15
Sonnenblumenkerne	531	Banane	14
Sojaöl	132	Gurke	14
Oliven schwarz	50	Apfel	13
Brokkoli	43	Birne	12
Karfiol (Blumenkohl)	40	Karotte	12
Kohlsprossen	24	Kopfsalat	10
Orange	24	Kiwi	9
Grapefruit	22	Tomate	7
Zwiebel	15		

Phytoöstrogene

wirken als Antioxidantien und schützen vor Krebserkrankungen. Sie wirken wie körpereigene Östrogene, haben allerdings eine wesentlich geringere Hormonwirkung und können so der Entstehung von Brust- und Prostatakrebs entgegenwirken. Sie reduzieren auch Hitzewallungen in der Menopause.

Phytoöstrogen-Gehalt ausgewählter Lebensmittel

Lebensmittel	µg/100 g	Lebensmittel	µg/100 g
Sojabohnen, gekocht	1.295	Sojamehl	165 – 650
Leinsamen	675 – 810	Sojamilch	54
Misopaste	644	Kichererbsen, getrocknet	15
Sojasprossen	575	Weiße Bohnen, getrocknet	15
Tempeh	513	Sojasoße	13
Sojapaste	336	Kidneybohnen, gekocht	4
Tofu	258	Haferflocken	2
Sojaflocken	265 – 500		

Glucosinolate

schützen vor Krebserkrankungen, hemmen das Wachstum von Bakterien, Viren und Pilzen, wirken vorbeugend vor Infektionen vor allem im Bereich der oberen Atmungswege und unteren Harnwege. Sie können den Blutcholesterinspiegel senken.

Glucosinolat-Gehalt ausgewählter Lebensmittel

Lebensmittel	mg/100 g	Lebensmittel	mg/100 g
Gartenkresse	121	Brokkoli, roh	61
Kohlrabi (Kohlrübe), roh	109	Rotkraut (Rotkohl), erhitzt	55
Kohlsprossen (Rosenkohl), gefroren	91	Brokkoli, gefroren	51
Kohlrabi (Kohlrübe), erhitzt	73	Karfiol (Blumenkohl), gefroren	41
Rotkraut (Rotkohl)	67	Brokkoli, gekocht	37
Kohlsprossen (Rosenkohl), gekocht	61	Karfiol (Blumenkohl), gekocht	28
		Rettich	13

Phenolsäuren

hemmen das Wachstum von Bakterien, Viren und Pilzen und wirken antioxidativ.

Phenolsäure-Gehalt ausgewählter Lebensmittel

Lebensmittel	mg/100 g
Grünkohl	970 – 1.555
Weizenkorn	500
Kraut (Weißkohl)	105
Radieschen	75 – 100
Fisolen (grüne Bohnen)	70
Paprika	29
Nüsse	1

Werte aus:
Watzl B., Leitzmann C. Bioaktive Substanzen in Lebensmitteln. Hippokrates Verlag